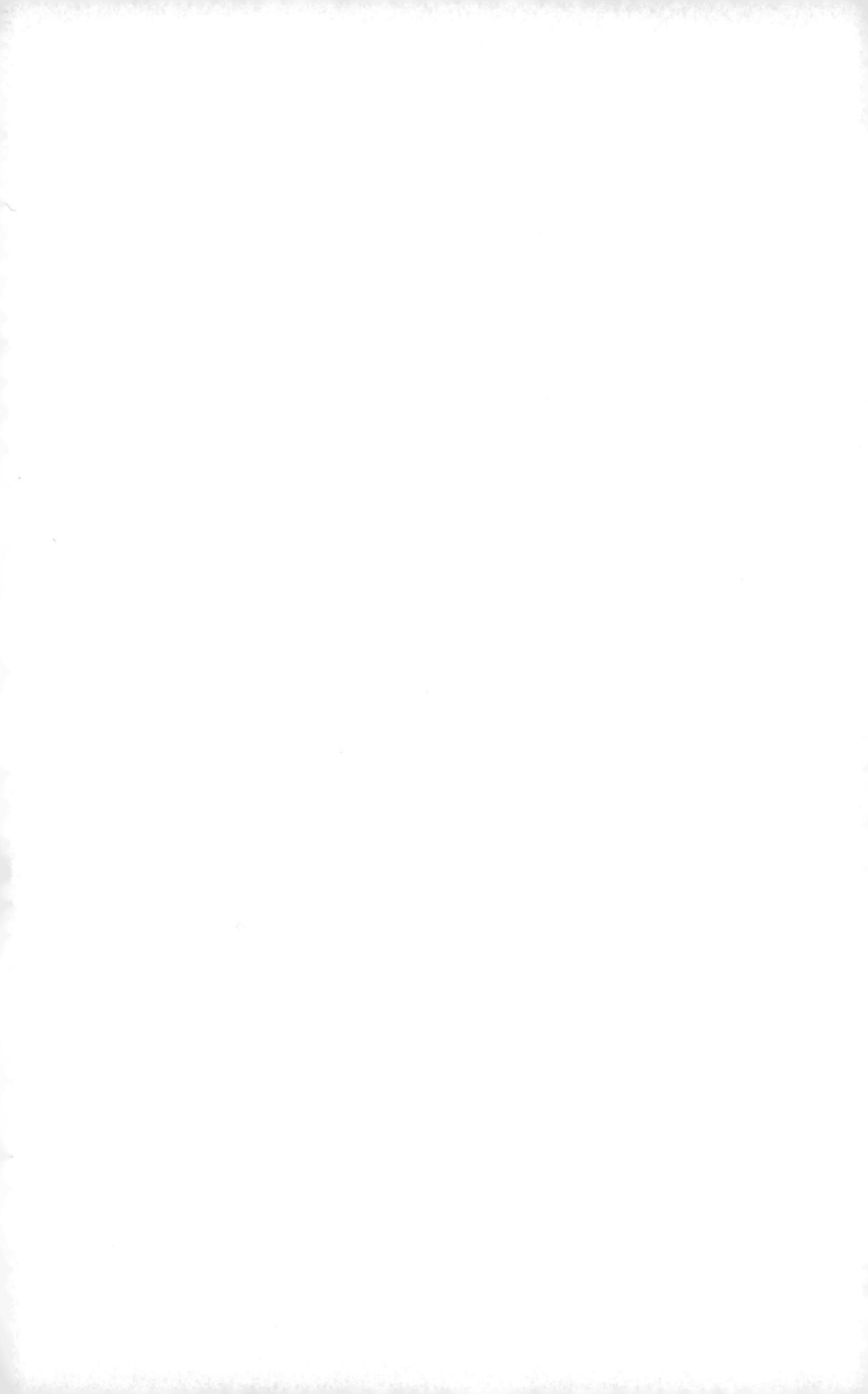

苦悩することの希望

専門家のサファリングの人類学

浮ヶ谷幸代 編集

協同医書出版社

執筆者（五十音順，◎は編者）

阿部　年晴（埼玉大学名誉教授）
◎浮ヶ谷幸代（相模女子大学人間社会学部人間心理学科）
　沖田　一彦（県立広島大学保健福祉学部理学療法学科）
　加藤　直克（自治医科大学名誉教授）
　田中　大介（桜の聖母短期大学キャリア教養学科）
　福冨　　律（道都大学社会福祉学部社会福祉学科）
　星野　　晋（山口大学大学教育機構大学教育センター）
　松繁　卓哉（国立保健医療科学院医療・福祉サービス研究部）
　山上　実紀（一橋大学大学院社会学研究科）

まえがき

　本書は，現代日本における保健医療福祉の専門家が患者との出会いの場で抱える苦悩を扱っています。苦悩するだけでなく，苦悩することに何らかの希望を見出せることを伝えるためにつくりました。

　冒頭からわたくしごとですが，ここ半年以上のあいだ身体の不調に悩まされ，自分のからだと向き合わざるを得ない状態が続いています。診断名は左膝の半月板損傷症と顔の左側の三叉神経痛です。今は膝の問題は解消されて日常生活に支障はありません。三叉神経痛は医師に手術を勧められたりしましたが，現在は鍼と薬でしのいでいます。どちらの病気も早急に対処を要するような生き死にの問題ではありませんが，生活の質に大きくかかわるものです。

　からだの不調と向き合う中でさまざまな専門家と出会いました。わたしが出会った専門家は，整形外科医，脳神経外科医，歯科医，理学療法士，鍼灸師，整体師の人たちです。誰も「非情な」専門家ではありませんでした。診断は専門範囲内においてみな正しいと思いましたし，それぞれのアドバイスにはそれぞれの論理があることも了解しました。みなわたしの生活の質の低下も分かったうえでのアドバイスをくれました。けれども，からだの変調に一喜一憂するわたしには，納得できるところもあれば，納得できないところもありました。それだけではなく，病というものの不条理と条理，からだの不可思議さと生理的合理とを体験する日々でした。

　わたしの長引く苦痛にはかばかしい効果がなく，それぞれの領域での適切な方法にも限界があることに，申し訳なさそうにしていた専門家の姿が目に浮かびます。この論集を編集しているさなかでしたが，痛みと格闘しているわたしには目の前の専門家が抱える苦悩など思いも及びませんでした。少しずつ落ち着いてきた今，本

書の取り組みと自分の体験とのめぐり合わせに不思議な縁を感じています。

さて，専門家の苦悩を本にするきっかけは，内科医であり人類学研究者でもある山上実紀氏をわたしが主催する研究会に招聘したときのことでした。医師の苦悩というテーマ（本書の第3章）で発表してもらい，一通りの質疑応答が終わると，山上氏が「一緒に悩んでくれますか？」と参加者に問いかけたのです。するとそこにいた研究者たちから「一緒に悩みましょう」という即座の返答があり，そのやりとりで場が和んだ瞬間，わたしは専門家との共同研究の新たな可能性を確信したのです。

研究会では専門家の苦悩をテーマに掲げてはいましたが，正直なところ人文社会科学系のわたしたちにいったい何ができるのか，現場の専門家とどのような協働ができるのか，という不安を抱いていました。山上氏もまた，臨床で抱えた医師の苦悩が臨床の専門家ではない研究者に分かってもらえるのだろうか，という懸念を抱いていたそうです。

そこで，わたしたちは「一緒に悩む」ことからスタートし，専門家が苦悩する現実の解明に取り組みました。さらに，専門家は悩んでいるだけではなく，そこに何らかの課題を設定したり，対処の術を見出したりしていることを知ることとなりました。苦悩することに創造的な営みが生まれることも発見しました。そうした研究者と現場の専門家との共同作業の成果として本書は編み出されたのです。

わたしが専門とする医療人類学という学問では，病気をめぐる患者の苦悩を主要な研究テーマとして扱ってきました。その対極として，専門家のもつ権力や権威，医者患者関係の不均衡な関係をテーマとして論じてきました。このような取り組みは，臨床場面で起こっている出来事を明らかにし，患者の立場を正統化し，患者の権利を獲得することに貢献してきたともいえます。それは，病むことの意味と病むことをめぐる苦悩の経験を明らかにすることにもつながっていきました[1]。

ところが，医療のあり方を患者の立場からのみ捉え，患者の権利を要求するようなこれまでの研究は，結果的に専門家の専門性を批判することになり，専門性とは何かと自問する専門家にさらなる苦悩を与えることになりました。複雑な医療シス

テムの中で多様な問題を抱える医療現場では，より良い医療を模索する際に専門家から見た医療の現実も考察の対象とする必要があります。いまや，臨床現場で苦悩を抱え，自分の行為を反省する専門家と「一緒に悩む」ことが研究者に求められているのです。

　医師の尾藤誠司氏が，医学の道を邁進する中で身につけた医者の常識と価値観を生み出す思考回路を「医師アタマ」と命名し，医師という専門家の役割を医師自身で問い直しています[2]。こうした視点は，人類学研究の前提となる「相対化」という態度と一致しています。自分の「当たり前」を問う態度といってもいいでしょう。このような態度は，医師だけではなく，研究者の思い込みや偏った思考にも当てはまります。

　本書のアプローチは，これまでの専門家を一方的に批判する態度ではなく，かといって無批判に専門家に追従する態度でもありません。専門家の苦悩を切り口として，「悩みと無縁な質実剛健な専門家」や「悩みを吐露するのは未熟な専門家」というような，これまでの専門家像を改めて捉え直すことになるはずです。結果的に，本書が専門家と研究者と患者にとって，より良い医療を構築するための新たな地平を切り拓く手がかりを提示できれば幸いです。

　　　　　　　　　　　　　　　　　　　　　　　　　　　　　浮ヶ谷幸代

---

1) 医療人類学の議論は序章で概観しているので，そちらを参照してほしい。
2) 尾藤誠司（編）2007『医師アタマ』医学書院。

目　次

まえがき（浮ヶ谷幸代）　III

序　章　医療専門家の苦悩をいかに解き明かすか？（浮ヶ谷幸代）……………1
  1. 医療専門家のサファリング　1
  2. 医療批判論から専門家の苦悩の研究へ　5
  3. 専門家システムがもたらす苦悩　8
  4. プロフェッショナリズムと苦悩　10
  5. 苦悩をめぐるケアの射程　11
  6. 医療専門家との協働　14
  7. 「界面に立つ」専門家　16
  8. 本書の構成　18

第1部　サファリングとケアの理論

読者へのガイド　26

第1章　ケアはいつケアとなるか──原サファリングと二次サファリング（加藤直克）……27
  1. はじめに　27
  2. 「ケア」という言葉の使用状況とその意味　28
  3. 日本人は「ケア」という言葉をどのように使用しかつ理解しているか　30
  4. 「ケア」と「サファリング対処」　34
  5. 医療倫理ドラマ『老人の友』を視聴してのディスカッション　39
  6. まとめ　49

第2章　生活の場からの発想──医療システムと生活知（阿部年晴）……………51
  1. はじめに　51
  2. 現代社会における医療システムと生活世界　52
  3. 「生活」をどう捉えるか──「生活知」の可能性　54
  4. 生活の場の医療──東アフリカから　57
  5. 病むことの可能性──病気と生活知　66
  6. 界面に立つ生活者──「医療の生活化」に向けて　71
  7. おわりに　75

第2部　苦悩するケアの現場から：専門家としての実践を通して

　　読者へのガイド　78

第3章　医師の役割意識と苦悩（山上実紀）... 79
　　1. 序論　79
　　2. 総合診療医の苦悩　83
　　3. 苦悩と役割意識　89
　　4. 考察　99
　　5. 結論　104

第4章　理学療法士のサファリング──専門家と生活者とのはざまで（沖田一彦）...... 107
　　1. はじめに──現場に起こりがちなトラブルをめぐって　107
　　2. 専門家としての専門性の意識──「こんなのプロじゃない」　110
　　3. 専門性のゆらぎと専門家のサファリング──三つの次元から　113
　　4. 専門家の"立ち位置"をどう決めるか──問題の解決に向けて　121
　　5. サファリングからの創造性と今後の課題──結語に代えて　126

第5章　「かかわりの専門職」の体験する苦悩と可能性（福冨　律）................. 133
　　1. はじめに　133
　　2. ソーシャルワーカーと「苦悩」　134
　　3. ソーシャルワーカーの日常　135
　　4. かかわりの過程　137
　　5. 体験の記述からわかること　157
　　6. 結語　162

第3部　苦悩するケアの現場へ：人類学・社会学の目を通して

　　読者へのガイド　166

第6章　「ご遺体」は最初の患者である（星野　晋）............................... 167
　　1. はじめに　167
　　2. 調査の概要　170
　　3. 解剖実習モードの形成　173
　　4. 「ご遺体は最初の患者である」　183
　　5. 結び　190

第7章 **葬儀業の仕事にみる専門家のケアとサファリング**
　　　── 死と葬儀をめぐる職業的機制の観察から（田中大介）……………… 195
　　1. 問題の所在　195
　　2. 予察　196
　　3. 事例　202
　　4. 考察　219
　　5. 結論　223

第8章 **現代の対人援助専門職のサファリング**
　　　── 多職種連携のインターフェースに着目して（松繁卓哉）……… 227
　　1. はじめに　227
　　2. 変わりゆく保健医療専門職の議論　228
　　3. 専門家の語り　232
　　4. 考察　240
　　5. サファリングへの支援の視点へ向けて　248

第9章 **「適度な距離」の模索**── 医療専門家のサファリングの創造性（浮ヶ谷幸代）……… 255
　　1. はじめに　255
　　2. 専門家−患者関係における「距離」という問題　256
　　3. 「適度な距離」を模索する　260
　　4. 創造性の根源 ── サファリングとケア　271
　　5. おわりに　277

あとがき（浮ヶ谷幸代）　283

序　章
医療専門家の苦悩を
いかに解き明かすか？

浮ヶ谷幸代

　ここでは1970年代に文化人類学の中で新たな学問として生まれた医療人類学という分野から，本書の位置づけをしておきたいと思います。人類学以外の読者にはなじみのない分野だと思いますので，まずは医療人類学という学問が何を契機に誕生し，どのような目的で発展してきたかを概観します。そして，本書では「医療専門家の苦悩」というテーマにどのように取り組んでいくのか，述べたいと思います。

　ここでいう「医療専門家」ですが，本書では医師，看護師，理学療法士という字義どおりの医療領域の専門家だけではなく，精神保健福祉士や成年後見人という福祉領域の専門家，そして僧侶という宗教儀礼の専門家，葬儀執行の専門家である葬祭業者をも含めて扱っています。なかでも，人文社会科学系の議論の中では総称して医療専門家として表記していますが，字義どおりの医療専門家を指す場合もあれば，それ以外の専門家を含めて指す場合があることをお断りしておきます。

1. 医療専門家のサファリング

　医療人類学[1]は，これまで病気になった本人のサファリング（＝苦悩）[2]に注目し，それがより良い医療を探求するために価値のあるものとして主張してきました。この概念が提起されたのは，1970年代，アメリカで起こった病気をめぐる二つの対立概念に端を発しています。医療人類学者のレオン・アイゼンバーグはかつて「患者は病い（illness）を患い，医者は疾病（disease）を診断し治療する」（Eisenberg 1977:7）と述べました。「病い」と「疾病」の二つの病気概念の違いは，病気をめぐって病む側（患者）と治療する側（医師）では，病気をどのように捉えているかが異なっていることを示し

I

ています。これは，患者が経験する病いは，医療専門家（以下，専門家）が定義する疾病とは異なる，ということを示しています。この二つの立場の違いを視野に入れつつ，病いの経験を形づくる基盤にあるものがサファリングであると考えて，サファリング研究は始まりました。

　この主張は，そもそも治療を施す専門家の知識や技術が「正しく」，病いを抱える患者の経験は「間違っている」とする考え方を相対化する試みでもありました。私たちの多くは，身体の不調が続いたり，どこか痛みや不快感，違和感があるとき，その身体感覚に不安をもち，いったいどこがどうなってこんな不調なのだろうか，と不調のありかやその原因について思いをめぐらせ，専門家のドアをたたきます。自分の身体であっても何も知らず，まるで他人の身体のように扱いが困難な状況になっているからです。すべてを知っているのは専門家なのだと信じ，自分の主観的経験のほうがおかしいと思い込み，専門家の診断と治療に身を任せるというのが，今日の大多数の病気に対する捉え方ではないでしょうか。したがって，サファリングという概念を切り口にしようとする試みは，治療を施す側の専門家の客観的な知識や高度な技術を「当たり前のもの」として認めるのではなく，病む側の主観的な経験にこそ意味があるということを主張するためでした。あるいは，自分の病気のこと，自分の身体のこと，つまり病気をめぐる主観的な経験を専門家の手中から取り戻そうという動きでもあったといえます。

　人は，社会関係や健康などの面で必ずしも順風満帆な人生を全うできるも

---

1) 医療人類学とは1970年代に医療社会学や生命倫理学とともに誕生した学問分野であり，生物医療を世界各地にある医療の一つとして位置づけ，生物医療の考え方や実践のあり方を相対化する学問である。医療人類学のアプローチには主に二つあり，一つは病いの意味中心的アプローチである。これは，「病気は解釈という活動によって，構成され，はじめて理解しうる」と見なし，生物医療の言説を相対化する立場である（Good 1994 (2001)：52-56）。もう一つは，批判的医療人類学的アプローチと呼ばれ，生物医療の言説や知識，実践，技術の意味や価値がいかに生み出されるか，その再生産の過程で隠されている生物医療のイデオロギーや実証科学の優位性などを明らかにする立場である（e.g. Lindenbaum and Lock eds. 1993; Lock and Gordon eds. 1988）。「更年期障害」やPTSDという概念が，生物医学の知識や言説，実践によって形づくられるというように，社会構築主義アプローチによる批判的医療人類学研究も数多く蓄積されている（e.g. Lock 1993; ヤング 2001）。

2) 「サファリング」という語は，辞書的には「苦しみ，苦痛，苦悩，苦労」，「苦難，受難，損害，被害，災害」と訳されており，医療人類学の翻訳本では「苦悩」もしくは「患うこと」と訳されている。医療人類学ではサファリングを概念化するにあたり，文化的な表現や象徴構造という客観的な表象を排して，病むことを契機に表出する感情や情動という，人間の主観的経験に焦点を当てることが意図されている。以上のことを踏まえて，本稿では「サファリング」と「苦悩」を同義語として扱うこととする。

のではありません。生きていくうえでさまざまな喪失や剥奪，圧迫，痛みなどを経験しています。つまり，だれでもが生きるうえでのさまざまな苦労を抱えながら生きざるを得ないということです。だから，人々は病気にならないようにと日々の日常で気を配り，健康であることや生活の安寧を祈願しているのです。しかし，周知のとおり，だれでもが自分が望む順調な人生が送れるわけでは決してありません。とりわけ，自分の人生のプロセスを乱すものとして病いの体験があります。サファリングという経験は，その病いをめぐって日常生活のなかで顕著に現れてくるのです。それは，悲嘆や怒り，恐れ，辱め，忍耐，希望，ユーモア，アイロニーなどの感情や情動として表出してくるといわれています（Kleinman and Kleinman 1995: 119）。

　患者のサファリングに目を向けることの重要性を指摘した医師がいます。アメリカのエリック・キャッセルという臨床家です。キャッセルによれば，サファリングは人が人としての全体性を損なわれたと感じたときに引き起こされるといいます。例えば，愛する者の死に伴う無力感，助けや希望が得られないという絶望感，深い裏切りに伴う苦痛，記憶喪失やホームレス状態，そして生活の糧を失ったことによる孤立感や不安感，拷問など，終わりのない恐怖感などを指しています。したがって，さまざまな側面をもつはずの人の全体的生を「疾病」という切り口のみで捉える治療モデルは，それ自体が患者に新たなサファリング（二次サファリング）をもたらすというのです（Cassel 2004: 42）（第1章参照）。

　サファリングは病気を抱える患者の経験であることから，患者の診断と治療，ケアに責任をもつ専門家は，当然患者のサファリングに直面し，それといかに向き合うかが問われることになります。ところが，専門家にとって患者のサファリングを理解することは，そう簡単なことではありません。また，専門家の使命と役割が「疾病」の治療であるとすれば，「疾病」とは直接関係がない患者のサファリングを理解する必要があるのだろうか，と反論する専門家もいるでしょう。むしろ，患者のサファリングを軽減してあげたいけれど，患者が抱える問題は医療の役割を越えている，問題に対処する術は医学の枠組みにはない，だからできるわけがない，と語る専門家もいるでしょう。

　ところで，世界各地には自分自身の病いをめぐる苦悩の経験をリソースとして，クライアントを治療するために力を発揮している人たちがいます。そ

れは主にシャーマン[3]と呼ばれる民間治療者のことです。文化人類学や民俗学の分野では，シャーマンの治療観やその実践方法について，数多くの研究が蓄積されてきました。

シャーマンのような民間治療者の世界では，苦悩を経験した病者が民間治療者となるという指摘は重要です。沖縄の民間治療者としてのユタの場合，ユタになる前に，しばしば現代医療では原因不明・治療困難とされる腹痛や頭痛，ぜんそく，神経痛，執拗な皮膚病などの病的な苦痛に長年悩まされてきたといわれています。それだけでなく，度重なる離婚や夫婦喧嘩，兄弟間の争い，嫁姑間の確執，親子間の衝突といった家庭内不和など，総じて生きていくうえで度重なる苦難を味わっているともいわれています（桜井1973：216-217）。

ユタ自身とその家族が，数々の災難や身体的不調，苦痛を長年にわたって受けてきたという苦悩の経験は，自分が治療者となったとき，クライアントとの関係やさまざまな状況に対応する能力として大いに活かされることになるのです[4]。民間治療者としての問題解決能力は，その苦悩を克服したという経験に裏打ちされた知識と実践があるからです。ただし，本人が治療者としての役割を拒めば，その苦悩がよりいっそう増幅し，また苦悩を排除しようとすれば，むしろ苦悩からは逃れられないという役割であるのも，その特徴です。このことは，いずれ民間治療者としての役割は「天命」であるという自己認識につながっていくわけです。

これに対して，現代医療の専門家のほとんどは，自分自身が抱える苦悩について言及することはありません。なぜなら，今日の専門家は質実剛健，つまり健康であること，強固な精神の持ち主であることが社会から期待されているからです。ユタと異なり，本人が抱えているはずの病苦や人生苦を告白し，それを治療のリソースとすることは求められてはいません。あるいは，

---

[3] シャーマンとは，シャーマニズムの体系における民間職能者のことである。シャーマニズムとはシャーマンを中心とする世界観，儀礼，クライアント集団などからなる一宗教形態のことである。特色は，神や精霊と直接交流できる力をもつとされ，託宣，予言，治療，祭儀などを行うとされている。日本の場合，ユタ以外に，修験道の山伏や行者，東北地方のイタコ，ゴミソ，カミサンなどが知られている（文化人類学事典1987）。

[4] 糖尿病専門医の中には，自らも1型糖尿病であるという医師がいる。共同研究で招聘した伊藤新医師もそういった医師の一人である。彼によれば，患者と向き合う際に，自分の経験を前面に出すこともあれば，むしろ一般論として話したり，医療者としての立場を優先したりする場合があると述べている（伊藤2011：12）。

自らの心身の病気や抱える苦悩を告白することによって，専門家として失格であると烙印を押されてしまうことを恐れているのかもしれません（マンデルとスパイロ編 1994）。つまり，専門家であろうとすればするほど，苦悩する姿を他人に見せることは専門家のあるべき姿ではないと専門家自身が考えているともいえそうです。こうした思い込みや社会が求める理想像に強く囚われ，患者や家族に対して「（診断や治療法が）分からない」とはいえないという過剰な役割意識をもつことによって，専門家は押しつぶされそうになっているのかもしれません。

専門家の中には，自らが被る病苦や人生苦のみならず，診断と治療の不確実性や病名の告知，予後と余命の告知，治療選択，他職種との連携等の問題をめぐって専門職固有の葛藤や苦悩を抱えている人がいます。にもかかわらず，専門職固有の問題は合理的に解決されるべきものであり，問題に伴う感情や情動も理性的にコントロールされるべきものであるとして扱われてきたのではないでしょうか。こうした状況では専門家自身の苦悩はないものとみなされる，もしくはあったとしても合理的な解決の対象でしかないことになります。ですから，感情や情動を伴う苦悩は，仲間内の愚痴として私的な場で吐露される程度のことだったのかもしれません。

専門家自身の苦悩の経験が，患者へのケアのあり方と切り離されることによって，新たな苦悩を抱えることになっているといえるかもしれません。こうした医療現場の現実を明るみに出すことが，本書で医療専門家が抱える苦悩に焦点を当てる理由なのです。

2. 医療批判論から専門家の苦悩の研究へ

社会学や倫理学の領域では，「専門性」や「専門職と倫理」等をめぐって数多くの研究に取り組んできましたが，専門家の苦悩の経験についての研究は看過されたままでした。1970 年代以降の医療社会学では，医療システムや医者患者関係に潜む権力や覇権の問題，また医療配分と経済格差との関係，精神の病気をめぐる過度な医療化[5]という問題など，医療制度や専門家の視点を批判的に捉える研究にさかんに取り組んできました（e.g. Freidoson 1992; Turner 1987）。同じ時，医療人類学では PTSD や更年期障害の社会構築性，また出産や月経前症候群の医療化という問題，ジェンダーやセクシュアリテ

ィの問題，あるいは医療制度・医療専門職の社会構築性，生活世界の医療的構築等，社会構築アプローチによる数多くの研究が蓄積されてきました (e.g. Lindenbaum and Lock eds. 1993; Lock and Gordon eds. 1988)。医療批判論や社会構築アプローチは，確かに専門家の考え方や行為を批判する視点を提示してきました。しかし，批判にさらされる側の専門家自身の苦悩，特に臨床現場で専門家が直面する問題から生まれるさまざまな苦悩については見過ごしてきたといえるでしょう。

　一方，医療研究の領域では，一般的に定型的な専門性（制度的専門職が求められている普遍的で実証的な専門性）を前提として，問題解決型志向に基づいた対処法が探られてきました。しかし，その方策は新たな問題を生み出しているという，もう一つの現実があります。どういうことかといいますと，例えば看護領域では，看護の評価方法の指標の一つとして問題志向型システム（POS）[6]が導入されています。これは看護師が患者の情報を共有する，そして看護実践を底上げする（普遍性に基づく看護の質の確保）ために導入された方法ですが，この評価方法では「だれでもどこでもできる」看護が前提とされています。そして，医師や介護士との差別化のために，看護実践の明確化（専門分化に基づく客観性の保証）が目指されているのです。

　しかし，普遍的な看護だけに関心が向けられてしまうと，看護師の個性ある実践や特定の臨床の場から生まれる即興的な実践に目を向けることが閉ざされてしまうことになりかねません。また，エビデンスを求める客観的な看護が前提にされてしまうと，患者と対峙した際に経験する人としての思いや感情は，専門家としての役割・責任への過剰な意識によって後景に追いやられてしまうことにもなります。筆者が北海道浦河赤十字病院の精神科病棟で看護実践について調査したとき，新人看護師が先輩看護師に「○○したら，

---

5) 医療化論とは，主に医療社会学の領域で議論されてきたテーマである。もともと医療が対象としていなかった現象や問題を，「社会統制」という目的のもと，医療の枠組みで捉える過程を指している（森田監修 2006）。例えば，狂気，アルコール依存症，同性愛，児童虐待などの例があげられる。「逸脱」の医療化から始まり，現在は「日常生活の医療化」，特に「出産や死の医療化」などにも議論が広がっている。この議論は，批判的医療人類学アプローチの研究と重なり，医療制度や医療専門家の言説や実践を批判の対象とするものである。

6) POS とは，問題志向型システム Problem Oriented System の略称であり，アメリカで医師の診療記録のために開発された。POS は，患者の問題を明確に捉え，その問題解決を理論的に進めていく一つの体系であるとされ，その構造は問題志向型診療記録，その監査，そして記録の修正からなっている（浮ヶ谷 2009: 142-143）。

うまくいきました」と報告したら，「それはたまたまでしょ。だれもができる看護じゃなければだめよ」と言われた，という話を耳にしました（浮ヶ谷 2009：246-253）。

看護実践と主観との関係について，特に看護を「感情労働」として捉える研究は，これまで一定の蓄積があります（スミス 2000；武井 2004）。感情労働については，医師の役割意識と結びつけて取り上げられている第3章に詳しいので参照してください。ただし，看護師の苦悩を「感情労働」として捉える視点は，「感情が商品化される」という枠組みから見ることになります。そこに疑問を抱く看護師もいます。看護を商品として提供しているということに違和感を抱く看護師もいるのです。そこで，本書では，臨床場面で専門家が抱える苦悩を感情労働とは異なる文脈で問題化していくことにします。

近年「患者中心の医療」ということが医療現場で叫ばれています。治療方針をめぐる価値判断の所在を専門家ではなく患者に置くという改善策のようです。しかし，その改善策が専門家の側から提唱されたことで，いまだ解消されていない専門家と患者との間にある齟齬や誤解を覆い隠してしまう危うさがあるということが指摘されています（松繁 2010）。

このような構図に対して，文化人類学者の阿部年晴はより広い視座から，問題解決の方法がさらなる問題を生み出す仕組みを「マッチポンプ」（マッチで火をつける一方，ポンプで消火するという意味をもつ和製英語）と呼んでいます。例えば，共同性が希薄となり個人化する現代社会では，「心の問題」を抱える子どもたちへの対処法として，その問題解決を子どもたちの内面に求めるカウンセリング方法が勧められています。つまり，悩みを抱えていたらカウンセラーのもとに行きなさい，精神的な問題を抱えていたら精神科医のもとに行きなさい，というメッセージです。これは個人化された社会でますます子どもを個別化するものだというのです。それだけでなく，専門家の対処は，一方で即時的な効果をもたらすかもしれませんが，他方で人は専門家に過剰に依存するあまり，自助努力や自己解決能力を奪われてしまうと指摘しています。こうしたことが，ますます苦悩を深刻化させ，新たな苦悩を生み出していると述べています（阿部 2011：214-215）。

阿部のいう現代医療の「マッチポンプ」化は，文芸批評家のイヴァン・イリッチが医療批判の根拠として示した医原病（iatrogenesis）の議論にも見ることができます。医原病とは，病気の治療と予防を目的とする医療システ

ムが，病気を新たにつくりだす原因となるというものです。イリッチは三つの医原病を提示しています。一つ目を臨床的医原病と呼び，狭義には正統的な医療が行使されなければ生じないであろう病気，広義には医師や病院が引き起こした病気のことを指しています。二つ目は社会的医原病と呼び，医療が官僚化されることで生じるストレスの増加，医療への人びとの過度の依存，不快と痛みへの耐性が弱体化したこと，その結果生じる自己ケアの放棄，それらに対処するための新たなニーズを産出する仕組みのことを指しています。そして最後は，文化的医原病といい，医学が人びとから苦しむことの意味を奪い去っていることを指摘しました（イリッチ 1988）。

以上のように，今日の医療現場では，医療がさらなる医療のニーズを生み出したり，医療が病気を生み出したり，いわば問題解決志向が新たな問題を生み出すという悪循環に陥っている場面をあちこちで見ることができます。そこで，本書では，このような今日の医療が抱える問題に改めて着目し，それに対処する方法を考えることを目的としています。そして，これまでの医療批判論や社会構築的アプローチ，そして医療研究の領域で見落とされてきた現場の専門家が抱える苦悩を主題化し，専門家自らが編み出した苦悩への対処の術を明らかにしようとするものです。

3. 専門家システムがもたらす苦悩

さて，医療をめぐる専門家の苦悩を考えるうえで留意すべき点があります。それは，今日巨大なシステムとして発展してきた専門家システムと苦悩との関係です。専門家が抱える苦悩の問題は，決して専門家個人の性格や資質の問題に還元できるものではありません。そこで，現代の専門家システムを解き明かすために，ここでは近代（モダニティ）という時代の特徴として示された「脱埋め込みメカニズム」と「制度的再帰性」という概念を使って考えてみることにします（ギデンズ 2005: 16-23）。

脱埋め込みメカニズムとは，個々の専門家と患者（クライアントや利用者を含む）との関係を周囲の環境とは関係なく独立したものとして位置づける仕組みのことです。また，臨床現場で専門家の普遍的な技術的知識のみを使用する仕組みのことです（ギデンズ 2006: 20）。つまり，脱埋め込みメカニズムによって，専門家は新人，ベテランを問わず，また患者や医療機関を選ぶこ

となく，「だれでもどこでもできる医療実践」を提供することができるのです。現代の医療実践に限りなく普遍性と客観性とが求められているのは，この仕組みが医療実践を支えているからだともいえます。こうした専門家システムのもとでは，専門家は患者の生活時間や生活環境を配慮する必然性はありません。いいかえれば，臨床の場で偶発的に生まれる実践や，患者との相互行為から編み出される状況依存的な実践は周縁化されることになります。したがって，患者の生活の場を重視する専門家は，患者の暮らしのリズムや環境に合わせた医療実践と，普遍的な医療技術の提供との間で葛藤することになります。このことは，専門家の立場と生活者の立場との間で生じる葛藤を描いた第3章，第4章，第5章，第9章に詳しく描かれています。

　また専門家は，専門家システム特有の「制度的再帰性」のループに巻き込まれているといえます。「制度的再帰性」のループとは「社会的な営みは常に吟味され，改善されることによって，その営み自体がその特性を本質的に変えていく」（ギデンズ 1996：55）ことだとされています。簡単にいえば，医療行為は常に監査され刷新されねばならないという仕組みのことです。いいかえれば，専門家は「新たな知識と良い技術」を「もっともっと」と求め続けなければならず，現状のままで立ち止まることが許されません。めまぐるしい変化に戸惑い，専門知識や技術の確かさに自信を失ったり，不安を抱えてしまう専門家もいることでしょう。これは，主に第3章で取り上げられています。

　「制度的再帰性」の例として，例えば医学教育の刷新があげられます。患者と直接対面する臨床の場で医師が抱え込む矛盾を想定し，それに適切に対処するため，また生の不確かさや曖昧さ，倫理観の歴史的変化に対応するためにさまざまな改革がなされています。また，看護の領域では，看護師は看護の質を向上させるため，看護記録を書くことを通して自らの看護実践をモニタリングすることが課せられています。各病院では看護記録の監査委員会が定期的に開催され，監査委員会での審査を経ることで看護実践の改善を主体的かつ制度的に進めているのです（浮ヶ谷 2009：128）。結果的に，患者に向き合う時間や看護ケアに時間を割くよりも，提出すべき膨大な記録や書類の量に日々追われているという現実をもたらしています。制度的再帰性という専門家システムに内在する特徴は，専門家に絶え間ない教育改革や監査システムの強化を求めているといえるでしょう。

その結果，苦悩を抱える病者と向き合う専門家は臨床実践と専門家システムとの矛盾に悩み，葛藤をさらに増大させているといえるでしょう。不断の制度改革や監査の緻密化が進むことで，専門家の葛藤や苦悩がむしろ置き去りにされているのかもしれません。

4. プロフェッショナリズムと苦悩

　医療人類学で病者の病いの経験が主要なテーマとなる一方，1970年代のアメリカでは近代以降の「技術的合理性」を基盤とするあらゆる専門家（弁護士，医師，教師，建築家，都市計画者，経営コンサルタント，心理カウンセラー，社会福祉士など）の専門性が問われるようになりました（Scöhn 1991: Chap1）。こうした思潮は，先の医療社会学や医療人類学の動きと重なるように，医療内部でも医師による利権の専有化や医者患者関係における力の不均衡に対する批判が生まれるようになったのです。

　当時の社会背景の中で医療の専門家内部から起こった「専門性とは何か」という問いは，科学的実証主義に基づく専門職主義（professionalism）に対する反省を生み出しました。精神科医のペドロ・ライン=エントラルゴは，ヨーロッパにおける医者患者関係のあり方を再考しています。臨床現場には単なる医者と患者という役割関係ではなく，友愛を意味する「医の愛（メディカル・フィリア）」が生まれることを指摘し，さらには「医の愛」を通して医者と患者の「共同体」さえもが確立することを主張しました（ライン=エントラルゴ 1992）。エントラルゴの主張は，当時の社会背景にあったロマン主義の影響が大きかったようです。しかし，当時の臨床現場が機械化し，専門分化が進みすぎていることに対する警鐘となったに違いありません。「友愛」という時代を越えて存在するとされた人間関係の根源的な様式が希薄化している，という指摘は的を射ています。

　また，先のキャッセルは，臨床医学における医師の使命と役割をめぐって倫理と人間性を中心とした人間主義（humanism）の重要性について説いています。キャッセルは，医師による技術的決定さえ，実際には道徳的決定であることを示し，臨床医学は「サイエンス」（科学）よりも「アート」（技芸）として意義を認めるべきだと主張したのです（キャッセル 1991）。

　こうした専門家内部での専門性を再考する試みは，今日まで引き継がれて

います。2007年にアメリカの医学教育の専門誌"Academic Medicine"では'Professionalism in Medicine'と題して特集が組まれています。そこでは，臨床医学は科学的実証主義に基づく専門職主義を重視すべきか，それとも人間主義を重視するべきかという問いが掲げられています（Witcomb 2007: 1009）。特集の中には「人間主義的専門家 humanistic professional」という用語を使い，両者の折衷を図る論文も収められています（Cohen 2007: 1031）。

　ところが，臨床医学は専門職主義と人間主義のいずれに基づくべきかという問いは，臨床現場で病者と向き合う専門家にさらなる苦悩をもたらすことになります。なぜなら，現場の臨床実践はどちらか一方を選択するような二者択一的な思考では成り立たないからです。専門家は制度的専門職であるがゆえに，医学教育や医療制度に規定された科学的実証主義に基づく「定型的ケア」を提供する役割があります。他方で，病者の生活世界に引き込まれた専門家は，病者や家族の価値観や人間関係など，生活のなかで状況依存的に編み出された「即応的ケア」を提供する必要性を痛感しています。どちらか一方を捨てることができないからこそ，専門家は専門領域と病者の生活領域との狭間で苦悩するのです。このことは第3章，第4章，第5章，第9章で議論しています。

　二つの領域にまたがる専門家は，「専門家として何ができるか，何をするべきか，何をしてはいけないか」と日々自問自答し，その答えを導くために試行錯誤しながら，病者と向き合っています。ここに焦点を当て，目の前の病者の苦悩の現実に向き合う専門家の苦悩をテーマとして対象化しようというのが，本書を編んだ最大の理由です。

5. 苦悩をめぐるケアの射程

　さて，本書の目的の一つは医療専門家の苦悩を描き出すことですが，苦悩に重なる重要な概念として「ケア」[7]という用語についても簡単に触れておきます。なぜなら，ここで取り上げる専門家は「ケアの与え手」としての専

---

7) ケアについての議論は，ケアが扱われる文脈の違い，またケアについての存在論や行為論による議論など，広範囲にわたっている。本稿では専門家のケアをめぐる議論にのみ焦点を当てることにする。

門家でもあるからです。しかも，専門家が苦悩を抱える現場は，おおよそケアを提供する場でもあるからです。

　ケアという用語は，辞書的には「心配，不安，懸念，苦労の種」「注意，用心，気配り，心遣い」「世話，保護，看護，介護，介助，養護，監督，管理」「保管」「関心事，責任，努め」「悲しみ，悲嘆，苦しみ」（ランダムハウス英和大辞典第2版）など，多義的な意味があります。これらの語義から，広義のケアは看護や介護の領域で提供されるサービスの内容には収まらない，人間の根源的な存在様式としての意味を伴うことが分かります。

　ケアの意味とケアの語用の範疇については，第1章でより詳細に議論されることになりますが，ここで指摘しておきたいのは，ケアは語源的に苦悩の意味を必然的に内在しているという点です。苦悩に向き合うことによって苦悩に対処するための地平が開かれる，ということを意味しています。いいかえれば，苦悩のありどころにはケアの萌芽が見出せるということです。「専門家として何ができるか，何をするべきか，何をしてはいけないか」と日々自問自答する専門家こそが，自ずとケアを生み出すといえるかもしれません。

　筆者は，ケア提供者自身の苦悩を排除した形のケアを「定型的ケア」とし，ケア提供者が自らの苦悩と向き合うことで創造されるケアを「根源的ケア」と呼んでいます。これは少し説明を要する用語です。まず定型的ケアですが，先に述べましたように，これは専門家システムの特徴である「どこでもだれでもできるケア」と言いかえることができると思います。ケアを提供する人を選ばず，だれがやってもケアの受け手にケアが届いている，というものです。それらの多くはテキストやガイドラインに描かれているケアといいかえることができます。これらのケアは，専門家が臨床の場で苦悩を抱えないようにと意図されたものであり，この一般化されたケアに従えば専門家は苦悩を抱えなくて済むか，少なくとも苦悩を限りなく軽減できるはずです。もしくは，はじめは苦悩を抱えたとしても，臨床経験を重ねることでそれへの対処の術を見出し，結果的に定型的ケアが中心となっていく臨床実践もあると思います（第3章参照）。

　それに対して，専門家が自らの苦悩と向き合うことで生み出されるケアを根源的ケアと呼んだのです。確かに，患者が総じて求めるものが，専門家が一般に身につけている定型的ケアであるということも間違いないでしょう。

けれども，定型的ケアが与えられることで，受け手の存在のありようによってはそこには収まらないケアが発動してしまう，つまり根源的ケアが顕在化してくることがあります。それは，患者がその人（専門家）だからこそできる固有のケア，もしくはその場の状況に応じた臨機応変の実践に見られる固有のケアを求める場合といってもいいと思います。そのとき，それに応えようとする専門家は定型的ケアには収まらない根源的ケアを探求するのではないでしょうか。

では，定型的ケアと根源的ケアとの関係はどう位置づけられるでしょうか。まだ仮説でしかありませんが，根源的ケアが基層にあり，その上に定型的ケアがあると想定しています。一般的なケアで済むような病院などの現場では，専門家としてガイドラインに則ったケアを提供することで大方事足りるでしょう。そうした一般的ケアを提供する専門家も，ひとたび患者の暮らしの場に足を踏み入れ，病気を抱える人の人生に関わる場面，あるいは生死をめぐる場面に遭遇すると，ガイドラインの対処法に限界を感じ，迷い，葛藤し，自らの苦悩に向き合わざるを得ないことも多いのではないでしょうか。そこから生まれるケアは，その専門家固有のケアであることや，その場やその状況に応じたケアとなるという意味で根源的ケアと呼んでいます。したがって，根源的ケアは一般的な定型的ケアの下に潜んでいるケアであるといえるのではないでしょうか。

次に，「ケアの与え手」と「ケアの受け手」との関係について整理しておきます。ケアを提供する側が専門家であり，受け手は患者（利用者，クライアント）であるという枠組みが一般的には広まっています。だからこそ，専門家によるケアのあり方が問われるのであり，患者になる私たちもそこに専門性を見出そうとするわけです。ところが，ケア提供者である専門家自身もまた，ケアの受け手となり得ます。ケアの受け手となるには二つのタイプの関係が想定されます。

一つは専門家が自らをケアするという自己との関係です。苦悩を抱える患者を目の前にしたとき，その苦悩を自分の苦悩として背負い込んでしまうことが多々あります。しかし，それが患者にとっての「良いケア」となるわけではありません。それ以上に，自分自身がつぶされてしまい，専門家としての働きに支障をきたすことになりかねません。そうならないためにも，患者をケアすると同時に自分自身をケアする必要があります。だとしたら，患者

の苦悩を背負い込まないために,「患者との距離を切り離せばいい」という考えもあります。ですが,ことはそう単純ではありません。信頼関係を構築するために近づいた患者との距離を,近すぎたからといって再び切り離すことは,近づけることよりももっと難しいという専門家もいます。このことは第9章で論じています。

　もう一つは,専門家はケアの受け手からもケアされているという,ケアの双方向的な働きのことです。ただし,双方向的な働きは,専門家が自らをケア提供者としてのみ自己規定するならば,つまり一方向のケアしか念頭になければ,成立し得ないものです。ケアをめぐる双方向的な関係性は,ケアの広義の意味に着目すれば,日々の暮らしの至る所に見出せます。親が子どもの世話をする,子どもが老親の世話をする,子どもが親の健康を心配する,老親が子どもの経済状態や孫の教育について気にかける,等々です。さらに,家族内関係を親族関係や友人や知人,近隣関係に広げて想像すれば,ケアの働きが双方向的であることや,それらの重なりによるネットワークの広がりが人の全体的生を支えるケアとなることを改めて思い起こすことができます(浮ヶ谷2009)。

　ところで,本書で問題にするのは専門家によるケアのあり方です。専門家「ならではのケア」や専門家「だからこそできるケア」について問題にしようということです。ここで立ちはだかるのが,生活の場で患者(利用者,クライアント)に働きかける行為を「これはケアといえるものなのか」と問わずにいられない,ケアの曖昧さとケアの不確かさです。ケアの不確かさについては第3章,第4章,第5章,第7章で主に議論しています。

　では,目の前にいる相手の苦悩を見据えつつ,自らの苦悩に向き合うことを辞さない専門家に対して,研究者はどのような関係をつくることができるのでしょうか。

6. 医療専門家との協働

　医療を対象とする研究者は,これまでフィールドに入って現場の医療専門家を調査研究の対象としてきました。ですが,おおよそ専門家を共同研究者としてはみなしてはいませんでした。そこで,私たちは国立民族学博物館の共同研究「サファリングとケアの人類学的研究」[8]を通じて,「生老病死をめ

ぐる現場の専門家との対話」というテーマを中核に据えて一連の研究会を開催してきました（浮ヶ谷編 2011）。本書は，その成果を踏まえたものとなっています。

　上記の共同研究会での取り組みの特徴は，招聘した現場の専門家の位置づけにあります。専門家は臨床現場でのインフォーマントでもなく，ましてや批判的医療人類学や医療化論での批判の対象でもありません。

　近年，文化人類学内部でもフィールドへの貢献やフィールドワークのあり方をめぐって，インフォーマントとの協働活動や調査対象者との共同研究の必要性が叫ばれています。それは学問的な問題関心というよりは，人類学者がフィールドの人たちの倫理的，道徳的な問題関心を共有し，両者の間で協働する試みが求められているからです（Lassiter 2005; 山下 2014: 10-12）。医療人類学でも，病いや障害とともに生きる人（苦悩を抱える人）への共感的態度，フィールドで得たデータをフィールドへ還元するという互酬的関係，そして，フィールドの人が共同研究者として調査研究に参加する協働的な取り組みが伴っていることが指摘されています（Sluka and Robben 2007）。この意味で，本書で取り上げる医療，福祉，葬儀執行の専門家は，私たちと同じテーマに取り組む共同研究者であり，私たちのような人文社会科学の研究者と「対話ができる人」ということになります。

　したがって，専門家との対話を試みる本書でのアプローチは，医療批判のアプローチとは自ずと異なっています。専門家が現場で抱える苦悩について描き出し，専門家自身が編み出す対処の術を明らかにすることを目指しています。そこから見えてきた専門家にとっての苦悩のあり方が，病いや死をめぐる当事者（患者や家族，関係者など広義の当事者）にとっての苦悩のあり方とどのように結びつくのかを考察し，現代社会における苦悩についての研究に挑戦しようとするものです。

　私たちはフィールドで起こっている出来事から，「研究者は何をいかに学ぶべきか」という問いを立てています。この態度は「専門家はかくあるべ

---

8) 「サファリングとケアの人類学的研究」と題した共同研究は，2009 年 10 月から 2013 年 3 月まで開催された。現代社会での具体的な生活の場や臨床の場から生まれるサファリングの意味を問い，「すべての人間に共通する生を形づくる根源的なスタイル」としてのサファリングとケアの概念の再構築を目指してきた。その一環として，共同研究では病者のサファリングだけではなく，生老病死をめぐる現場の医療専門家の抱える苦悩をサファリングの一つとして明らかにすることを目的として掲げてきたのである。

き」という理想像を前提にして専門家を批判の対象としようとするのではありません。また，専門家の実践に研究上の理念的な枠組みを当てはめて評価しようとするものでもありません。それは，現場に向き合う専門家が形づくっている圧倒的なリアリティのもつ重みをいかに受け止めるのかという，フィールドの実践者への信頼にもつながっています。専門家自身が提示する苦悩やそれに対処する実践の報告から，現代医療の専門性研究の新たな切り口を模索し，それを提示しようとするものです。

7. 「界面に立つ」専門家

　本書での分析の視点について述べておきたいと思います。対話を通して見えてきた専門家が抱えるサファリングの多くは，異なる職種の専門家と専門家との間，ないしは専門家と生活者との「領域をまたぐ」ことに由来しています。「領域をまたぐ」というのは，専門家が自身の領域を逸脱することであり，制度上求められている専門家としての役割から降りざるを得ない，もしくはふと降りてしまったりする状況に立ち続けることを意味しています。専門家は自分の領域外の専門家との連携が分断されていることや役割が明確に規定されていることから，「やってあげたいこと」「やるべきこと」「やるべきではないこと」との間で迷いが生じ，葛藤を生み出しています。また，実践とシステム（制度や構造，理念）との矛盾に直面し，目の前の患者や利用者との関係が単なる役割関係ではなく，人と人との基本的な関係にスライドしてしまう場面に遭遇することによって，専門家は苦悩しているといえます。

　そこで，異なった専門領域，または専門領域と生活領域を「またぐ」という状況をより明確にするために，「界面に立つ」という表現をここで使ってみたいと思います。ここでいう「界面（interface）」とは，専門家と専門家システム，専門家と専門家，専門家と生活者（病者，患者，利用者，依頼人），というように，異質な領域（範疇，人，概念，状態）が出会う状況や場を意味しています。

　では，「界面に立つ」専門家の苦悩とは，いったいどのようなものでしょうか。共同研究会での取り組みの結果，専門家が苦悩するのは二つのレベルで「界面に立つ」ことに由来していることが分かりました。

医療と福祉をめぐる専門領域では，それぞれの領域を越境することなく他の専門領域との差別化やアイデンティティの確立が目指されてきました。このような高度に精緻化した医療の専門分化に対応した形で，これまで細分化された専門教育がなされてきたのです。しかし，他方で，専門分化した医療をいかにつなぐのかという問題はこれまでの専門教育の中では扱われてはいませんでした。ところが，近年，医療が提供される場が病院医療から在宅医療へ移行するという政策に伴って，地域の保健，医療，福祉の関係者が連携する「地域包括ケアシステム」が提言されています。周知のとおり，生活の場を中心とする医療では，専門領域を異にする複数の専門家が個別に担当するのではなく，複数の専門家との連携作業が必須となってきたわけです。

　そこで，専門分化のシステムの中で問題になるのが，一つ目の「界面に立つ」という問題です。これは「異なる専門領域をまたぐ」という問題に関わり，多職種連携のあり方に関連しています。生活の場では，人びとの全体的生を支える医療が求められているため，個々の専門領域のみに閉じこもるだけではケアは成り立ちません。ケアの場では専門領域の越境は必然的に起こり得るものであり，むしろ越境することにこそケアの中核的意義があるといえるかもしれません。異なる専門領域の「界面に立つ」ことが，専門家にどのような苦悩をもたらしているのか，また苦悩することにどのような意義があるのかが，本書を貫くテーマとなっています。

　二つ目は，専門家と生活者（患者，利用者，依頼人など）という二つの領域の「界面に立つ」ことに由来しています。臨床場面では専門家が病者（患者，利用者，依頼人）の生活世界に引き込まれざるを得ない状況になる場合があります。それが専門領域と生活領域との間をまたぐことに由来する苦悩です。現代において，専門家は特殊な知識と技術に由来する高度な専門性を有することが専門家たる所以であるとみなされてきました。そこには「専門家（expert）〈対〉素人（lay person）」という知識と技術における不均衡な関係が前提となる対比があります。それは「専門家（医師，看護師，ソーシャルワーカー，成年後見人，僧侶，葬儀業者）〈対〉患者（病者，利用者，依頼人）」という対比に置きかえることができます。こうした対比を前提とし，専門家が病者の生活領域に足を踏み入れ，生活上の問題に立ち入ったりすることや，生活者による感謝の意を込めた専門家への贈り物などは，今では専門家にとって倫理的にふさわしくない態度であると避けられています。

しかし，人が人として生きることの基盤が生活の場にあるとすれば，専門家−患者関係において生活の場での人と人との関係が現れたとしても，何ら不思議なことではありません。むしろ自然な姿のようにもみえます。

病者の苦悩に直面して「何ができるか，できないか，してはいけないか」と問う専門家は，必ずしも専門家と生活者との対比を前提としてはいません。自らの専門領域に閉じこもることなく，かといって生活者の領域に過度に立ち入ることをしないという態度を模索する人たちです。むしろ，この対比を前提にすることができないからこそ，葛藤が生じているともいえます。

本書では，専門家が異なる界面に立ち続けることで生まれる苦悩に焦点を当てて，苦悩のありどころを明らかにしたいと思います。異なる領域の「界面に立つ」ゆえの苦悩というテーマは，本書全体に通底しています。専門家が「界面に立つ」ことにより生まれるサファリング（苦悩）を切り口にして，専門家の苦悩とは何か，そして苦悩することの意味は何か，専門家自らの苦悩に対処する術とは何か，という問いをめぐって議論を展開していきます。

8. 本書の構成

最後に，本書に寄せられた論文の概要を紹介し，全体の構成を示しておきたいと思います。本書は三つのパートで構成されています。第1章の加藤論文と第2章の阿部論文を理論編として位置づけ，二つの論文は相互補完的なものとなっています。

加藤は哲学・倫理学の立場から，ケアとサファリングとの根源的な関係を論じつつ，「ケアはいつケアとなるのか」という問いに挑戦しています。サファリングにはケアを必要とする人の「原サファリング」と，それに対処するケアによって現れる「二次的サファリング」があるとしています。とりわけ，ケアを提供する専門家（主に看護師）にとって，患者の「原サファリング」に対処しようとするケアには暴力性が伴う危険性があり，それ自体が「二次的サファリング」を生み出すという，ケアの両義性について言及しています。

医療専門家のケアの構造を中心に論じた加藤論文に対して，阿部論文は，「生活の医療化」を批判的に論じる医療化論とは逆の方向性，つまり「医療の生活化」という新たな視点を提示します。今日病気や治療という医療をめ

ぐる問題を専門家の手に委ねることが，私たちの暮らしにどのように影響を与えているのか，暮らしの場から考えてみるというのが肝となります。他の論文が近代以降の医療，福祉，葬儀の専門家の苦悩を扱うとするなら，阿部論文は普通の人びとの病の経験に焦点を当て，暮らしの場から私たちの全体的生を支えるケアのあり方をいかに構築できるのか，それを考えてみよう，という目論見をもった論文です。医療が抱える問題を一方的に専門家に押しつけるのではなく，暮らしの場にある病気の意味や治療をめぐる「生活知」に着目することの意義を民族誌的な知見から掘り起こしていきます。臨床の場とは，まさにこれらの生活知と専門的な知とが出会う場であり，今後は両者のすり合わせに専門家も私たちもともに参加し，協働していくことが肝要であると指摘しています。

　次に第二部は，医療，福祉の専門家でありながら研究者でもある人たちのパートです。第3章は医師と研究者の立場，第4章は理学療法士と研究者の立場，第5章は精神保健福祉士と研究者の立場から，専門家として抱える自らの苦悩に向き合うことに挑戦しています。

　山上は，日本の総合診療医の事例をもとに，これまでほとんど学問の対象とされてこなかった医師の主観的経験について検討を加え，社会的な役割意識のもとで生じる医師の苦悩について論じています。患者とのやりとりの中で，医師の一部は自らの診断や治療を通して恐怖や不安，罪悪感，焦り，苛立ちという苦悩を抱えることになります。医師という職業の役割意識が形成されていく過程で，医師の生活者としての価値観や理想としている医師像と実際の医療現場のギャップ，患者からの期待と医療の現実との隔たり，患者の自己決定権の尊重を重視する欧米の医療倫理と関係性を重視した日本の医療倫理とのズレが明らかになります。山上は，医師の新たな役割意識が社会や患者から大きな影響を受けることを示すとともに，役割意識をもつことが苦悩に対処する拠り所になり得ると同時に新たな苦悩の源泉にもなり得ることを示しています。

　沖田は，理学療法士でもあり研究者でもある立場から，専門家と生活者という異なる領域の界面に立つ専門家のサファリングを描き出しています。理学療法士は，臨床場面で生活の次元，生命の次元，人生の次元という三つの次元でサファリングを抱えることを論じています。そもそも専門家は困難な技術と高度な知識を有することで他の領域と差別化されるわけですが，さま

ざまな状況に即応的に対処する日常実践によって構成される生活者の領域に出会うと，二つの論理の違いによって専門家はサファリングを抱えることになります。しかし，この異なる論理（物語）を翻訳・交渉し，その結果新たな実践が生まれる場が臨床の場に他ならないといいます。ただし，翻訳と交渉が成り立つためには，専門家だけに意識改革を求めるのではなく，患者・市民も学んでいく必要があることを提言しています。

　福冨は，精神保健福祉の専門家であり研究者でもあるという立場から，自らの実践経験を題材として専門家の苦悩を描くことに挑戦しています。アルコール依存症を抱える一人の利用者との長期にわたるかかわりを通して，自分自身の心のうちを4期のプロセスにわたって丁寧に追っています。専門家である自分の声かけを受け入れない利用者のもとに出向くときの重い気持ち，利用者が少しずつ自分から課題と向き合うようになったときの肩の荷が下りたような気持ち，これからの生き方をともに考えながら歩んでいくことになったときのはずむような気持ち，そして「見守る」という専門職としてのかかわりなど，風の動きに合わせて操る凧揚げのタコ糸のように，相手との関係が変化する中で感受していく自らの姿を見つめ直しています。福冨の息づかいが伝わってくるかのような描写となっています。これは精神保健福祉という領域だけでなく，長期にわたるかかわりを必要とする専門領域に共通する苦悩とその苦悩に向き合う姿ではないでしょうか。

　第三部は人類学と社会学の研究者のパートであり，専門家の苦悩と専門性とは何かという問いに挑戦しています。

　星野は，日本の医学部生が必ず経験しなければならない解剖実習に着目し，解剖実習を通して医学的人体をめぐって錯綜するイメージを検討しています。解剖実習の場で掲げられる「ご遺体は最初の患者」というモティーフを取り上げ，そのモティーフの中に，第3章が示す臨床場面で医師のサファリングを生み出す界面に連なる臨床医学のまなざしのゆらぎが暗示されていると指摘します。人体解剖を通して医学的視点と日常の視点との界面にこれまで報告されたことのない「仮想の人格」を設定し，また日本独自の「ご遺体」という表現が意味することの分析を通して，解剖実習が科学的なまなざしを必ずしも構成するわけではないことを示します。さらには「モノでもヒトでもない，ご遺体としか言いようのない何か」という「モノ」と「ヒト」との界面に立つ日本独特の医師のまなざしを構成することを指摘していま

す。

　田中は，葬祭業者の仕事におけるケアの文脈と，葬祭業者自身が抱えるサファリングとの関係について考察しています。葬祭業という非-医療職におけるケアの萌芽とでも呼ぶべき現象に着目し，「自らの行いがケアであるかどうか分からない」という「ケアの消失点」について考察していきます。今日，葬儀の外部化により，死にかかわる新たな専門職業として大きな役割を担っている葬儀サービスは，商業的ケアと「よい葬儀，よい死」をもたらすケアとの狭間にあることを指摘します。その上で，葬儀サービスが商業的行為と献身的奉仕のどちらか一方として解釈される立場に異議を呈し，遺体と死，遺族に直面する葬祭業者にとっては，どちらも何ら矛盾する行為ではないと論じます。現在，葬儀業界で進行中の「ケアと見なされていないものをケアにする」という営みは，「ケアである／ケアではない」という境界に対する問いを突きつけながら，その問い自体が葬祭業者にとってのサファリングになることを指摘しています。

　松繁は，近年「地域包括ケアシステム」の構築へ向けて変わりゆく保健・医療・福祉分野の専門職従事者間の多職種連携の問題に着目します。そこで専門家が抱えるサファリングを二つに整理し，それぞれに対処するための視点を提示しています。専門家が抱えるサファリングには，専門分化が進むことで現場に生じる「分断によるサファリング」と，専門家の定型的実践がより一般化や普遍化の方向に向かうことで生まれる「コード化のサファリング」があるといいます。それに対する方策があるとすれば，前者に対しては患者の「全体的生」を支えるケアへのまなざしとそのケアの中の自らの位置づけという「機能結合の視点」を指摘します。後者に対しては，これまで評価の対象からこぼれていた多元的，多声的，多分野的なケアに対する目配りの必要性であると主張しています。最後に，医療政策や医療現場にとってより応用可能な提言をしています。

　浮ヶ谷は，専門家と患者（利用者，依頼人を含む）との「適度な距離」をキーワードに，三人の専門家（看護師，精神保健福祉士，成年後見人）の実践を通して，専門職の領域と生活者の領域との界面にまたがらざるを得ない現実を描き出しています。その際に専門領域を越境し，相手の生活領域に引き込まれてしまうことに起因する専門家の苦悩を明らかにし，その上で専門家が自身のサファリングに対処するための技法や仕掛けを編み出す営みの中

に「サファリングの創造性」を見出しています。サファリングが医療現場に新たな可能性を切り拓く，もしくは新たな状況を生み出していく創造性の源泉になり得るのではないかと議論しています。

　以上のように，本書は，専門家システムと臨床現場との矛盾に直面し苦悩を抱えながらも，その矛盾に果敢に向き合い続け，苦しみ悩み続けている専門家の実践や教育に焦点を当てています。専門家にとって，苦悩すること自体が「専門家とは何か」と問い続けることを可能にし，それに対処する術を見出す鍵となっていることを明らかにしようとするものです。いいかえれば，病者の苦悩と自らの苦悩に向き合う専門家こそが，さまざまな矛盾やずれ，ギャップの界面に立って苦悩し続けることができる人であり，それらを克服する術を見出す可能性を保持し続ける人といえるのではないでしょうか。

　本書の取り組みは，多様な分野・領域における新たな専門家像を提示し，これまで十分に研究の進んでいなかった専門家が抱えるサファリングの意味を明らかにするものです。本書の試みが，苦悩を抱える専門家と研究者との対話の地平を提供する第一歩となることを期待しています。

本稿は，文化人類学の専門誌『文化人類学』の77巻3号に掲載された「《特集》界面に立つ専門家：医療専門家のサファリングの人類学」と同誌「医療専門家のサファリングとその創造性：患者，利用者，依頼人との距離感という困難を越えて」と題した論文をもとに加筆修正したものです。

参照文献
阿部年晴 2011「専門家との対話」『生老病死をめぐる現場に向き合う専門家との対話』浮ヶ谷幸代(編)，pp.210-216，国立民族学博物館共同研究「サファリングとケアの人類学的研究」中間報告書．

キャッセル, J. E. 1991『癒し人のわざ：医療の新しいあり方を求めて』土居健郎・大橋秀夫(訳)，新曜社．

Cassel, Eric J. 2004 *The Nature of Suffering: and the Goals of Medicine(second edition)*, Oxford University Press.

Cohen, Jordan J. 2007 Linking Professionalism to Humanism: What It Means, Why It Matters, *Academic Medicine*, 82(11)：1029-1032.

Eisenberg, Leon 1977 Disease and Illness; Distinctions between Professional and Popular Ideas of Sickness, *Culture Medicine and Psychiatry*, 1: 9-23.

フーコー, M. 1993『臨床医学の誕生』神谷恵美子(訳)，みすず書房．

フリードソン, E. 1992『医療と専門家支配』進藤雄三・宝月誠(訳)，恒星社厚生閣．

ギデンズ, A. 1996『近代とはいかなる時代か？：モダニティの帰結』松尾精文・小幡正敏(訳), 而立書房.
――2005『モダニティと自己アイデンティティ：後期近代における自己と社会』秋吉美都・他(訳), ハーベスト社.
――2006『モダニティと自己アイデンティティ：後期近代における自己と社会』秋吉美都・安藤太郎・筒井淳也(訳), ハーベスト社.
Good, B. J. 1994 *Medicine, Rationality, and Experience: An Anthropological Perspective*, Cambridge University Press.
イリッチ, I. 1988『脱病院化社会：医療の限界』金子嗣郎(訳), 晶文社.
伊藤新 2011「患者と医師：二つの視点の重なりとずれ」『生老病死をめぐる現場に向き合う専門家との対話』浮ヶ谷幸代(編), pp.7-13, 国立民族学博物館共同研究「サファリングとケアの人類学的研究」中間報告書.
Kleinman, A. and Kleinman, J. 1995 Suffering and Its Professional Transformation: Toward an Ethnography of Interpersonal Experience, In *Writing at the Margin: Discourse Between Anthropology and Medicine*, A. KLEINMAN, pp.95-119, Berkley: University of California Press.
Lassiter, L. E. 2005 *The Chicago Guide to Collaboration Ethnography*, Chicago; The University of Chicago Press.
ライン=エントラルゴ, P. 1992『医者と患者』榎本稔(訳), 平凡社.
Lindenbaum, S. and Lock, M.(eds.) 1993 *Knowledge, Power and Practice: The Anthropology of Medicine and Everyday Life*, University of California Press.
Lock, M. 1993 *Encounter with Aging: Mythologies of Menopause in Japan and North America*, University of California Press.
Lock, M. and Gordon, D.(eds.) 1988 *Biomedicine Examine*, Kluwer Academic Publisher.
マンデル, H., スパイロ, H.(編) 1994『医者が病気になったとき』才藤栄一・鈴木美保(監訳), 中央書院.
森田洋司(監修) 2006『医療化のポリティクス：近代医療の地平を問う』学文社.
桜井徳太郎 1973『沖縄のシャマニズム』弘文堂.
Schön, D. 1991 The Crisis of Confidence in Professional Knowledge, In *The Reflective Practitioner: How Professionals Think in Action*, pp.3-20, Ashgate Publishing Limited.
Sluka, J.A., Robben, A.C.G.M. 2007 Fieldwork in Cultural Anthropology: An Introduction, In *Ethnographic Fieldwork: An Anthropological Reader*, A.C.G.M. Robben and J.A. Sluka(eds.), pp.1-28, Backwell Publishing.
武井麻子 2004『感情と看護―人とのかかわりを職業とすることの意味』医学書院.
Turner, B. 1987 *Medical Power and Social Knowledge*, London: SAGE.
浮ヶ谷幸代 2009『ケアと共同性の人類学：北海道浦河赤十字病院精神科から地域へ』生活書院.
浮ヶ谷幸代(編) 2011『生老病死をめぐる現場に向き合う専門家との対話』国立民族学博物館共同研究「サファリングとケアの人類学的研究」中間報告書.
Whitcomb, M.E. 2007 Special Issue: Professionalism in Medicine, *Academic Medicine*,

82(11)：1009.
山下晋司 2014「公共人類学の構築」山下晋司（編）『公共人類学』東京大学出版会.
ヤング，A. 2001『PTSDの医療人類学』中井久夫・大月康義・下地明友・辰野剛・内藤あかね（訳），みすず書房.
石川栄吉・他（編）『文化人類学事典』1987，弘文堂.
小学館ランダムハウス英和大辞典第2版編集委員会『小学館ランダムハウス英和大辞典第2版』1997，小学館.

第1部
サファリングとケアの理論

読者へのガイド

　サファリングとは人がつらい，苦しい感じることである。人はなぜ苦しむのか，どうやったら苦しみは癒え困難を乗り越えることができるかということは，時代を問わず洋の東西を問わず，私たち人類の最大の関心事であり，そのことは今も変わらない。サファリングを解消しようとする人びとの営みから宗教や医療，さまざまな技術や仕組みが誕生し発展してきた。またサファリングは今日でも哲学や芸術の中核をなす命題でありつづけていることは言うまでもないだろう。

　私たちは，サファリングのケアを専門とし，その専門性ゆえに日々葛藤し苦悩する医療・福祉の専門職に目を向け，聞き取りや対話を重ねてきた。そのように専門家自身のサファリングに光を当てることで，ケアの今日的な課題が浮き彫りになり，人類学者や社会学者が苦悩する専門家たちとともに，より良いケアのあり方を模索し創造する協働の可能性が拓けてくると考えたからである。

　さて第1部では，さまざまなケアの現場の具体例に焦点を当てることに先だって，まずサファリングとケアを理論的に考察することから出発したい。なぜならば，ケアの現場における患者や利用者や専門家たちの苦悩を理解し課題を明らかにするにあたっては，その背景であり前提である，サファリングとは何か，ケアとは何か，専門性とは何か，そして苦悩を生み消費する現代社会とは何かという問いに繰り返し立ち戻る必要があるからである。そして，サファリングを経験する私たちもまた，サファリングに向き合うにあたって何ができるかを改めて問い直す必要があるからである。

第1章

ケアはいつケアとなるか
原サファリングと二次サファリング

加藤直克

1. はじめに

　本章の目指すところは，ケアという言葉の背景にあって，その言葉の使用を可能ならしめるものを問うこと，言いかえれば，ケアという言葉を使用するそのたびごとに，われわれの意識に浮かび，まさにそのことのためにケアという言葉の使用がふさわしいと思える事柄を探求することである。ケアという言葉は，この30年ほどの間に，医療・福祉分野を中心に頻繁に使われるようになった。しかし明確な意味と定義のもと，特定領域で使用される，いわゆる「専門用語」とは異なり，時にはいささか眉をひそめて「ケアの氾濫」といわれるほどに，「ケア」はさまざまな領域へ越境していった。具体的には教育，行政，販売や商品開発などの企業活動，そして特に健康と美容を促進するセルフケアの領域においてなどである。これはケアという言葉のニュアンスを了解しつつ使う人が，ある事柄や振る舞いに対して「ケア」を使い，またそれを耳にした人も受容し，やがて自分自身も使っていくといったプロセスが繰り返されてきたことを意味する。そしていまや「ケア」の使用が不適切な領域や行為を考えることができないほど，ケアは現代日本における生活に深く広く浸透している。とするならば，その背景にあるものは何なのだろうか，そしてなぜことさら「ケア」を使おうとするのだろうか，と問うことも当然といえる。もちろんすでに「ケア」という語に関わる先行研究は膨大な量に及んでおり，それを渉猟しながら，そのエッセンスを見極めるという作業は可能であるし，また必要でもあろう。しかしそのような手法は，ある意味でこれまでに培われたケア概念の探求を反省的に検討するということの域を出ない。これに対して筆者の関心は，ケアという言葉を，これまでの使用と語用の実績を踏まえつつも，それを超えて積極的に用いようと

する現場と状況にある。すなわち現場に関わる当事者にとって，状況把握と問題解決のために，援助・支援・世話といった同義語よりも，「ケア」という言葉がふさわしいと思えるとき，その背景にあるものは何かということである。それはケアという言葉に内在もしくは潜在してはいるものの，十分には意識されてこなかった「ケア概念の実践的意味」もしくは「ケア概念の可能性」を問うということでもある。そしてこのような問題意識は端的には，「ケアはいつケアとなるか」という問いに集約されると考えられる。

振り返ってみれば，医療や福祉，あるいは教育などの現場でケアとして了解されている行動は，その内容も明らかであり，それゆえに個別的なケアの行為が，一定の基準に照らして評価されるということがなされ得る。とすれば「ケアはいつケアとなるか」という問いは，「あらずもがなの問い」であり，あるいは不当な干渉とまで考えられるかもしれない。しかしそれでもなお，「ケアがケアとなる」とは，「ケア」という言葉を介してケアするものとケアされるものとのかかわりがゆくりなく現れる「現場の個別性」にこだわるということを意味する。すなわちかつて中村雄二郎が提唱した「臨床の知」もしくは「パトスの知」であり[1]，文化人類学における「フィールドの知」ということになる。そしてそのことが「ケアという言葉の使用」とどう関わるのかを問うことが，「哲学する」という立場からの筆者の関心であり，今回「サファリングとケアの医療人類学的研究」に参加させていただいたことの意味をそこに見出したいと考えている。

2.「ケア」という言葉の使用状況とその意味

それでは，ケアにはどのような意味を発見できるのであろうか。いくつかの視点からケアという言葉の用いられ方とその意味内容を整理してみたい。

1) まず，表1は，筆者がインターネットなどを通じて収集し，分類を試みたケアという言葉の用例である。

2) 次に，上記の語例に基づいて推測される「ケアの意味」を分類してみ

---

[1] 中村雄二郎 1992『臨床の知』岩波新書，同 1982『パトスの知』筑摩書房参照。

表1

医療	プライマリ・ケア　ヘルス・ケア　ジーン・ケア　メンタル・ケア　緩和ケア　ターミナル・ケア　スピリチュアル・ケア　呼吸ケア　口腔ケア　断乳ケア　アイ・ケア　服薬ケア　ストーマ・ケア　エンゼルケア　グリーフケア
福祉	在宅ケア　デイ・ケア　介護ケア　家族ケア　地域ケア　認知症ケア　ケア・マネージャー　労災ケア
美容	ボディ・ケア　ヘア・ケア　スキン・ケア　フェイス・ケア　日焼けケア　ハンド・ケア　フット・ケア
教育	タッチケア　チャイルド・ケア　ハート・ケア　ヘルス・ケア
企業	コーティング・ケア　カー・ケア　ケア・レジデンス
生活	ペット・ケア　シュー・ケア　UVケア　浴衣のケア

表2

①医療・福祉	治療・予防・投薬，食事・排泄・睡眠・清潔，介護・福祉サービス
②教育・援助	知育・体育・徳育，情操教育，幼児から青年にいたる期間の教育，生涯教育，カウンセリング
③自己実現	仕事・勉強，能力開発・チャレンジ，おしゃれ・美容・ダイエット・エステ，レジャー・趣味，習い事
④人間関係	家族・友人・仲間・職場・地域・自治体での人間関係やネットワーク
⑤政治・経済・法律	マネージメント・生産・流通，交通・通信，危機管理，エネルギー・環境・安全保障，国際関係
⑥社会・文化・歴史	法律・倫理・宗教，年中行事・冠婚葬祭，芸能・芸術，スポーツ・遊び，民族・アイデンティティ

たい。

Ⅰ（対人援助）：手当て，対処，援助，相談，指導など
Ⅱ（セルフケア・セルフコントロール）：予防，メンテナンス，手入れ，自己実現，ストレス解消など
Ⅲ（秩序や機能の維持，管理）：危機管理，安全確保，業務の調整と評価，計画など

3）表2は表1をさらに敷衍して「ケア」という言葉が使用されているか，あるいは使用可能な場面・領域をわれわれの生活のさまざまな領域に対応させて分類整理したものである。

4) 次に誰が誰をケアするか，その関係性という観点から整理すると，
① 自己（セルフケア）⇒ 一人称の関係（自分が自分をケアする）
② 他者（援助，世話）⇒ 二人称の関係（かかわりのある他者をケアする＝家族，友人・知人，仲間，同僚，患者，クライアント）
③ 世界（政治，法律，経済，社会，医療，環境，文化，倫理などの正常化・維持・改善）⇒ 三人称の関係（個人と社会と国家の正義・公正・善・安全・安心をケアする＝政治家，役人，芸術家，医療者，自治体，国，企業）

5) 次に英単語の care についてその意味を整理しておきたい[2]。
(1)「心配，気遣い，注意」← 心理的側面（見えない care）
現代では「心配する，大切に思う」という意味で care about という熟語が用いられる。
(2)「援助，世話」← 行為的側面（見える care）
この意味では take care of とか，care for が用いられる。
(3) 名詞としては医療・看護・福祉・教育で caring が使われる。
(4) 歴史的な語義をたどると，古英語の caru を介して，care には，心配，悲しみ，嘆きへの思いがあり，その根本に「叫び」とか「呼びかけ」という意味が認められる。

3. 日本人は「ケア」という言葉をどのように使用しかつ理解しているか

以上のような，ケアという語の使用実態ならびに使用可能性，そして英単語としての care の意味を踏まえ，日本人がカタカナ語としての「ケア」をどのような意味で理解しているかを考察してみたい。

日本人が暗黙のうちに了解している「ケア」と「ケアする」という語のイメージは何であろうか。先にも述べたように，それが最初に用いられたのが看護と介護の領域であることから，まさに「さしあたり自分では対処できない障害，苦痛，苦悩，悩み，不安を抱えた人に対する援助や世話」が中心に

---

[2] 寺澤芳雄（編）1999『英語語源辞典』研究社，小島義郎他（編）2004『英語語義語源辞典』三省堂を参考とした。

あるイメージであろう。身体的にも精神的にも弱っている人，あるいは自立できない人，すなわち弱者に対する援助・世話である。そこには，英語の意味に見られるように，具体的な援助行動とともに心理的・精神的な支え，慰め，励ましなどの言葉・態度が伴っているはずである。これに対応する日本語としては，「慈しむ」「思い遣る」「労る」「大切にする」「大事にする」「支える」「世話する」「憐れむ」「愛しむ」「愛おしむ」などがあげられる。これらの語彙を仮に三つのグループに分類してみる。第一が心理面に重点を置くものとして，「思い遣る」「憐れむ」「愛しむ」「愛おしむ」であり，第二が行動面に重点を置くものとして，「労る」「支える」「世話する」，そして第三が行動面と心理面の両方を備えている日本語として「慈しむ」「大切にする」「大事にする」である。このうち「慈しむ」は，援助・世話という意味合いが薄い。また「大事にする」は，さしあたり人というよりは，もの・ことを対象とすることが多い。とすれば「ケアする」に対応する日本語として最も適切なのは「大切にする」ということになる。しかし「大切にする」は，ケアするよりもはるかに一般的な言葉で，弱者に対する思い遣りと世話という明確な意味領域に限定することが難しい。そこに「ケアする」が日常的な日本語として定着する一つの理由もあったと思われる。

　そこで，「ケアする」と「大切にする」をもう少し詳しく比較してみることにする。第一に，「ケアする」の場合，「ケアする人」と「ケアされる人」の区別がある。ケアの相補性とか，「ケアすることによってケアされる」ということが語られるが，それはある種の逆説的な表現であることを考えても，援助行為において「ケアする」側の優越性と「ケアされる」側の劣等性という立場の違いは歴然としている。ただし，ここに相互依存の問題もすでに見て取ることができる。このケアするものの能動とケアされるものの受動の対比を，英単語の care の語源である caru における「叫び」「呼びかけ」「訴え」に見ることができる。それは，危険，苦悩，苦境にあるものの呻きと叫びであり，それに応答することが care することの根本にあると考えられるのである。それを同情とも共感ともいうことができるであろうが，最近のケアをめぐる英語文献にしばしば登場する言葉は「同情」を意味する sympathy ではなく empathy（共感）である。これは em（中へ）pathy（被る，感じる）ということであるが，この empathy は，ドイツ語の Einfühlung（深く感じ取る）を参考に作られた言葉のようである。それゆえ，ケアの根

本意味は,「危機,苦境にあるもの,すなわちサファリングを被っているものの呼びかけに共感的に応答すること」と捉えることができる。しかし呼びかけられたとしても,応答しないということがある。これを消極的な応答と捉えることができる。それどころか,呼びかけているものに,あからさまに言葉や行動で暴力を加える,虐待するということも起こる。また,その応答が,望ましいものでも,適切なものでもない場合,気がつかない形で苦痛を与えるということも起こる。ここに,そもそも「応答」とは何なのか,何が「応答」と呼べるのか,という問題が浮上してくる。「応答すること」は常に「良いこと」とはいえず,「良い結果」に結びつくわけでもない。それゆえ呼びかけ,助けを求めることは,しばしば自らを相手の暴力に曝す危険な行為ともなる。このように,助けを求める側の悩み・苦しみそれ自体を「原サファリング」とすれば,応答がなされない,あるいは応答が適切でない,あるいは応答がなされること自体の不具合・不正・悪意などによって別のサファリングに悩まされることがある。これを「二次サファリング」と呼ぶことにする。

　一方「大切にする」の「切」は「切迫」という意味で,危機的状況にあることが前提されているが,心理的なニュアンスが強い。「切」という字はもともと「七」という数字を表す部分だけでも「切断」を表しているという。加えて「切」は,刃物を押し当てるという意味も表しているという[3]。とすれば,「切」は,「殺傷」と「救済」という両義性をもつといえよう。手術における侵襲も,傷つけることと助けることの両義性の中で行われる。それゆえ,「大切にする」行為においては,対象にぴったり寄り添い,集中すること(コンセントレーション)が求められる。現代中国語における「切」は,身近にある,ぴったりくっついているということが基本的な意味である[4]。日本語の古来の意味としては,心理的な切迫の中で,相手に対する思いが募る状況を表すと考えられる。「切ない」の古語「切なし」は否定的な意味ではなく,心が惹かれることである。それゆえ,ポルトガルの宣教師が日本に来て作成した日葡辞書では,ポルトガル語の「愛」を「大切」と訳したという[5]。「大切」の類語である「大事」も「一大事」や「大事に至らない」の

---

[3] 藤堂明保(編)1980『漢字語源辞典』学燈社参照。
[4] 伊地智善継(編)2002『中国語辞典』白水社参照。

例から分かるように，やはり危機や事件などの異常事態に対する対応が基本にある。

　「大切にする」は「ケアする」におけるほど「相手の求めに応じる，応答する」という意味は少ないけれど，相手が叫び，訴えかけてくる以上にこちらの気持ちが相手に傾いている（愛する）というニュアンスがある。相手に寄り添い，相手と一つになって，いわば相手の振る舞うままにこちらがおのずから動くということである。とすればそこには，最小限の言葉しか存在しなくても構わないという状況が考えられる。しかしそれだからこそ，「大切にする」ということにおいて生じ得る暴力的事態にも注目しておく必要がある。すなわち，相手との密着性が高いがゆえに，非言語的なコミュニケーションが優勢になるが，それゆえに弱者と強者の関係が固定化し，いわば弱者の意思や意図が封じ込められ，あるいは強者の言葉が先行し，それが圧迫や強制になっていく。ゆえにその適正や効果を第三者の立場から評価できないという事態が生じる危険がある。「相手のために良かれと思って」行うことが，二次サファリングを生んでいるという構造である。さらにそこに，人間関係に起因するさまざま否定的な感情や世間のしがらみ，社会の矛盾が重なってくると，閉ざされた二項的な「共感的」人間関係によってはどうにもならないということになり得る。いわゆる「共依存」という形で生じるサファリングの固定化は，上の「二次サファリング」に該当する暴力的事態の一つということができよう。

　以上，「ケアする」と「大切にする」の二つの類似語の分析を通じて，現代の日本人の心になじむ「ケア」と「ケアする」ことの特徴が見えてきたように思われる。すなわち，英語の本来の意味における，共感とコミュニケーションに加えて，相手の心を慮りながら「おのずから」動くということである。その意味で，それゆえ英語から抜け出して日本語の語彙となった「ケアする」は，言語的コミュニケーションと非言語的コミュニケーションの「間（あわい）」を示唆しているといえよう。

---

5) 土井忠生他（編）1995『邦訳　日葡辞書』岩波書店参照。

4. 「ケア」と「サファリング対処」

　以上のような「ケア」の語義と，それに付随するさまざまなニュアンスと人間関係の分析を踏まえて，なぜ現代の日本において「ケア」という言葉がこれほどまで広範な領域で使われるようになったのかを検討してみたい。そこには，戦後の日本の復興と経済成長に伴う社会と生活の大きな変化が絡んでいることは想像に難くない。というのもケアの同義語あるいは同類語として考えられる「世話」「介助」「援助」「気遣い」「安全と安心の提供」「慰め」「癒し」などは，何世代か昔，隣近所や親戚関係などその土地に根づいた共同体が機能していた時代には，身近な生活と人間関係の中で日常的に使われる言葉であった。親密な人間関係を備えた共同体（いわゆる親密圏）が機能しているということは，そこで生ずるさまざまな問題や悩み・苦痛（原サファリングと二次サファリングが入り交じったこれらを一括して「サファリング」と呼ぶこととする）に対して，言葉よりも先に身体が反応し，その時その人に対してのみ有効であるような応答・対応・対処がなされるということである。そこに言葉が介在する必要性が少ないということは，その行為が一定の習俗・習慣のもとで，何らかの文化的な価値や規範を背景とした了解が前提されていたということに加え，当事者同士の間に安心・共感・信頼に基づく暗黙の了解があったということである。そのような前提のもとになされる行為を言葉で説明すること，すなわち一般化・普遍化することは難しい。育児であれ，介護であれ，決して合理的でも効率的でもないかもしれないが，とにかく対応できる人，対応しなければならない人が，暮らしの中に伝承されてきた方法によって，何とかやりくりしながらサファリングに対応してきたということであろう。それゆえに，当然のことながら一歩距離をおいてみれば，本人たちも気づいていない強制，抑圧，無視などの暴力的な事態も混在していたと思われる。現代のわれわれがその不合理性や非合理性を指摘することは決して難しいことではないであろう。しかし暴力をふるう側も，立場と視点とをずらせば，暴力を被ってきた場面や状況があったはずであり，そこには抑圧と非抑圧の何重もの入れ子構造のしがらみが，強固にして頑なな日常とそれに基づく政治や社会を成り立たせていたと考えられる。具体的には，共同体や家族・親族での地位，財力や掟・伝統・習慣などのしがらみである。このようなしがらみが，常に不当な暴力と不幸な抑圧のみをもたら

したということももちろんできない。そこではそれなりに満足した生活と幸福な人間関係を営むことができた人も少なくなかったに違いない。いずれにせよ，ここがケアという言葉が導入される以前の「支え合い，助け合い」が，それとして言語化され主題化されることなく，行われてきた場所である。
　しかし戦後の日本の復興と経済成長は，上に述べたような共同体を基盤とする生活と人間関係が解体されていくことといわば抱き合わせの形ではじめて実現された。経済大国，先進国への仲間入り，特に人権・個人の自由・平等といった価値観に基づく社会の実現という理想は，土着的・共同体的な発想に潜む偏見・差別・抑圧に対する異議申し立てという姿勢を鮮明にするものであった。そこに戦後の政治と社会を支えた大きな意識革命があった。そのような意識革命の最後に現れて，それを仕上げると同時に，それ以前にはなかった新たな問題を担うという両義的な役割を担っているのが「ケア」という言葉ではないだろうか。ここでケアをサファリングとの関係において捉えることによって，その両義性の素描を行っておきたい。
　ケアという言葉が，誰にでもアクセス可能で，どのような事柄にも適用できる汎用性をもつことができるのは，ケアの行為が対応し対処するサファリングが，一定の普遍的な意味をもつからである。個別的なサファリングが，一定の普遍化可能な意味のもとで了解され，対処されるということがあるからこそ，その対応がケアという意味をもち得る。すなわち，ケアという言葉の使用には，「サファリングの一般的，普遍的了解」が前提されている。そして，ケアがかくも広範な適用可能性をもっていること自体，広く同質のサファリング理解が浸透しているということを意味する。言いかえれば，ある人が何らかの援助や救済を必要としているとき，その人の被っているサファリングが，その原因と様態に関して了解可能でなければ，適切な対処はなされない。個別的サファリングは，科学的な因果関係や社会システムの分析を通して概念化された一般的サファリングから了解されてはじめて対処が可能である。それを支えるものは，科学的知見と技術的適正であり，法律に基づく公正・平等であり，財源と物的・人的資源の配分に係わる行政を指導する政治体制である。しかしそれらすべてを一人ひとりが俯瞰しつつ，自分の個別的なサファリングに対してどのようなケアがなされ得るか，なされることが正当かを見極めることは難しい。そこでサファリングの種類によって適切な対応を提供できる「専門家」が要請されてくる。

これをケアという言葉が登場する前の状況と比べてみると，そこでもサファリング理解と対処可能性があったからこそ何らかの対応がなされていたことは間違いがない。しかしそのサファリング理解はそのつど個別的であり，簡単には一般化できないものであった。あるいは逆に，おおざっぱで曖昧な概念に基づく了解が先行し，サファリングの個別性を蹂躙することもあったと思われる。つまりサファリングが言語化されることがあったにせよ，それは地域的な文化・習慣に根ざしたものであり，しばしば異なった文化・伝統，もしくは共同体の外部では，了解することが難しいことがあったに違いない。

　例えばかつて日本の社会でおそらく広く行われていた「間引き」（嬰児殺害）は，生まれた子を育てるか否かのぎりぎりの判断でなされることがあったと考えられる。この間引きもやはりサファリング対処である。ただ，どのようなサファリングなのかということが明確な言葉で語られることはなかったに違いない。いくら母親が育てたい，命を奪うことが忍びないと泣き叫んだとしても，その子を育てるだけの余裕が家族にも地域にもない場合，母親が抗うことはできなかったに違いない。これは当然ゆゆしくかつ暴力的なサファリング対処であるが，これを基本的人権に基づく現代の刑法をもって評価，断罪することはできない。「間引き」というサファリング対処が「口減らし」を理由とすること，最低限の食料を確保するための対処であったということは，われわれにとっても了解可能である。しかし，育てられるか育てられないかのそのつどの個別的な決定を，その状況にはいないわれわれが，当時の当事者のサファリングを共有し，追体験して了解することはできない。それが殺人という暴力であることを裁定するためには，その家族，地域共同体の文化・伝統を超越する「人権」という規範，ならびにそれに基づく刑法が存在しなければならない。そうでなければ，その共同体の「掟」が裁かなければならないし，実際に裁いていたはずである。このように，サファリングとそれへの対処が暴力を伴っていても，それをサファリングと解釈する言葉がどのような言葉であるかによって，援助行為であるか，犯罪行為であるかの判断が異なることになる。そしてどの判断が正当性をもち得るかは，しばしば言語化を阻む親密な人間関係を含む個別状況をいったん離れざるを得ないのである。

　ケアという言葉が，現代社会で広範に用いられているということは，われ

われが，とりあえずは，まさにケアという言葉でなされるサファリング対処を広く受け入れているということを意味する。そこには，悩み・苦しみ・苦痛・不安という個別的なサファリングは，とりあえずは「ケアされるべきこと」として了解されているということである。個別的・特殊的サファリングがケアの対象として解釈されたとき，はじめてそれは一般的なサファリングとしての地位と意味を付与される。そうでない場合は，個別的サファリングに対する他者の対応は，不確実で不誠実で，ひどい場合には暴力的でもあり得るということである。ケアはその意味で，不当な力の行使，暴力であることを免れている。すなわちサファリング対処において何らかの思いきった対処がなされる可能性があり，そこに二次サファリングを引き起こす暴力性が潜む場合があるとしても，それが「ケア」として了解されている限り，われわれはそれを暴力とは思わないということである。ケアにはもちろん積極的な，心地よいニュアンスがある。それゆえケアという形でのサファリング対処は，おおむね心地よいものであるはずである。しかし今述べたことを裏側から照射するならば，ケアという言葉を使う限り，ケアするものもされるものも，そのケアによって，新たに苦痛や悩みを強いられるような力の行使もあり得るのである

　そのようなリスクの中で，なお患者，要介護者，失業者，障害者といった社会的弱者は「ケア」という言葉に「サファリング対処」という希望を託さざるを得ない。それは「ケアという枠組み」こそが，ケアされるものとケアするものの関係性と共通理解を保証するものであるからである。そこにはケアの枠組みを外れる事柄については，サファリング対処はなされ得ないし，またなされてはならないという共通の了解があるということも指摘することができる。それは社会的弱者の側からすれば，ケアの枠組みを外れる対処を望んだとしても諦めるしかないし，ケアするほうも，何をどこまでケアするか，ケアの対象とするかということについての規範や原則をケアの枠組みに基づいてあらかじめ決めておかなければならないということである。

　その意味では，まずサファリングがあって，そのあとにそれに対するケアが施される，もしくは生じるということが自然な順序であるはずであるが，実際は逆である。ケアという枠組みに入るサファリングとは何かということがあらかじめ定められている限りにおいて「ケア」という言葉と行為が成立するということでもある。ということはケアという枠組みに入るサファリン

グと入らないサファリングの見極め、線引きということが前提とされるし、同時に個別のケースにおいて常に問題となるということである。

　しかしこの線引き行為は常に揺らいでいる。ケアされる人がどのようなケアを、どこまで欲しているのか、ケアするほうがなされるべき、なすことができるケアをどのように認識し、どこまで対応が可能かについては、そのつどの個別的な線引きとすり合わせがなされる。特に、医療をチームで行う場合には、ケアの対象と方法についての共通理解をもつことは必須であり、またその線引きのゆらぎについてもカンファレンスなどを通じて、常に議論され、線引きが新たになされ共有されていく。しかし線引きが揺らぐということは、患者のサファリングが、医療側がケアの対象として考えるサファリングよりも常に広く深いということを物語っている。というのも、ケアの対象となるサファリングは、患者のいわば生な、名づけようのない「原サファリング」から、対処可能なものとして切り取られ、分類整理され、一般化されたものであるからである。一方、「原サファリング」は、患者自身にとって個別的な痛みや苦しみ、障害として意識されることはあっても、しばしばその全体像を把握することができない。それゆえ自らの苦悩や痛み、障害を、医療者側から対処の方法が示されてはじめて、患者は自分が感じているつらさをサファリングとして、すなわち「援助を期待できる疾患や障害」として認識するということが起こる。しかしだからといってケアが原サファリング全体をカバーできない以上、サファリング対処は常に部分的なものに留まらざるを得ない。逆に、上のような意味での「原サファリング」を部分に矮小化することなく、丸ごと把握しようとすれば、ついには「この世に生まれたこと」に、またそれと同時に「この生に限りがあること、自らが死すべきものであること」になる。これを象徴的に捉えれば、仏教でいう「生老病死」であり、キリスト教では「原罪」である。仏教では、このことを端的に「一切皆苦」と表現した。

　しかし、今は医療現場における、何をどこまでケアするかの線引きの問題に立ち返ってみよう。問題はサファリングとケアとの正確かつ適切な対応は常に求められるものでありながら、それは「原サファリング」には対応しきれないということである。一方で対処可能なサファリングとして明確化されることが望ましいことでありながら、他方でそれはケアが可能である限りのサファリングとして矮小化され、押しつけられるという可能性が伴うのであ

る。その意味で，ケアがなされることは，それ自体としてはまだ「よい」といえるかどうかは分からない。いや，ケアがなされて，患者が満足し感謝するなど好意的な反応があったとしても，ケアが成功した，つまり「ケアがケアとなった」とは必ずしもいえない。それを確かめることは，患者にとっても医療者にとっても困難なのである。サファリングとケアとの対応関係には，ケアするものとされるものとの人間関係が当然のことながら含まれると同時に，その成果・結果にもこのような不透明な部分が伴わざるを得ない。それゆえ「ケアがケアとなる」ということ自体が，検証不可能な「理想」であり，誰もそれを表立って語ることができないとさえいえるのかもしれない。とすれば，ケアすることの限界を意識し，一定の枠組みの中だけで行われるケアを評価することに満足するべきと考えることも十分肯ける。しかしその場合ケアは，医療者側が理解し得る限りでのサファリング対処ということになり，ケアの一方的な押しつけということになりかねない。そこには，先ほどから示唆されている「ケアすることに伴う意図せざる暴力性」の危険があるのである。しかし危険であるからといって座視することは，さらにひどい暴力的事態を生むことに他ならない。このようにケアすることには，「進むも危険，退くも危険」というダブルバインド的な状況がついてまわるのである。この両義性をどのように受け止め，決断し，あえて現場に身を投じていくかという姿勢の中ではじめて，「ケアがケアとなる」ということの消息が見えてくるのではないだろうか。この悩ましい問題にどのようにアプローチしたらよいか，ここで，具体的場面を分析することで，その手がかりを探ってみたい。

5. 医療倫理ドラマ『老人の友』を視聴してのディスカッション

　ここでは筆者が栃木県立衛生福祉大学校の看護専科のクラスで行った看護倫理の授業での学生たちのディスカッションと，その内容に対する筆者のコメントを紹介したい。学生は39名で，准看護師の資格を持ち，大半が現在も医療現場で働きながら，看護師資格を取るための勉学に励んでいる。題材は『生命倫理を考える―終わりのない7編の物語』第1編『老人の友（The Old Person's Friend)』[6]というタイトルの10分ほどのドラマである。以下，ドラマの内容を簡単に記す。

オルトマンさんは，1年ほどこの病院の1室（2人部屋）に入院したままである。脳梗塞を何回か発症し，言葉を発することができず，手足も不自由で寝返りがうてず，褥瘡もある。彼女の一人息子は彼女をここに入院させて，そのあと一度も顔を見せていない。ある晩，オルトマンさんは高熱を発症した。夜勤のコープランド看護師はそれに気づき，眠っていた当直医に電話で相談する。起こされた当直のビアンコ医師はしぶしぶそちらに向かうと告げながら，「アスピリンを飲ませておいてくれ」と指示を出す。看護師はオルトマンさんのもとに行き，アスピリンを飲ませようとするが，オルトマンさんは口を開こうとしない。とりあえず水だけでも飲んでもらおうとコップを口にあてがうが，オルトマンさんはこれも拒んで首元まで水が流れ落ちる。看護師が，ビアンコ先生がもうすぐ見えることを告げると，オルトマンさんは看護師を見つめながらその手を握りしめる。看護師はしばらくオルトマンさんを見つめると，驚いたように「来てほしくないの？」という。オルトマンさんは，じっと看護師を見つめたまま身じろぎしない。沈痛な面持ちでオルトマンさんを見つめていた看護師は突然「ごめんなさい」という。そして「呼ばなければならなかったの」と付け加える。するとオルトマンさんは握っていた手を放し，力なく顔をそむける。そこへビアンコ医師が到着する。ビアンコ医師はオルトマンさんを診察し，てきぱきと診療の指示を伝えながら書類に記入する。するとコープランド看護師は，背後から「治療はしない方が……」と語りかける。ビアンコ医師は驚いて「何を言っているんだ」とあきれるが，看護師は「処置をすべきではありません」と真っ向から主張する。医師は看護師の方へ向き直って「肺炎なんだ。治療しなければ朝までに死ぬかもしれない。このまま見殺しにしろとでもいうのか」と言う。しかし看護師はひるまず「もう脳卒中を4回も起こしています。ベッドで身動きもできず，家族からも見捨てられています。今朝から何も食べようとしません」とオルトマンさんの現状を冷静に訴える。医師は「患者は熱で混乱しているのだ」と言うが，看護師は「いいえ，分かっていると思います」と言う。医師は改めて「君は患者が死にたがっているから死なせるべきだというのか」と語気を強める。看護師は涙ぐんで何も言わなくなる。医師は言葉が

---

6) オリジナル版制作：カナダ国立映画制作庁（NFB），『生命倫理を考える―終わりのない7編の物語』日本語版監修：赤林朗，日本語版制作：丸善株式会社，VHS版1995年，DVD版2005年。

すぎたと思い直し，独り言のようにつぶやく，「昔は肺炎のことを『老人の友』といったものだ。苦しまないで死んでいけるからね」と。そして「疲れているんだ。考えなきゃ」と言ったところで唐突にドラマは終わる。

　場面設定や，医療事情，看護の方法などは現代の日本と相当違うところがあると思われるが，問題の本質は古びていないと考える。まず学生たちにグループごとに感想を話し合ってもらった。そして特にケアという視点からどのような点に問題を感じるか，それをクリアするためにどのようなことが考えられるかについて話し合い，結果を報告してもらった。全般に学生たちの意見は，コープランド看護師に対する批判に集中した。すなわち，まず体位交換の仕方や，肺炎で高熱があり呼吸苦も考えられるのに，ベッドを十分に起こしていないこと，投薬や水を飲ませる工夫など看護技術に関する事柄が多くあげられた。それから，オルトマンさんとの会話の不足，特に薬を飲むことを拒否したときに，オルトマンさんの意図をもっと明確にすること，そして独断的に判断したことを医師に主張する態度などである。すなわち日本とカナダの習慣の違いを考えても，コープランド看護師は十分な看護を行っていないのにもかかわらず，オルトマンさんの気持ちを勝手に解釈して代弁していることは独善的で問題が多いということであった。そして議論は，オルトマンさんの治療拒否の意図に関し，できるだけ複数の人間で，明確な意思表明をしてもらうようにさまざまな工夫がなされなければならないということになった。これらの意見は，コープランド看護師の振る舞いを冷静に，客観的に観察すれば，当然指摘できることであり，それがオルトマンさんに対する十全なケアを成立させることも十分にうなずけることであった。
　これらの検討のあとで，筆者のほうから学生諸君に質問を投げかけた。オルトマンさんが薬を飲むのを拒否したとき，コープランド看護師は一瞬たじろいで，オルトマンさんの顔をまじまじと見て，「ごめんなさい」と言ったけれど，これは看護師のどういう気持ちが表れていると考えられるか，それからオルトマンさんの意思を明確にしようと思うならば，不自由とはいえ，手を握ったり目をつぶったりなどいくらでも方法が考えられたはずなのに，なぜそれをしようと思わなかったのだろうか，以上の二点である。
　学生は戸惑っているようで，あまり意見は出てこなかった。そこで筆者の見解を述べさせていただいた。まず，「ごめんなさい」という言葉があそこ

の場面で出るということは，医者を呼んでしまったという時点で，自分がオルトマンさんの希望を踏みにじる取り返しのつかないことをしてしまったという後悔がよぎったのではないか。オルトマンさんはその日，食事を取ってもいなかった。看護師は「食事を取っていないけれどなぜなの」という疑問があった。そしてオルトマンさんの体位交換をしながら額を触ると発熱していることが分かった。検温では40度もあった。食事を取らなかったのも発熱のためだったと看護師は自分なりに納得していたのだろう。しかしオルトマンさんが薬を飲むことを頑なに拒否している様子を見たとき，さらに医師が来てくれることを告げるとオルトマンさんが何か訴えるように看護師を見つめながら手を握ったということで，看護師にオルトマンさんの思いが伝わったのではないか。つまり，この日オルトマンさんは発熱を，自分が命を終える好機と捉え，そのために食事を取らず，あとはひたすら苦しさに堪えていたのではなかったか。もしも肺炎であることが医師に分かったら，治療されることを拒むことはできない。つまりこのまま医師に現状を知られないでいることが，オルトマンさんの密かな望みだったのではないか。あえて付け加えれば，看護師にはそのことを分かっていてもらって，このまま見守っていてほしい……。そして朝になるまでには，ひょっとしたら死んでいけるのではないか。おそらくは，コープランド看護師はそこまでオルトマンさんの気持ちを読み取ってしまったのではないか。しかしオルトマンさんは言葉を発することはできないし，また看護師もそこら辺の事情を，オルトマンさんに質問を繰り返すことによって確かめることはしていない。それゆえ真相は宙ぶらりんのままである。

　ここはオルトマンさんの「死にたい」という意思を確かめるいくつかの手段があったのにもかかわらず，なぜそれを行わなかったかということに関わってくる。しかしここでオルトマンさんと看護師との人間関係に視点を移してみよう。もしもコープランド看護師以外の看護師が夜勤の当番だったら，オルトマンさんはあのような態度をとっただろうかということである。他の看護師だったら，薬を飲むのを拒否したりすれば，ことが大きくなる。ひょっとしたらまさに，「このまま死んでいきたいのか」ということについて，何回も複数のスタッフに確認されるということが起こる。それはこの病院の多くの人を巻き込む「事件」となり得る。オルトマンさんは，そのような事情まで汲み取っていたのではないか。発熱や呼吸苦といった肺炎の症状は，

治療とケアが可能な「対象」として，方法も体制も確立している。しかしそのことは，オルトマンさんの「原サファリング」に応えることでは必ずしもない。「原サファリング」からすれば，治療を受けること自体が，たとえ身体を楽に安全にすることにつながったとしても，「二次サファリング」になり得るということである。コープランド看護師はそのことを読み取ったのではないだろうか。

　であればこそ，オルトマンさんは看護師が「（医師に）来てほしくないの？」と尋ねたとき，うなずくことをしなかった。つまりあえて意思表明をしなかった。意思表明をすれば，ことがプライベートな問題（原サファリングの次元）を越えて，公的な，つまり病院の問題となり，その限りでもはや看護師は病院のスタッフとしてしか行動できなくなる。そのことはオルトマンさんの本意ではなく，いやむしろ意思表明をしないことで，そこまで洞察力のあるコープランド看護師に迷惑がかからないように，看護師を守ったともいうことができる。そこには，オルトマンさん自身が看護師をケアする姿を見て取ることができるのかもしれない。オルトマンさんが，そのような意図も秘めてあからさまに意思表明をしなかったということが，コープランド看護師の脳裏にあったとすれば，その後の看護師の医師に対する態度も，単に独善的とはいえない様相がうかがえてくる。

　看護師は，いかにオルトマンさんの現状が悲惨であるか，すなわち楽しみも生き甲斐もなく，ただ「生かされている」ことをじっと堪えるしかない状況であるかを，ある意味で冷酷に思えるほどあからさまに述べ立てる。医師はその剣幕にただならないものを感じる。多分「君は気でも狂ったのか！」と言いたいところであったと思われる。おそらくはコープランド看護師はベテランの看護師として，医師からの信頼も厚い看護師なのだろう。それが今日は人が違ったように「治療をするな」とまくし立てる。はじめは怒りに逆上した医師も，少し時間が立つと，なぜコープランド看護師がここまで言うのかということに考えが及んでいったのではないか。それゆえ医師は，独り言のようにつぶやく，「昔は肺炎のことを『老人の友』といったものだ。苦しまないで死んでいけるからね」と。ここで改めて，ビアンコ医師とコープランド看護師の人間関係に注目せざるを得ない。ちょうどオルトマンさんがコープランド看護師だからこそあのような振る舞いをしたと考えられると同様に，ビアンコ医師だからこそコープランド看護師もあそこまであからさま

にまくし立てたのではないか。涙ぐんでいるコープランド看護師を見て，ビアンコ医師もそのあたりの事情がだんだん飲み込めてきたのではないだろうか。だからこのドラマの最後の言葉は，医師の「考えなきゃ」で終わるのである。

　しかし，上に行った分析が，なにがしか事の真相に通じているところがあるとすれば，上にも繰り返し強調したように，オルトマンさんとコープランド看護師，コープランド看護師とビアンコ医師という二組の人間関係を度外視しては語れない。「このまま死んでゆきたい」（原サファリング）というオルトマンさんの願いは，まさに病院であればこそ，決して表沙汰になってほしくないものだった。そこにオルトマンさんの密かな最後の心の砦があったのではないか。それは「自己決定権」「人格としての基本的権利」といった言説とは異なった次元で息づいているオルトマンさんのプライバシーであり主体性ではなかったであろうか。プライバシー（privacy）はもともと，ラテン語の privare（奪う）に由来する。さらに「奪う」ということから，何かが欠けている状態，公職を持たない状態を意味し，そこから隠棲していること，人目につかない状態，そして最終的に「私秘性」という意味が生じたと考えられる。その意味では，他人に承認されるものとしての権利概念とプライバシーとはもともと両立することの難しい局面を含んでいるといえる。

　患者のプライバシーにどこまでどのように関わるべきかという問題は，生命倫理学における重要問題としてこれまでさまざまな形で議論が積み重ねられてきた。特に昨今は，遺伝子診断・遺伝子治療などにおいて，患者の個人情報の範囲を患者個人に限定することがそもそも不可能であるということも相まって，「知る権利」と「知らないでいる権利」のバランスの問題がしばしば取り上げられる。しかしことケアに関しては，問題はさらに深刻であるように思われる。というのも知る権利・知らないでいる権利は，患者だけではなくて医療者にも直接関わってくると考えられるからである。一般にケアに関わる限りにおいて，患者の情報を知っておくことは必要である。しかしそこにすでにいくつかの問題を指摘することができる。まず患者の情報とは何を指すのかということ，ケアにとって必要な情報と，医療にとって必要な情報は重なる部分ももちろんあるが，必ずしも同じではない。医師と看護師と介護士がどこまで同一の情報を持ち得るか，持っているべきであるかということについては，これらの領域全体のスーパーヴァイザーがいない場合に

は，誰も決めることができない。かといって逆に何の情報も共有されないのでは，患者のQOLに直接不具合が生じかねない。また患者が自分の情報が誰にどこまで伝わっているのか，そのことの了解と承認を患者が与えているのかどうかも問題となり得る。その意味で，患者はいつでも知られたくないことを知られる可能性があるという脆弱性を抱えている。言いかえれば医療・ケアはいつでも暴力的な局面を潜在的に抱えているということである。しかし医療者や福祉担当者も患者の情報を自分が抱えているということにおいては，別なリスクを抱えているということがいえる。患者の情報を他人に漏らさないという守秘義務がつきまとうということが最も基本的な責任であることはいうまでもない。しかし思いがけず患者のプライベートな情報を知ってしまったとき，それを同じ医療チームやケア・チームに伝えてどこまで共有するべきかの判断については，ケアするものの判断に任されるということになるであろう。そのことが医療者にとってのサファリングとなり得ることは容易に想像できる。すなわちサファリング対処ということ自体が，あたかも投薬や処置を受ける際の副作用の可能性という二次サファリングのリスクがあると同時に，医療を行うほうもその二次サファリングが自分に降りかかってくるというリスクを抱えているといえる。それゆえ，そのようなリスクをできるだけ回避するためには，医療行為，ケアの行為の対象をできるだけ厳密に明確化して，その範囲を逸脱しない限りで情報にアクセスし，患者にも接するという態度が望まれる。またそのようにアクセスする情報となされる行為が明確であることは，チーム医療においては必須のことである。その枠組みがあればこそ，ケアを仕事として引き継ぎ，一定の質を維持することが可能になるからである。それが二次サファリングという形で潜在する医療とケアのリスク，言いかえれば暴力性を防ぐ手段となる。

　ここまで，予備的な考察を行ったところで，コープランド看護師の振る舞い，特にその暴力的とも受け取れる発言を振り返ってみよう。コープランド看護師は，オルトマンさんのQOLについて，ほとんど生きていても仕方がないといわんばかりの厳しい評価を並べ立てていた。学生たちは，このことに相当強い違和感をもったようだが，当然といえる。日本で工夫されている臨床倫理シートや看護アセスメントでも，患者の医療的な客観情報に加えて，食事，身体能力，排泄，清拭，そしていわゆる一般の生活満足度についても評価を行う。オルトマンさんの場合，度重なる脳梗塞によって言語と身

体の自由が失われ，加えて家族もなく，趣味や生き甲斐もほとんど見るべきものがない。とすればQOL評価は著しく低くなる。看護師が行うQOL評価は，そこから何をどのようにすることによってQOLの向上が望めるかを検討する基礎資料といえる。しかしここに実は陥穽がある。そもそも生活の質，満足度を表すQOLは，まさに患者自身が行うべきものなのである。その意味で「この患者のQOLは低い」といったタイプのQOL評価は，一般的な基準をもとにしている限り越権的とまではいわなくても，一番大切な要素，すなわち患者自身が自分自身の体と心をどのように感じているかということが抜け落ちている限り，不完全なのである。とすれば，コープランド看護師の評価は，十分なアセスメントもないまま，独断的な評価をまくし立てている限りにおいて，二重の意味で越権的というそしりを免れない。しかし本当にそういえるのだろうか。

　上に語ったことは，QOLが外から患者を診ての評価に終始する限りのことであった。その意味では暴力的である。そしてたとえ丁寧なアセスメントに基づくとしても，基本的に暴力的であるということを免れない。だが，コープランド看護師は，オルトマンさんについての「自分の評価」を語ったのだろうか。もしも彼女が普段は，冷静で自分の仕事の性質と限界をわきまえているベテラン看護師だったとしたら，このようなことは言わないはずである。半ば感情的に語気強くオルトマンさんの窮状を訴える姿は，まさにオルトマンさんの身代わりとして，オルトマンさんの思い，すなわち主観的な，その意味で正当なQOLを語っていると考えられないだろうか。であればこそ，ビアンコ医師もコープランド看護師の態度や剣幕に「ただならないもの」を感じたのではなかったか。もしそうだとすれば，看護師は業務としてのケアの枠組みを逸脱しているのである。それはオルトマンさんの必死の叫び，「原サファリング」から発する叫びを代弁しているからである。そしてそのことは，看護師が「ケアすることの深淵」にあえて足を踏み入れているということではないであろうか。そうでないとしたら，看護師の涙を説明できないような気がする。そのとき看護師は，患者の看護師に対する暴力をあえて受け入れ，受け止めているともいえるのである。ケアは自らの限界を守ることにおいてはじめてケアとして成立するとしたら，看護師はケアが成り立たない場所にあえて踏み込んで，そこで患者の思いを受け止め，代弁するといういわば共犯的な行為を行っているのである。ビアンコ医師も，もしも

ここで看護師の言っていることに耳傾けて，あえて医療を行わない決断をするとすれば，その意味で共犯者の列に加わることになる。それゆえ，そのようなことは通常の業務としての医療とケアでは，決してあってはならないし，医師も拒絶して，粛々と医療を行う態度が望まれるのである。

　しかし医師は「考えなきゃ」と言った。それは，そうするかどうかはまだ分からないけれど，少なくとも看護師の提案を無礙に否定しているのではないということである。なぜか。考えられるとすれば，看護師の医療者としての経験と見識に対する敬意と共に働く仲間としての信頼感，すなわち個別的な人間関係である。医師の目から見れば，看護師は単純に感情的にオルトマンさんの代弁をしているのではない。あくまで医療を担うものとして，オルトマンさんをケアするものとして，あのような振る舞いに及んでいることを知っているのである。つまり，通常のケアを逸脱するほどにオルトマンさんに対する「個別的ケア」は難しい問題である。そこにあえて踏み込んだ，言いかえればオルトマンさんの訴えを聞き取ることのできたコープランド看護師に畏敬を感じているのである。筆者が「ケアはいつケアとなるか」という問題意識において想定していることは，以上のような事態である。すなわち通常のケアの範囲を逸脱するかもしれない，その意味で線引きのゆらぎを伴う，また暴力性の領域にあえて足を踏み入れつつ，それでもそうせざるを得ないのっぴきならない何かに促されて行うケアということができる。もちろんすべてのケアの行為がこのようでなければならないということはあり得ない。むしろケアの枠組みがしっかりしているからこそ，それを越えなければならないことの判断が可能となるといえる。逆にケアがケアの枠組みをただ単に守り，その中でのケアをルーティンとして行うだけだとしたら，その枠組み自体がいつしか硬直化・形骸化し，いつ何時「想定外の事態」に揺さぶられ，崩壊し，変質してしまうとも限らない危険があるのである。その意味で，「ケア」はその枠組みの維持・メンテナンスと，枠組みには納まらない「原サファリング」の声を聞き取るということとのせめぎ合いの中に「ケアとして生じる」ということができるのではないか。

　ここで『老人の友』についての分析を終えるが，今後の論の展開のために改めていくつかの問題点を指摘しておきたい。医師が施す医療と看護師が施す看護ケアは，一定の枠組みとそれに則る個別事例での線引き（どこまで医療や看護を施すか，どこまで患者の訴えや要求に対応するかなど）が伴う。

そのことによってはじめて医療とケアは持続性・安全性・質の維持が図られる。すなわち標準医療となる。もしもこの枠組みがなければ，患者の訴えに際限もなく付き合わざるを得なくなる。絶対的な権力をもつ君主であればそのようなことも可能であろうし，臣下は唯々諾々としてそれに従うであろう。しかしわれわれは社会の中で，支え合いながらかろうじて命をつないでいく存在である。そこでは限られた資源と人材という制限の中で，「してよいこと」と「できること」についての絶え間ない検討や検証が行われなければ，現体制を維持することもできないし，さらに質を向上させていくこともできない。ここで問題とすべきは，その限られた資源とその運用について権限をもち，最も大きな枠組みを決めるのは誰かということである。すでに見てきたようにビアンコ医師もコープランド看護師も限られた責務と権限という枠組みの中で医療とケアを行っている。その枠組みをさらに大きな見地から検討すると，彼らが働いている病院の置かれている状況とその責任者の方針というものが見えてくるし，さらには病院が立地する地域，そして最終的には医療行政を行う政府の方針，そして人びとの経済状況や国家の財政，この国に生きる人たちの生活と文化ということが関わっていることが容易に想像できる。ここではカナダという国のおそらく20世紀末の国家と国民の生活・経済・文化が前提となっている。それゆえ，同じ主題のドラマを他の国で制作しようとしたら，患者と医療者との関係，病院内の設備や勤務態勢そのものが異なるため，まったく別な形でしか問題を取り上げることができない。われわれ21世紀初めに生きる日本人が，このドラマを見ていろいろと考えを深めることができるということ自体が，一定の歴史的・文化的・経済的状況の中でのみ可能であったということである。しかし，問題はオルトマンさんの「原サファリング」は，そのような特殊な状況を超えるところがあるということである。そしてその場面では，医療者自身の「原サファリング」も惹起されるということが起こる。そうでなければ，コープランド看護師は，あそこまでオルトマンさんに関わることはなかったはずだからである。ということで，「原サファリング」をどのように捉えたらよいかということ，そしてそこから「ケア」ということがどのように見えてくるかということについて事例を手がかりに検討してきた。ケアする行為はケアの枠組みが「原サファリング」の領域にどこまで関わることができるか，という根本問題を構造的に抱えていると考えられる。それは，相手の，そして自分自身

の「原サファリング」の中に引き込まれ，苦しみ，傷を負うということと，それに対処すること自体が「二次サファリング」を引き起こすという二重の暴力性という危険を構造的に抱えているのである。であればこそ，そこでの対処は，適「切」なときに適「切」なことを行うという，「切る」行為の「断」行を伴わざるを得ない。それが，英語の単語に発する「ケアすること」が日本語の「大切にする」ことに近接するということなのではないだろうか。

そして，ケアするものとケアされるものが「原サファリング」の根源性において「出会う」ということが，実は「ケアすること」と「ケアされること」の相補性と協同性ということの本質であるということも指摘できるのではないだろうか。「原サファリング」に触れるという危険は，実はそこにのみ「ケアするもの」と「ケアされるもの」の救済も成立し得るということを示唆するものではないだろうか。では「原サファリング」に出会うということは，そもそも何を意味するのだろうか。そこが解明されない限り，「われわれはなぜ人をケアするのか」という問いには答えられないように思われる。しかしそのことの解明は，改めて別のところで論じてみたいと考える。

6. まとめ

ケアという言葉の外延的な意味（使用実態）と内包的な意味（サファリング対処のあり方）を軸にケアとサファリングとの関係を概観してきた。ケアが基本的にその専門家によって提供されるということにおいて，その質と効率性・公平性を含むシステム化がなされる。それが伝統的な地域・家族共同体によって行われていた自助・互助の支え合いに代わる社会保障システムの中核をなしている。しかし，ケアする人もケアされる人もそのシステムそのものに潜むさまざまな矛盾・葛藤を抱えている。もちろんどのような生活をしていても，傷つきやすく有限な存在としての人間は，常に矛盾・葛藤の中にしか生きられないともいえる。それを原サファリングと呼ぶならば，ケアすることが原サファリングとどのように向き合っているのかをチェックすることが欠かせない。さもないと，ケアはケアとして自己完結してしまって，原サファリングを抑圧するものとなりかねないからである。原サファリングという原点に向き合うことによってのみ，ケアはケアとなり得る。これが，

本章の結論である。

参考文献
川本隆史 1996『現代倫理学の冒険』創文社.
鈴木正子 1996『看護することの哲学』医学書院.
ネル・ノディングス 1997『ケアリング』立山善康・他(訳)，晃洋書房.
中山將・高橋隆雄(編) 2001『ケア論の射程』九州大学出版会.
浅井篤・他 2002『医療倫理』勁草書房.
服部健司・伊東隆雄・井部俊子 2004『医療倫理学のABC』メジカルフレンド社.
加藤直克 2004「ケアとは何か」『ケアの生命倫理』朝倉輝一・他，日本評論社.
品川哲彦 2007『正義と境を接するもの―責任という原理とケアの倫理』ナカニシヤ出版.
浮ヶ谷幸代 2009『ケアと共同性の人類学』生活書院.
加藤直克 2012「ケアからケアへ―ケアの意味への再帰的アプローチ」『実存思想論集 XXVII 生命技術と身体』実存思想協会(編)，理想社.

第2章

生活の場からの発想
医療システムと生活知

阿部年晴

1. はじめに

　現代日本の医療現場では病者も病者に寄り添おうとする医療者もともに，「医療システム」と「生活」の差異と矛盾からくる戸惑いと困難を経験することが多い。医療者は生物医学に基づいて病気を客観的で一般的な現象と捉えて対処するのに対して，病者（生活者）は病気をそれぞれの仕方で，つまり主観的で個別的に経験する。病気の治療についても，医療者には一般的なマニュアルがあるが，病者にはそれぞれの生活上の事情や要請があり，治療も生活の一部である。医療システムと生活では，目的も論理（価値観や方法）も異なる。医療現場では，医療システムの担い手としての医療者も生活者としての病者もともに医療システムと生活の境界＝界面に立たざるを得ない。

　医療現場における医療者（専門家）と病者（生活者），それぞれの戸惑いと困難を，医療の新しい在り方（それは新しい生き方でもあるが）への産みの苦しみとすることはできないか。そのために私たちはどうすればよいのか。この課題への対応の一つとして「医療の生活化」ということを考えたい[1]。

　「医療の生活化」については後ほどで詳しく述べるが，端的に定義すれば次のようなことである。医療テクノロジー，医療産業，医療行政の複合とし

---

1) 医療分野では「生物医学モデル」を相対化し補完するものとして「社会医学モデル」や「生活モデル」が提唱されている。「生活モデル」は，医療のために生活する人間の全体像を統合的把握し，病気・患者・社会の相互関係を総合的に解明することを目指している（杉山2002, 2004）。医療分野における「生活モデル」は医療者が医療の方法として導入するものであるのに対して，「医療の生活化」は，病者＝生活者が医療に主体的に関わるための方法である。

ての医療システムが提供する医療に、病者＝生活者が主体として関わることによって、生活としての性格を与えることである。そのための第一歩は、当事者が、つまり病者と医療者が医療システムの論理や目的と生活のそれとの共通点と違いを意識化・自覚化することである。本章では特に両者の「病気観」の違いに着目することにしよう。本章は民族誌的な記述分析ではなく、「生活化」を実現するうえで「生活知」が果たすべき役割を探る、どちらかといえば理論的な試論である。

なお、現代社会では生活も生活者も生老病死のすべてにわたって医療システムの影響を強く受けていて、「生活」本来の在り方や可能性が見えにくくなっているので、本章では、生活と医療について考えるに際して、近代の医療システムの影響をあまり受けていない社会との比較という迂回路をとってみたい。迂回路をとったがために身近な現実を見る新しい視点が得られるのではないかと思う。

2. 現代社会における医療システムと生活世界

議論の前提として、現代社会において医療システム、生活世界、そして両者が出会う医療現場が、どのような制度的枠組みと状況のもとに置かれているのか、その概略を確認しておこう。

現代社会の制度的枠組みは、国民国家、市場経済、テクノロジーなどの近代システムによって形づくられている。近代システムは社会の基底である生活世界を手段として巻き込むだけでなく、いわば植民地化して自己の論理を貫徹している。医療に関することでいえば、国家は国民皆保険の制度など種々の医療行政によって個々人の生老病死に直接介入する。市場経済は医療産業という形で生活のすみずみまで浸透し、国家や産業と複合した先端医療テクノロジーの発達は止まるところを知らず生活を大きく変えつつある。その結果、多大の恩恵がもたらされているが、同時に生活世界が変質して、さまざまなひずみが生じつつあることも否めない。

「医療システム」は近代的社会制度（システム）の一部である。医療システムの核をなすのは生物医学に基づく医療テクノロジーであるが、医療テクノロジーは必ずしも自律的ではなく、国家政策や市場経済と複合して、「医療システム」を構成している。つまり、私たちは医療現場で医療システムの

担い手としての医療者と向き合うのであって，必ずしも科学としての医学と直接向き合うのではない。

「医療システム」と「現代医療」も区別されねばならない。「現代医療」は「医療システム」のほか，代替医療，世論の動向，メディアの働き，現代的価値観など雑多な要素からなる総体である[2]。私たち生活者もまたクライアント＝消費者として「現代医療」の実態をかたちづくる力の一つとなっている。遺伝子工学，生殖医療，臓器移植，延命治療などの先端医療の発達は，医療テクノロジーの内的論理，研究者の倫理観や好奇心や功名心，医療産業の利潤追求，国家間競争によってだけでなく，現代的価値観の影響を受けた消費者（生活者）の要請，ニーズ，欲望によっても推進される。グローバルに展開する医療産業に対しては受け身であり微力ではあるが，それでもクライアント＝消費者としての生活者は現代医療の動向・形成においてまったく無力ではないし，責任がまったくないわけでもない。私たちは皆ある意味では，誰一人として行方を見通せない医療システムと現代医療の「発達」の共犯者なのである。

医療システムは元来心身の不具合をコントロールしてより良く生きることを支援するための手段である。ところが現代社会ではその医療システムのほうが主導権をもち独自の目的や論理に従って，生きることの根幹をなす生老病死にまで制度的に介入している。このことは「医療化」として従来から指摘されてきたところだ。だが病者＝生活者の側にも問題がないわけではない。

医療システムは制度的に生活世界に広く深く介入しつつあるだけでなく，生活者の自然科学信仰に援けられて，医学崇拝をも植えつけてきた。今ではその「崇拝」はほころび始めたかに見えるが，私たち生活者の病気観は依然として「もの」還元的，身体還元的な傾向を強く帯び，医療への過剰な期待が生まれ，生老病死に関わるあらゆる場面で医療への依存がますます強まりつつある。これは現場の医療者も気づき，ある意味では困惑している事実でもある。

患者の多くは，医療者が万能だと考えがちで，医療には不確定な部分が大

---

[2] 中井久夫『治療文化論』を参照。特に「ヤップの破断回復論再考」の図（中井 1990: 120-121）は，「現代医療」を全体的に捉えるうえでも，本章の試みを展開するうえでも示唆に富む。

きいことを理解しない。必要以上に薬や検査を要求する。大病院をありがたがって，町医者を評価せず，専門分化をありがたがって統合診療的なアプローチを評価しない。多くの患者は死を医療の敗北とみなす。「自分は死なないと思っているとしか考えられない患者が少なくない」と嘆く医師がいる。皮肉なことにこれらのことは医療システムの宣伝が効きすぎた結果でもある。

医師の宮田靖志は，些細なことで病院を訪れる人が増えたこと，育児に困って小児科に電話する母親がいることなどへの驚きを表明した後で，次のように書いている。

　…このように日常生活が医療によって統制されることで，人びとは自律的な生活能力を奪われてきているといわれる。…医療問題として取り上げられなかった頃には自分自身でさまざまな問題を解決していたはずの人々が，問題が医療化されるとともに専門家である医師にその解決を預ける「患者」という存在になってしまった。…このような現象は社会全体が無秩序に推し進めてきているのではないだろうか。…人々はむやみに専門家を求める患者となる前に，自律的な存在に立ち戻る努力をする必要があるであろう。そのためには，恐怖を巻き起こす可能性のある専門知識に対抗するために，今まで培ってきたはずの患者自身の経験知を今一度見直してみてはどうであろうか。(宮田 2007)

本章もこの立場に立って，病者＝生活者が何をなすべきかを探る試みである。

3. 「生活」をどう捉えるか──「生活知」の可能性

ここまで特に限定しないで「生活」という語を使ってきたけれども，生活とは何だろうか。生活は私たちにとって最も直接的で基本的な現実であるが，言葉や概念では捉えがたい。「生活」という語は頻繁に使われていながら，改めて意味を問われると答えることが難しい[3]。本章では，「生活」を「文

---

3) 1)でも言及したように医療分野でも独自に「生活」概念の探究が進められつつある。

化的生物として生きること」と定義し，個人や家族的小集団つまり「生活者」の立場に立って日常生活を中心に考えていくことにしよう。

　ここでいう「文化」は，人類学などで用いられる広義の文化つまり「人間が後天的に生み出し共有している行動様式（情報）とそれが生み出すもののすべて」である。「文化的生物としての人間」は本章のキーワードの一つである。

　ヒトが「文化的生物」としての人間になるとは，生物としてのヒトが進化の過程で文化を獲得し次第に文化への依存度を高め，遂には文化なしには生存できない生物になることである。文化的生物としての人間においてはすべてが自然と文化の相互作用からなる。病気ですらそうであって，決して単なる自然現象ではない。文化は人間が後天的に生み出し身につけるものだ。言語の場合を考えてみればよく分かるように，まったく孤立した個人の文化はあり得ない。人間の生活にとって最も基本的な要件は「他者と共に在ること」つまり共同性である。文化は複数の人間の共同生活が生み出したものであり，人から人へと伝承されるものであり，逆に人間の共同性を支えるのも文化である。人間は孤立しては，そして「本能」だけによっては生物としての生存すら維持できない。したがって，「人間が文化的生物としての生存を維持する営み」としての「生活」は，「人間の生命・共同性・文化の基本，そして生活自体を再生産する営み」でなければならない。生活を構成する活動には，生活物資の獲得，人間関係の維持，生老病死への対処，休養と娯楽など無数のものが含まれる。ここでは，生活の主体を「生活者」と呼び，これらの諸活動を上記の要件の充足に向けて統合する働きを「生活知」と呼ぶことにしよう。

　生活や生活世界の知というと，改めて論じるまでもないありふれたことと思われるかもしれないが，生活するということは，知の働きという面だけでも，とてつもなく複雑で多面的だ。ためしに主婦の仕事を考えてみよう。人間を産み育てるという人類にとって最も基本的な営み，隣人，親族，友人などとの付き合い，家族の健康や望ましい心理状態の維持，各種の公的手続きなど，数え上げればきりがない。その中には病気への対処も含まれている。これらのことを，口コミやメディアなどからの情報を取捨選択して参照し，自分の価値観に従って実践する。しかもこれだけ多面的な活動をしながら自分という人格の統合性を失わない。

いくぶん抽象的に表現すれば，生活者は社会が提供するさまざまな手段や機会を主体的に選択し統合して一個の生活の仕方を実現する。それが本章でいう「生活化」であり，そこに生活と生活者の根源的な主体性・総合性・創造性が発揮されるのである。医療システムに関しても，生活と生活者は，医療システムが提供する手段やサービスを，生活の必要や目的に適合するよう組み入れて自分なりの生活の仕方（生き方）つまり生老病死のかたちを創り出さなければならない。それが「医療の生活化」なのである。現代社会で生活者が，医療システムに一方的に依存し受け身になっているとしたら，それは生活の本来の在り方とはいえない。

　生活というと社会的に形成され日常的に反復される側面だけに注目されがちだが，生活には社会性にも日常性にも還元しきれない側面もある。この点について，筆者は次のように考えている。生活は食，性，睡眠など生活者の身体性を通して自然に対して開かれている。人間が理解できるのは自然の一部にすぎず，全体としての自然は人間や社会を超えた存在だ。生活は元来この意味での超越性に開かれている。生活はまた人間存在の単独性と個性という深淵に向かって開かれており，しかも諸個人の社会的役割に還元できない直接的で全人的で長期にわたる持続的な関係によって担われている。「生活すること」の広がりや深さは，語義からもうかがうことができる。生活を英語でいえば life であるが，英語の life は，生活，生（命），一生などを指す。それだけでなく日々の生活は，日本語の「いのち」という語の含意とも切り離すことができない。生活には「いのち」の表れ，「いのち」の営みとしての側面もあるのだ[4]。

　こうして「生活」は，社会やシステムに還元できないばかりか，それらを相対化し変革していく批判性と全体性と創造性を潜在させている。医療を生活化するとは，病気と医療をこの意味での生活の一部として生きることである。

　すでに述べたように現代社会では，近代システムの圧倒的な影響と介入によって，生活の上記のような諸特質が見えにくくなっている。この状況で生活について考えるには，近代を問い直すだけではだめで，文明をも相対化する人類史的な文脈が必要である。

4）　池上 2004。

そこで人類史における生活の場と生活知の働きを確認しておこう。少なくともこれまでのところ,「生活の場」は普通,複数の家族的集団を核とする地域コミュニティだった。そのような地域コミュニティは社会の構成単位であるとともに社会を支える基底部でもある。比較的自立的で自律的な地域コミュニティとそこに生きる生活者は,文化的生物としての人間の生存のあらゆるニーズに自前で応えなければならない。食料などの生活物資を自給自足するだけではなく,内部での秩序の維持や外部の敵からの防衛など集団を守り維持するためのあらゆる必要に対処してきた。それだけではなく,集団で共有できる価値観を生み出し,生老病死のすべてにわたって自前で形と意味を与えてきた。生活と生活知はどこであろうといつの時代であろうと,元来そのような潜勢力を備えているものなのだ。これが本章で「医療の生活化」を考える際の前提である。

4. 生活の場の医療——東アフリカから

　現代人は,技術の発展に絶対的な自信をもっているせいか,妙に視野が狭くなっている。自分自身の祖先も含めて先人たちは知識や能力において自分たちより劣っていて,ろくにものを考えていなかったと思っている節がある。まして文明の外部で文字を用いないで暮らしている人たちともなれば,「病気に対してなすすべもなく,迷信に振り回されてみじめな生活をしていたに違いない,医学という文明の恩恵に浴せなかったのだから」。これが私たちの平均的な考えだろう。

　だが,果たしてそうだろうか。そんなことで人類が今まで生き延びることができただろうか。ともかくも,医療システムがあまりに発達していない社会,都市的な文明の影響をあまり受けていない社会で,人びとは病気にどのように対処しているかを垣間見ることにしよう。そこには「生活知」の働きの一端を見ることができるはずである。

　主な事例は中央ケニアに住む牧畜民チャムスである。チャムスの医療に関する以下の記述は,チャムス社会でフィールドワークを行った人類学者河合香吏の民族誌『野の医療　牧畜民チャムスの身体世界』(東京大学出版会 1998)に拠っている。ここで述べられることは特殊なものだという印象をもたれるかもしれないけれども,牧畜民の間ではさほど珍しいものではない。事例を

アフリカから引くのは，精緻な民族誌があり，かつたまたま筆者がアフリカを専攻地域としていて多少土地勘があるからである。他の地域にも似たような事例を見ることができるだろう。

(1) 解剖学的な知識と身体への眼差し

　最初に断っておきたいのは，もともとチャムス社会には医療の専門家はいないということだ。以下で紹介することは，生活の場で生活者が幾世代もかけて生み出した知識であり，生活の場で普通に生きられている知識である。

　まず，医療の基礎としての身体観から見ていこう。チャムス人の身体観には注目すべき二つの特徴がある。第一の特徴は具体的な身体への強い関心と豊富な知識。もう一つは身体の個別性と多様性への，これまたたいへんに強い関心だ。

　第一の特徴つまり具体的な身体への関心から見ていこう。彼らは家畜の解体と腑分けを通して得られた豊富な解剖学的知識をもっている。平均的な日本人の知識とは比較にならない。それは日常的な言語表現にも表れている。肺臓・心臓・胃腸・胆嚢・脾臓・肝臓・腎臓などの内臓それぞれに名前があるほか，骨格・関節，筋肉・腱，リンパ節などにも細かい名前がついている。河合の報告の一部を引用してみよう。

　　チャムスには中枢神経，末梢神経，自律神経といった神経系の知識はないが，脳と脊髄をひとつながりととらえ，これを「ロコニャ」とよんでいる。ロコニャは，頭蓋から頸椎，脊椎，仙骨，尾骨の内部をとおっている脳－脊髄神経をさすものといえる。痙攣や硬直やしびれなどはロコニャに異常がおきていると考えられている。またこれらの症状のあとで失神したようなばあいには，この状態を「ア＝アテンギチュンコリョン」と表現する。ロコニャがどこかで切れて反応しなくなっているのだという。また，癲癇や脳髄膜炎にあらわれるような，身体が硬直する症状は「ロコニャが驚かなくなっている」といわれる。(河合 1998: 66-67)

　　リンパ管は知られていないが，リンパ節は「ンガルンガリ」とよばれ，身体不調の説明にはたびたび登場する。……人が感じとれるのは「ルデーマ（股関節のあたり）」，「ンギティギティ（脇の下）」，「ワンナタ・エ・ン

キオク（耳の下）」,「ルタキリキリ（臼歯の意, おとがいのあたりをさす？）の四か所においてであるという。これらの位置に名前がつけられているのは, そこが実際にリンパ節が集中している場所であることと関係があるにちがいない。ルデーマには鼠径リンパ節, ンギティギティには腋下リンパ節, ワンナタ・エ・ンキオクには耳介後リンパ節, ルタキリキリには顎下リンパ節がある。罹患時にこれらのリンパ節が腫れることが経験的に知られており, その場所をしめすための名称があたえられているということではないだろうか。体表につけられた名称のなかには, 近代解剖学的にみてリンパ節が集中している場所をしめすものが少なからずある。（河合 1998:67-68）

　身体は生理的メカニズムを備えた構造として捉えられていて, 日常の会話でも, 病気の自覚症状は体内の状態と関連づけて語られる。例えば,「（頭が）ずきずきする」ではなく「側頭部の血管で血が跳ねている」で,「（喉が）ひりひりする」ではなく,「気管・食道の内壁をすりむいた」だ。
　彼らは, 旺盛な好奇心と注意深い観察力と想像力を発揮し, 自分の身体の外観の観察（見る, 触れる）, 内的感覚, 病変（痛みなど）の知覚, 家畜の体内の観察などを組み合わせ, それらを総動員して, 体内を多数の「かたちある実体」で構成されたものとしてイメージしている。
　解剖学的知識といえば, 私たちの社会は科学としての解剖学をもっている。それは質量ともにチャムスの知識の比ではない。しかしそれが私たちの生活のなかでのものの考え方や態度（身体観や病気観）にどのような影響を与えているかはよく分からない。私たちはまだ近代解剖学の知識や考え方を生活知に組み入れる（生活化する）には至っていないのではないだろうか。
　身体への関心と気遣いということで一つ付け加えておきたい。チャムスにおける身体への関心や気遣いは, 近代国家の管理による規律や訓練とも, 最近ますます顕著になりつつある健康志向とも異質だ。どこが違うのかについては別途論じたいので, ここでは指摘するだけに止める。

(2) 病気の捉え方

　チャムスの病気観はこうした身体への関心の在り方を反映している。「病気」とは何よりもまず身体的な不調のことだ。身体的な不調は, 疲労や怪我

を除けば原則的にすべて「病気」とされる。それに対して，気分が沈む，突然叫んだり暴れたりする，家に寄りつかなくなるなどの精神上の問題や行動の異常は「病気」とはみなされない。彼らはまた，個々の身体的不調を身体外の事象（超自然界や社会関係など）と結びつける前に，まず「身体に起こった現象」として理解しようとする。つまり身体の不調を器官や組織の異常に還元しようとし，治療においてもこの原則を貫いている。「病気」という語はあるけれども，身体不調をあくまでも個別的な現象として捉えようとするので，個々の具体的な症状を「病気」という抽象概念を用いて一般化し組織化することにはあまり関心を示さない。

ここまで解剖学的な関心を強調してきたが，彼らの身体への関心は解剖学的なものだけに向けられているわけではない。彼らは身体に感じられる症状（知覚される状態）自体にも強い関心を寄せる。彼らにとって「病気」とは結局のところ，身体の不調として知覚される症状が特定の器官や組織の物理的・生理的異常として実体化されたものだ。現代医学では，自覚症状がなくても検査結果によって病気と診断されることがあるが，チャムスにとっては，自覚症状のない「病気」はあり得ない。「病気」は，必ず主観的な経験としての症状と身体の解剖学的・生理学的な異常という二つの側面からなる。

先ほども述べたことであるが，チャムスはさまざまな症状を関連づけて名称をもつ一つの「病気」を構成することよりもむしろ，個々の症状を生起させる「身体」の状態のほうに興味を示す。彼らは身体の状態の変化一般に敏感で，病気もそのような変化の一種とみなしている。

彼らの医療は，症状を身体に起きる物理的・生理的現象として即物的に説明する点は近代医学と似ているが，身体に変化をもたらして症状を顕現させる作用因をまず患者の「身体的特質」と身体の状態に求める点では，中国医学や漢方に似ている。個々の症状を，実体としての「病気」としてよりもむしろ「身体に起きた（望ましくない）変化」として捉えるので，治療は，「病気」や「病気の原因」ではなく「身体」を対象とし，病原・病因を排除することではなく，薬草などを用いて身体の逸脱を正して平常の状態を回復することを目指す。そのため病的状態から回復したとき，「病気がなおった」とはいわず「身体がなおった」という。

平常（の秩序）からの逸脱としての変化にきわめて敏感に反応し，平常に戻すことに熱心なのは，医療に限らずチャムスの生活態度全般に見られる特

徴である。これは,「無事」という語をもち,無事な生活を願う私たちにとっては理解しやすいことだろう。

(3)「私の病気」——身体の個別性と共通性

　チャムスの身体観のもう一つの特徴は,身体の個別性（個性）と多様性への強い関心だ。個々人の身体は彼らにとっては,基本的には同じ構造とメカニズムをもちつつも,異なる経験を経てきた個別的なものだ。「個別的な経験を経てきた身体」という観念がチャムスの病気観を理解するための鍵であり,この文脈で「私の病気」という表現が重要な意味をもってくる。

　病気とは何よりもまず,さまざまな経験を経てきた「私の身体」に生じる現象だ。身体不調について話すとき,しばしばそれを「私の病気」とか「すみついた病気」であるといい,その原因を自分の身体的特質に求めようとする。病気において「私の身体的特質」が顕在化するのであり,病気は,さまざまな角度から,つまり経験,体質,持病,後遺症などの観点から自分の身体を点検する恰好な機会とみなされる。

　ここで個別性（個的なもの）への敏感さを指摘したことを意外に思われるかもしれない。これは,近代社会における個の自覚や近年さかんにいわれるようになった「自分探し」といったこととはまったく別の話だ。生活の場としての地域コミュニティ（あるいは共住集団）においては,同じ人びとが長きにわたって直接顔をつき合わせて生活する。互いの個性や個性の違いは観念のことではなく,日々の暮らしの前提であり,生活を形づくる基本的な現実である。個性や自他の違いへの敏感さは生活に必須の能力だ。ムラの生活は没個性だとか,地域コミュニティに暮らす人びとは個性が乏しいなどというのは現実を見ない者の偏見（思い込み）にすぎない。チャムスの例は決して珍奇なものではない。人間のうちの「個的なもの」に対する感受性は人間存在の普遍的な相である。病気の個体差に対するチャムスの関心にはこのような背景がある。私たちの社会では,「近代的な個」というような観念の影響が,この普遍的な感受性をかえって曖昧なものにしているように思われる。私たちは「個」や「個性」を強調するが,病気については個々人の個別性に特に関心をもつことはなく,むしろ医学が提供する一般化された説明で納得しているのではないだろうか。とはいえ,実は私たちも,病気については一般化できない自分だけの個別性,うまく言語化できない自分だけの病気

を経験していて，医学が提供する一般的な説明では満足できないことがある。医療現場での病者の苦しみの一端はこのギャップにある。病気経験の代替不可能性が指摘されるが，医療システムは，少なくともこれまでのところではそのことに積極的に対応しようとはしていない。最近では医療者自身が，例えば「がんは個人によって違う。そしてその違いはその人の個性そのものだ」というようなことを言うようになったし，オーダーメード医療など個別対応の医療の試みも始まったようだが，病気経験の個別性とのギャップが簡単に克服されるとは思えない。生活者の側も，病気における「個的なもの」への関心や対処を「生活知」に組み込んでいるとはいえない。

いま私たちの社会では，これとは別の意味でも病気の個別性がクローズアップされようとしている。若いときにはさほど顕在化していない各人の個別性が，老年になるとくっきりと見えるようになる。それはまさに「運命のかたち」だ。超高齢化に向かう社会の中で，私たちは，自分も含めて各人の個性＝運命にこれまでとは違うかたちで向き合うことになるだろう。

(4) 病気に対する態度

これまで見てきた個的なものへの関心は他方で多様性への関心ともつながっている。そして，多様性の観察・認識と関連すると思われるが，彼らは，身体現象がどれほど多様で予測不可能かを意識していて，病気もそのような多様な在り方の一つとして誰にもいつでも「起こりうること」とみなす。そのせいか，彼らの病気に対する態度や語り方には，悲壮感や恨みがましい語り口，病むことを忌み嫌うような雰囲気が，不思議に欠如している。まるで読み上げられる報告のように「淡々と」病気を語る。乾季にウシが次々倒れていく深刻な状況で，「ここの草がなくなったら，どこへウシをつれてゆくのか？」と訊ねれば，「もう放牧地はない，ウシはみんな死んでしまうだろう」と淡々と答えるのが彼らの慣習的な反応だ。病気についてもこれと同じように一種超然とした態度をとる。しかしこのような態度をとりながら，他方では，乾季に家畜をどこへ導けばよいか，常に起こり得る人間の病気にどう対処すればよいかについて思いを凝らし工夫を重ねて豊富な知識を蓄積する。これは決して他者を意識した強がりや演技といったことではなく，彼らなりの世界観の表れとして理解すべきことだ。チャムスの人びとは身体の状態に無頓着なのではない。日常生活のなかで自分たちの，特に幼い子どもた

ちの身体に対して，きめこまかな注意を払っている。そうした身体への気遣いや微細な兆候への感受性がチャムスの医の世界を支えているのだ。

　ここに見られるのは，疾病をただ恐ろしいものとして忌み嫌い，排除するのではなく，誰にも起こり得る身体経験として受け止め観察したうえで対処しようとする態度だ。彼らの病気との対峙の仕方は，今日の平均的な日本人のものと違うように思われる。われわれ日本人であれば，ちょっと調子が悪いと，身体の状態を多様な知覚を駆使して観察するようなことはしないで，急いで病院へ行ったり，とりあえず薬を飲んだりしがちである。医者や薬に「私の身体」をあずけてしまう。「素人判断をするな。症状がなくても検査を受けろ…」。

　繰り返しになるが病気は彼らにとっては，身体を探究し考えるための恰好の手がかりだ。彼らと雑談していると，身体とその不調をめぐる会話が延々と続いてうんざりさせられることすらある。この探究心があるために，身体的不調や苦痛を，一度はしっかりと受け止め観察しようとする。このことは，手ごたえのある，そういう意味では豊かな身体経験をもたらしているように思われる。私たちは普通，身体的苦痛については，できるだけ早く逃れること，できるだけ早く取り除くことしか考えない。痛み（の経験）に関心をもって，それを観察してみようという態度は私たちの間では一般的でない。チャムスの観点からすれば，その分私たちの病気体験は貧しいということになるかもしれない。痛みを恐れ避けようとするのは生物として自然なことなのだろうが，痛みを注意深く観察し，そこに何らかの超越的な力の働きを感じ取って，痛みにある種の畏怖を抱く人びとが少なくないのも事実である。

　彼らは病気について他者と話し合うのが大好きだ。挨拶には定式化した仕方（ロモン・レ・セイリャニ）があり，水場の状況，家畜群の状態，近所の出来事などとともに，必ず当人や家族の健康状態に関する話題が盛り込まれる。チャムスの社会では挨拶に限らず，病気は日常会話に頻繁に登場する話題だ。病気を各人の個別性が顕在化する出来事であるとみなすがゆえに，各自が頻繁に「私の病気」を語り合うことで，他者の病気の経験を自分の身体に投影し，「他者の身体」と「私の身体」の交感・交流を可能にする場をかもしだす習俗を発達させたのではないだろうか。

　これは相手を気遣う挨拶表現の一つで，とりたてて注目すべきものではないようでもあるが，筆者はこれも病気の個別性（「私の病気」）への深い関心

とつながりのある習俗と考える。先ほど述べたように，個や個性を強調する私たちよりも，彼らのほうが「個」というものに深い関心と経験をもっているのではないかというのが，フィールドワークの経験や民族誌的な知見に基づく筆者の推測である。

(5) 病因論と治療

　人間は物事を意味づけずにはおれない生物であり，意味を生きる生物である。病気についても例外ではない。病気の意味づけはしばしば病因論の形をとる。病因論は，病気が「何によって引き起こされたか」を示し，「どうしたら治るか」という治療法に理論的根拠を与える。チャムスが考える病因は二種類に大別できる。一つは，自覚される身体的症状をもたらす物的身体的異常に関わるもので，「いかにして（how）？」という問いに答えるものといえる。もう一つは，その症状をもたらしたのは「だれ」か，「だれ」のせいなのかという問いに答えるもので，どちらかといえば「なぜ（why）？」という問いに答えるものだ。

　順番に見ていこう。

　まず，病因としての身体的異常について。症状をもたらす原因は二種類に分けられる。一つは症状をもたらす器官や組織の異常であり，他の一つは，その異常をもたらす原因である。後者には三種類があって，第一は，外界から身体に侵入する異物，第二は，自らの身体そのものの性質（体質），そして第三は禁止違反の行為だ。

　病気の原因がこうしたものである場合には，チャムスの人びとは病気に自分で対処することに固執する。自分の身は自分で守るという伝統がこうしたところにも表れているのだ。チャムスの社会には医の専門家（伝統医）やなんでも屋的な治療者はいない。薬用植物に詳しく，人びとから頼られる人はいるが，その知識が秘匿されて伝授されることはない。現在ではチャムスの地域にも国家が設置した近代的病院，診療所，民間医など，さまざまな医療機関があるが，人びとは，他人や近代的な医療機関に頼る前に，必ず何らかの自家治療を試みる。

　すでに述べたように，チャムスの人びとは病気を話題にすることが多く，日常的な会話が，病気に関する知識を生み出し，伝達する場として機能している。このような慣習があるので，人びとは病気に関して自分が直接経験し

てきたよりもはるかに多くを知っている。医術については，誰しもまったくの素人ではない。成人ならたいてい，植物や根の樹皮を使った薬，瀉血やマッサージ，指圧や温湿布，など自家治療のために必要な知識と技術を，一般的な「教養」として身につけている。

次に「だれのせいで，なにのせいで」病気になったのかという社会的責任を問う病因論についてはどうか。こちらは，禁止（タブー）違反が身体的異常をもたらすという観念と同様，近代医療とは異質なものなので，少し詳しく述べてみよう。

責任関係から，チャムスは病気を三つのカテゴリーに分類する。①「自分でひきいれた病」，②「他人からもたらされた病」，③「カミの病」。これらは，先に述べた身体的生理的説明に，いわば網のようにかぶせられる分類であって，それとは矛盾しない。この種の病因を診断するのはロイボーニ（預言者・呪医）である。

「自分でひきいれた病」は，行為者自身の人間関係に関する行為が引き起こす病気。例えば，「尊敬（ンカニェット）」を示さなければならない人物に無作法をはたらいて「本気で」怒らせると，「呪詛」されてこの病気になる。その他，人びとの悪評を呼ぶ行為や自分より弱い存在に思いやりのない行為をすることなども病因になる。「ンゴキ」は，近親殺人，他人のものを不当に壊す，他人を不当に傷つける，など人道に反する行為であるが，それも病気をもたらす。対処法としては，謝罪して祝福を受けるなど決まったやり方がある。

「他人からもたらされた病」は，他者からの呪術的な攻撃によるもの。具体的な処置行動をとることはあまりない。せいぜい自分にやましいところがあるかどうか，他者との関係を点検して生き方を反省し改める。

「カミ（遍在する唯一神）の病気」と呼ばれるものは，カミの罰や合図というわけではなく，「たんなる病気」というような意味である。名づけたり説明したりできないしその必要もない，仕方のないもの。身体的不調や病気としてこれが最も多く，ごく普通の自家治療の対象になる。この点はカミ観念との関連で興味深い。アフリカには，チャムスと違って，深刻な不治の病を「カミの病気」と呼ぶ民族も少なくない。

病気に関して人びとが「なにか変だ」と感じることがある。自分で理解できず対処もできない異常なことが生じていると感じると，まず「自分でひき

いれた病」と「他人からもたらされた病」を疑う。この場合にはたいていロイボーニ（預言者・呪医）を訪ねて原因を見つけてもらう。そうなると病気は社会的文脈に引き出され，逸脱行為や社会関係の乱れ・軋轢などと結びつけられることになる。

チャムスの病気理解が，身体の「生物学的」側面との対話によって成り立っていることは間違いない。けれども，チャムスは病気を身体現象としてのみ捉えているわけでは決してない。河合も「多くの不幸と同様に，病気もまた，複雑で懐の深い精神世界とつながっている。病気は身体の問題であるという理念を基本とするチャムスにあっても，病気はつねにより高次の世界観や信仰につながる世界とのニアミスをくりかえしているにちがいない」と述べている。

5. 病むことの可能性——病気と生活知

チャムスに限らないことであるが，生活のなかで何世代もかけて培われた医の伝統を見ていると，人びとが病気を治すことを願ってさまざまに工夫を凝らしていることが分かる。そのこととは別に，私たちの医療と違っているという点で印象に残ることがある。それは，病気を単に排除すべきマイナス（悪）とみなすのではなく，生活全体のなかでいわば積極的な位置づけ（意味）を与えていることだ。つまり，病気を，生活の秩序や調和の乱れの徴候とみなす病因論をもっていること，説明も治療も困難な病気については，生活を点検する機会として活用すること，そして病気の治療過程が，しばしば生活の秩序と調和と人間関係を修復する過程になっていること，個人にとっては成長の節目としての通過儀礼や再生の意味をもつことだ。

こうしたことのさらに根底に，文化的生物としての人間にとって病気がもつ特別の意味がある。先に文化的生物の生活にとっての基本的な要件を二つあげた。一つは共同性つまり「他者と共に在ること」であり，もう一つは，「理解不能な超越的なものに対して開かれていること」である。生活の場で練り上げられた病気の習俗においてはしばしば，病気は共同性を顕在化させる機会とされており，また，個人や共同体が理解不能なものや超越的なものに遭遇したことの徴候とされている。

以下で私たちの場合と比較しながら，これらの点についてもう少し詳しく

見ていこう。

(1)「なんだか変だ」——**直観のはたらき**

　病気のサインを見逃すなということはよくいわれる。それは、ちょっとした味覚の変化や疲れやすくなったなど、近代医学の病気観の範囲内のことで、「体が発するサイン」といわれることにも表れているように、身体的なサインに限られている。それに対して、近代医療が浸透していない社会では直観は病気の経験においてもっと重要な位置を占めている。チャムスの場合もそうであるが、例えば「なにか変だ」という直観は、その病気に身体のことだけ考えて対処すればいいのか、もっと広く生活の状況を点検して原因を探らなければならないのかの判断にも関わっている。

　これは私たちの多くにとってどうもピンとこない部分だろう。私たちの場合でも注意していれば、自分や身近な人の病気が比較的軽いか、あるいはかなり深刻な状態かくらいは直観的に感じ取ることができる。しかし普通はおそらくそこまでだろう。直観がそれ以上のことを示唆することはあまりないだろうし、あっても近代医療においては問題にされない。

　私たちは、発達した近代医療に依存し、もっぱらその枠内で病気について考え、病気を経験するのが慣習になっているので、病気についての考えや感受性や経験がある意味で狭くなっている。しかしそのことは、比較の観点をもたないとなかなか見えてこない。

　近代医療が浸透していないような社会では、病気の場合だけでなく自己を取り巻く自然的社会的環境（生活全般）についても、異様で不可解なことや、日常的な秩序からの逸脱に対して日頃から注意を怠らず、それと気づけば素早く対応する。それは自分たちの生活の見えない部分に何か望ましくないことが起こっている、あるいは起ころうとしていることの徴候もしくは兆候なのだ。彼らと生活を共にしていると、個人によって程度の差はあるが、この警戒心や鋭敏さを感じ取ることができる。この感性が過敏になると、至る所に、「黒猫が行く手を横切ると……」「雌鶏が時を告げると……」といった類の意味ありげな徴（兆）を見る習俗を増殖させることになりがちだ。一方私たちは表層や枝葉に目を奪われて、そうした習俗に「迷信」のレッテルを貼るだけで、本質的なことは見失っている。肝心なのは、無事な暮らしへの強い願いとそれを破壊するものへの警戒心に裏打ちされた「生の構え」であり、

その構えが磨く直観や感性なのだ。

　高度な医療テクノロジーも発達した官僚機構や軍隊や警察ももたない社会で，内外の攪乱要因から個人と集団を守るためには，このような「生の構え」が必要だ。私たちは，医療テクノロジーや官僚機構を発達させそれに依存して生活している。おそらくそのせいで，私たちは内外の危険を示す徴候に対する直観と感受性を眠らせ鈍感にしてきた。必要がないのだから眠っていようと失われようと構わないではないかと考えることもできるが，人間存在にとって欠くことのできない能力を衰退させて，その代わりに制御困難な巨大システムへの依存を深めつつあるのかもしれない。私たちが高度な近代システムのもとで生活し始めてからまだあまり時が経過していないので，判断を下すことはまだ難しい。

　だが，次のことは考えてみるに値するだろう。医療システムも含めて近代的諸制度（システム）は元来手段の体系だ。その諸制度（システム）は独自の内的論理に従って止めどなく巨大化し，社会と生活の全域を支配下に置こうとするが，それがどこへ向かうのかは誰にも分からない。仮にその方向が人間にとって好ましくないのに理性がそのことをはっきりと捉えることができないような場合に，私たちはどのようにしてそのことに気づくのか。システムへの依存自体が，生活者に元来備わっているはずのセンサー（直観，感受性）を鈍くし眠り込ませ，そのために私たちはいっそう無反省にシステムの自己展開に加担しシステムの展開は加速度的になる，という循環が始まっているのかもしれない。

　話が拡散したので，生活の場の医療に戻ろう。「なにか変だ」という直観は，病気へのどのような対処を促すのか。

(2) 徴候としての病気 ── 生活への探照灯

　症状について，「なにか変だ」，「なにか異常だ」と感じると，シャーマンや占い師など専門家の助けを得て改めて病因を探る。そうなると病気は自己と他者の関係や自己を取り巻く世界の状態を表す徴候とみなされ，病人も関係者も，ちょうどチャムスの人びとが身体の不調に際して身体の状態と自覚症状とを注意深く観察するように，自分の生活を観察し点検する。

　他者との関係，伝統や規範との関係，それらのどこかに調和の乱れや軋轢はないか。悪意をもった他者による呪詛，死者からの合図，神の罰，などに

思い当たる節はないか。私たちの常識からすれば，これはある種の宗教教団などの外では問題にならないことかもしれない。さらに，現代医療からすればまったくのナンセンスな迷信で，こうしたことに本気で固執すれば，それ自体が何らかの病的状態の徴候とみなされかねない。

だがこれらは，現代風に言い直せば，「病気は私の生のどの部分に起因するのか」「私の生のどのような状態の表れなのか」「超越的なものとの調和が失われているのか」「他者からの働きかけなのか」「社会関係のどの部分の乱れに起因するのか」「何らかの規範に違反した結果なのか」というような問いに他ならない。これは単なる迷信というようなものではない。それは，近代科学（生物医学）の知とは異なる「生活の知」による病因の探究なのだ。それは同時に共同体における個人の生や社会関係の探究でもある。そこで用いられる認識の方法は，客観的な人文諸科学や社会諸科学とも，そしてまた抽象化され体系化され洗練されたいわゆる「宗教」とも異なる方法だ。それは人類が地域共同体（生活共同体）の生活の長い長い歴史を通じて蓄積し洗練してきた方法であり，今後とも生活の場で生活知だけが用いることのできる方法であろう。諸科学など近代的知はそれをまだよく理解できていないようだ。

病気への対処の二段階構造は一見，私たちとは無縁なように思われるかもしれないけれども，必ずしもそうではない。身体的生理的レベルの診断と処置でうまくいかないケースでは，現代医療システムにおいても，精神科や心療内科などの出番になる。この二段階構造は，ここで紹介した社会のものと，ある意味では相同である。ただ，現代医学はそこで止まり，その先へは進まない。だが，現代においても，当事者（病者や家族など）に問題意識と方法があれば探索の範囲をさらに広げることができるはずだ。人間は一個の全体的存在であり，また心身など各側面は互いにつながっている。病気は個人の生（生きること）の一部であり，一つの表れである。病気を診断し治療することは，生きること全体を点検し再編することの一部である。

「病気」からの治癒は望まれる。だが場合によっては，病気にかかったということは，自分の生を全体的に反省的に点検して生き直す機会かもしれない。風邪が身体の状態について語る（示す）ことすらも汲みつくせない。まして近代医学で原因不明とされる病状などであればなおさらだ。病気が貴重な気づきをもたらすことはしばしば指摘されるし，闘病記などにも経験談と

して語られている。しかし，私たちの社会ではそうしたことが生活のなかに習俗として定着しているわけではない。

(3) 病気を介したコミュニケーション —— 共同性を拓く

　チャムスは個々人の病気の個別性に強い関心をもっている。同時に病気（経験）について語り合うことを好む。代替することができず，また言葉にすることが難しい経験だと感じるからこそ，他者とすすんで語り合う習俗を発達させたのではないだろうか。それは独特の形のコミュニケーションであり，共同性を深めることにつながっているようだ。

　すでに繰り返し言及した「徴候としての病気」という観念や病気の病因についての観念自体もそのような機能をもっている。なぜかといえば，それらは病気を通して顕（あらわ）になる病者と他者や共同体との関係に生じた問題に光を当てて，その関係を修復し強める営みとしての治療を始動させるからである。

　病気観と共同性というとアフリカからもう一つの事例を思い出す。

　アフリカでは病気を隠れた霊（力）の働きあるいは霊（力）そのものとみなす病気観は珍しくない。霊とその霊がもたらす病気が同一視されるのだ。例えば，「結核という霊」，「がんという霊」，「糖尿病という霊」という具合に。そのような病気観をもった社会では，同じ病気にかかった（同じ霊に憑かれた）者同士の連帯が生まれ，治療者と同じ病気にかかった（同じ霊に憑かれた）人びとが治療者を中心に，その病気＝霊を祀る集団を形成することがある。そうした集団は，特定の「結核」「がん」「糖尿病」など特定の病気（霊）を祀るとともに，その霊に憑かれた（その病気にかかった）人の治療もする。これもまた病気を契機とする共同性の一つの形とみなしてよいだろう。この場合，治療者は病者にとってかつて自分と同じ病気（霊）に苦しめられた人であり，今ではその病気（霊）を守護霊としている先達である。治療者の病気は治療者の弱みにはならない。それどころか，先達であることの証であり得る。現代の医療者が病者の前で弱みを見せられない（病者が病気の治療者を信用しない）というのとは事情が異なる。

　ここで私たちはいくつかの問いに直面することになる。近代的な言い方をすれば，これらの集団は医療集団としての面と祭祀集団としての面をもっているということになるが，これらの社会ではその二つの面は区別されていない。病気を霊（力）とみなしたり，この二つの面を区別しなかったりするこ

とは，近代的な見方からすればとるに足らない迷信ということになるだろう。近代医療と相容れないのはいうまでもない。しかし，これはかつて世界各地で見られた伝統である。無知ゆえの迷信と決めつける前に，病気を霊（力）として経験するとはどういうことなのかに思いを凝らしてみることも，まったく無意味とはいえないのではないだろうか。

最後にもう一点。ここで言及した「病気を契機とする共同性」はいずれも生活の場から分離されず生活の一部となっている。生活の場から分離されそれに対して閉ざされたカルト集団とは異質な共同体であることを改めて確認しておきたい。

病気経験は両面的だ。病者は一方で不可解な事態に直面すると同時に，共同体が提供する説明（病因論）を必要とすることで，共同体の伝統としての意味の体系（世界観）を平時よりも深いところで受け入れることになる。代替不可能な苦痛（苦悩）を経験することで個的なものと孤独を経験すると同時に，ケアとキュア（治療）を必要とすることで平時とは別の形で深く共同体と他者に依存することになる。

私たちの社会にもこれに類したことはある。私たちは深刻な病気にかかるほど近代医療システムにより深く組み込まれ依存し，また制度化された近代医療の論理をより受け入れるようになる。同時に家族をはじめ身近な人びとへの依存も経験する。それとは別に，近代医療の枠内にいる医師が「（病者の存在や治療行為によって）癒される治療者」という観念を提唱することもある。しかしそれは近代医療の方法として組み入れられているわけではなく，生活の場での常識にもなっていない。各種の患者会の増殖には目を見張るものがあるが，これも，少なくとも我が国では今のところ，生活世界からは分離された場での交わりである。いま私たちは生活のなかで「病気を契機とする新しい共同性」を拓いていくことを必要としているのではないだろうか。

6. 界面に立つ生活者——「医療の生活化」に向けて

医療システムは独自の論理に従って加速度的に自己展開を続けると同時に，ますます広く深く生活世界に介入しつつある。この事態を前に生活者は何ができるのか，何をなすべきなのか。生活者は，「自律的な存在に立ち戻る」ために何をすべきなのか，何ができるのか。

そのためのヒントを前節で述べた内容から引き出したいと思うが，その前にまず確認しておきたいことがある。それは先に述べたように，病者や生活者は医療システムに対して必ずしも常に受動的というわけではないということだ。クライアントとしての病者＝生活者の需要や選択が医療産業や医療テクノロジーの動向に影響を及ぼすことはいうまでもないだろう。移植医療や生殖医療の進歩，訴訟に対する医療者側の自己防衛による医療現場での対応の変化などを観察すれば，クライアントである生活者の態度（在り方）が医療に影響を及ぼしていることは明らかである。医療テクノロジーの発達がクライアントの需要（欲望）を喚起し，医療システムに深く影響されたクライアントの欲望（需要）が医療テクノロジーのさらなる進歩を促すという循環が止まるところを知らないという状況が生じている。その行方は誰にも分からない。ここではクライアント＝生活者はシステムの自己展開や医療化をさらに押し進める方向（これは普通には医療の進歩とみなされる）で影響を及ぼしている。この循環が総合的かつ体系的に論じられてはいないように思われる。

　ここで考えてみたいのは，クライアント＝生活者がそれとは別の形で医療システムに影響を与える可能性はないのか，医療システムの担い手である医療者と対話し交渉し働きかける回路はないのかということである。その回路の一つとして，ここでは「医療の生活化」を提案したい。すでに述べたことの繰り返しになるが，「医療の生活化」とは，生活者が主体的に，医療システムが提供する知識や治療法と生活のなかでの経験知や必要とを組み合わせて，生活（生きること）の一部として医療を創り出し，生活のなかでそれを生きることである。

　分かりにくいかもしれないので，参考になりそうな例として仏教の生活化を見ておこう。仏教は整備された教義・儀礼・組織・寺院などの装置を備えた世界宗教だ。その仏教が日本にもたらされたとき何が起こったか。人びとは，村々町々の伝統的な習俗や生活のなかの要請と組み合わせて，仏教を土着化した。仏教を受け入れたことで人びとの生活も変化した。こうして人びとは仏教を生活化したが，そのことで制度的な（システム）としての仏教と縁が切れたわけではなく，土着化した仏教を生きる人びととシステムの担い手としての僧や寺院との相互関係は今日まで続いてきた。土着化した仏教を「葬式仏教」などと呼んで低俗視し侮蔑するエリートたちがいるが，その多

くは生活ということや生活知を深く理解できていないところからきているように思われる。仏教の生活化は，世界宗教としての仏教・教義仏教と生活の相互作用の中で生じる。その過程で仏教も生活も変わる。そこで失われるものと得られるものとを注意深く評価しなければならない。

　病気に話を戻そう。私たちは病気に関わるとき，生活と医療システムの界面に立つことになる。生活の外部で体系化され生活とは異なる論理や目的をもつ医療システムと交渉し，医療システムが提供するものを生活の場の必要や価値観に適合する形で取り込まなければならない。その際，既存の生活の仕方にも何らかの変化が起こり得ることはいうまでもない。それが「生活化」ということだ。

　それでは，医療の「生活化」のために生活者はどんなことをすればよいのか。近代医療の影響をあまり受けていない社会の観察という迂回路を経て，当面筆者が考えているのは次のようなことである。前節で述べたことの繰り返しになるが，改めて整理してみたい。

　第一に，生物医学の捉える病気（疾病・疾患）と生活のなかで経験される病気（病）を比較して，両者の異質性と共通性を意識化（自覚化）すること。これが生活化のための出発点になる。そのためには，生活の場で，自他の病状や病気経験を積極的に注意深く観察しなければならない。ケアを例にとれば，専門家によるケアと親しい生活者同士のケアの違いを観察したり内省したりすることが必要だ。

　第二に，直観を発揮し磨くこと。自分の心身の状態の変化や周囲の状況の変化に対する直観を磨き注意深く観察していると，医療テクノロジーによる検査とは別の形で心身と生活の異常—秩序の乱れをキャッチできるようになる。その直観は，医学が生理的異常の表れとみなす症状の背後あるいは基盤に，その生理的異常に止まらないもっと別の心身の状態や自分を取り巻く人間関係の乱れなどが生じていることに気づかせるかもしれない。そして，その気づきは，病気を単に生理学的現象とみなさず，自分の存在やそれを取り巻く世界に生じた秩序の乱れの徴候とみなす病気観の形成や医療の生活化につながるかもしれない。

　先ほども触れたところであるが，私たちの社会では，このような直観を鈍化させたまま医療に依存し，しかもどこかで医療が自分の状態を適確に把握していないと不満や不安を感じる患者がいる。そのような患者を前にして，

患者に寄り添おうとする医療者もまた戸惑ったり悩んだりしている。

　第三に，生活のなかで生活知による新しい病気観を創り出すこと。先ほど「それは病気を単に生理学的現象とみなさず，自分の存在やそれを取り巻く世界に生じた秩序の乱れの徴候とみなす病気観の形成と医療の生活化につながるかもしれない」と述べた。病気は生きること＝生活することと同じく「全体的な」現象であるが，その一部である生理的側面を抽出して，それに対処するのが生物医学に基づく医療テクノロジーである。直観を磨いて病気を生活することの一部として経験することは，医学が提供する知識を参照しつつも，生理学的現象として抽象化された病気観とは異なる，生活の場の経験に基づいた病気観を創り上げていくことにつながるだろう。

　医療システムの病気観と生活知の病気観とは異質であるけれども必ずしも矛盾対立するものではなく，現代社会で病気に対処するうえで相互補完の関係をもつことができるだろうし，それが望ましい。

　第四に，生活の場で，老若男女を問わず身近な人（生活者）たちと病気や治療について折に触れて話し合うこと。これまでの話はやや抽象的で，雲をつかむ話のように聞こえるかもしれないけれども，これは誰にでも日常すぐに着手できることだ。そこでは，単に医療機関や医師に関する情報交換といったことに止まらずに，各自の病気と治療の経験や医療システムと接してどのような経験をしたかといったことも掘り下げて話題にする。そのような会話を重ねて病気と医療に関する共通の知識や価値観を生み出していく。このプロセスは医療の生活化のために欠かせないものだ。

　第五に，生活者としての病者にとっては医療現場も，医療の生活化のための貴重な舞台となる。生活の場での以上のような取り組みが進むと，病者（生活者）は，医療現場で医療システムと生活の違いと共通性を意識しながら医療者と接することができる。治療についても，「丸投げ」「あなた任せ」ではなく，ただ「サービスを買う」というのでもなく，生活上の事情や課題からくる要請をはっきりと表明しつつ，医療者と協働する形で治療に主体的に取り組むことができる。医療現場で医療者とそのような形で関わる経験は，医療の生活化の内容をより適確で豊かなものにしてくれるだろう。

　医療現場と生活化の関係についてもう一点付け加えておきたい。生活のなかで練り上げられた病気観が治療者と病者の共同性の基盤になり得ることは，シャーマンの場合などを例にすでに指摘したとおりである。現代においても，

それに類した生活化された病気観をもっていれば，医療者を権力をもつ強者とみなして従うのではなく，単にサービスの売り手とみなすのでもなく，病気に対処することを目的とする，他に類例のないタイプの協働を実現できるようになるだろう。病気を治療すべきものであると同時に積極的な意味のある経験とみなす立場に立てば，医療現場における医療者の苦しみに共感することはあっても弱みとみなすことはない。かつて病気に苦しんだ，あるいは，今でも病気と共生している医療者を病気における先達とみなすことにもなるだろう。そこでは医療者が病者の前で弱みを見せられないというような関係とは別の関係が生じる。精神科医療ではそのようなことは珍しくないかもしれないが，精神科医療に限らず，医療者と病者の関係一般にそうした関係が生じるのではないだろうか。

7. おわりに

最後に一つの問いに答えることで本章を閉じたい。その問いとは，そもそも「医療の生活化」は可能なのか，また，圧倒的な医療システムを前にして，それは現実の社会的力たり得るのかというものだ。この問いに対して本章は肯定で答える。すなわち，医療の生活化は可能であり，社会的力になり得る。その根拠はいずれも本章ですでに述べたところだ。その一つは，日本を含めて世界各地の生活，特に草の根の地域集団の生活の観察データである。分かりやすい例として先に日本への仏教の受容過程に触れたが，これは仏教に限ったことではない。

第二の根拠は生活と生活知の本質的な在り方に関わることだ。文明の歴史を通じて，生活と生活知は，生活の外部で体系化されたシステムとそれを担う専門家に遭遇したときにはいつでもどこでも，それを生活化してきた。それは生活と生活知の本質的かつ普遍的な働きの表れである。高度に体系化された宗教であろうと，抽象化され洗練された思想や制度であろうと，それを生活の場でそのままの形で生きることなどできはしない。これは生活者の能力の問題ではなく，抽象的なシステムと生活の本質的な違いによることなのだ。生活の場に受け入れるときには特定の環境の中で生きられる具体的な生活の仕方としての形を与えなければならない。当事者が意識しなくても結果的にそうなる。そうでなければ，システムはその地域で生き延びることがで

きない。この過程は通俗化や単純化という面だけから見られることが多いが，ここでは「生活知」の積極的働きを見る立場に立つ。

　第三の根拠は現代医療の観察からくる。これもすでに述べたとおりで，明確な言葉で語られる（記述分析される）ことはないけれども，クライアントとしての生活者の願い・欲望・ニーズは現実に先端医療の進歩など医療システムの動向に大きな影響を与えている。しかも，人間の欲望やニーズは文化や時代によって形づくられるものであるから，生活の場の在り方によって変化することもあり得る。つまり，生活のなかの病気観の変化に伴って病気に関わるニーズや欲望が変化し，それが医療システムに大きな影響を与えることはあり得ないことではない。さらに，いわゆる生活習慣病など慢性病の増加も病者＝生活者の選択の比重を相対的に増大させている。

　生活者としての病者は，医療システムと生活の界面に立つ。医療システムと生活の相互作用が行われる界面でこそ生活と生活者の創造性が発揮される。本章では生活と生活者に注目したが，界面に立つのは生活者としての病者だけではない。専門家としての医療者も界面に立つ。そこでは，生活者としての病者と向き合うことで医療者自身の中の生活者もより顕在化するはずだ。生活者としての医療者という人間像が生まれるはずだ。そうなれば医療現場は，医療システムと生活の相互作用を通じて，科学や既存の宗教などとは別の仕方で人間の生老病死の新しい現代的な在り方をつくりだす創造の場となり得るだろう。そのときイニシアティブを取るべきは生活者ではないだろうか。そうした状況の実現に向けていくつかのヒントを提供できたら本章の目的は達せられる。

参考文献
池上良正 2004「《生命―生老病死の宇宙》序論」『生命』（岩波講座 宗教 第7巻）岩波書店.
河合香吏 1998『野の医療　牧畜民チャムスの身体世界』東京大学出版会.
杉山章子 2002「医療における実践モデル考―「医学モデル」から「生活モデル」へ」『日本福祉大学社会福祉論集』第107号.
──2004「医療における実践モデル考(その3)―「生活」を捉える方法をめぐって」『日本福祉大学社会福祉論集』第110号.
中井久夫 1990『治療文化論』（同時代ライブラリー30）岩波書店.
本多 勇 1998「『生活』概念の検討と整理―『生活』研究のレビュー」『国際医療福祉大学紀要』第3巻.
宮田靖志 2007「患者にとっての『専門家』と医師のなかでの『専門家』」尾藤誠司編『医師アタマ：医師は患者となぜすれ違うのか』医学書院.

第2部

苦悩するケアの現場から：専門家としての実践を通して

読者へのガイド

　第1部では，哲学と人類学の理論的立場からサファリングとケアについて考察してきた。加藤直克は，「ケアはいつケアになるのか」という問いから考察を深め，医療の枠組みには収まりきらない「原サファリング」という原点と向き合うことによってのみ，ケアはケアとなり得るという結論に至る。また阿部年晴は，東アフリカの牧畜民であるチャムスの事例を通して，近代科学の知と生活知と，近代的な医療システムと生活世界における病気やケアの捉え方とを対比させ，今日の医療が抱える問題をあぶり出そうとした。そして両者に橋を渡す「医療の生活化」に希望を見出す。

　これらの論考を踏まえつつ，第2部では，医師の山上実紀，理学療法士の沖田一彦，精神保健福祉士の福冨律が，それぞれ自分自身や同僚たちの経験を紹介しながら，ケアの専門家たちが現場で日々どのように苦悩しその解決策を見つけようとしてきたかを語り，またそのことの意味を探っていく。ここで綴られる専門職の悩みは，第1部の「原サファリング」や「生活知」という言葉とも響き合う。

　ところで実は三人とも，ケアの現場で苦悩し，その納得や解決を期待して人類学や社会学に自ら接近してきた専門家たちであり，そのうち二人は私たちの研究会のメンバーでもある。それゆえ三人の論文には，ある程度人類学や社会学の視点や解釈が含まれている。おそらく多くの専門家たちは，現場で彼らと同様の悩みや葛藤をおぼえつつも，一人で抱え込んだり，同僚と愚痴を言い合うことで憂さ晴らししたり，あるいは見ないふりをしたりしてきたのではないだろうか。

第3章
医師の役割意識と苦悩

山上実紀

1. 序論

(1) はじめに

　筆者は，2004年に医学部を卒業し，その後医師として働いてきた。臨床経験の中で，患者とのコミュニケーションの困難さを痛感してきた。そこには，医学の不確実性や，自己決定権などの倫理的な葛藤，医療経済政策，家族の問題，医療の安全と責任，医師と患者の権力関係，などの問題が絡み合っていた。そういう背景の中で，医師と患者が相対するのが臨床の場におけるコミュニケーションなのである。

　医療の場におけるコミュニケーションに関して，筆者はこれまで感情労働という概念を用いて研究を行ってきた。感情労働というのは，1970年代に社会学者のアーリー・ホックシールドが提唱した概念で，労働者が他律的に感情を管理されている状態を可視化した概念である（ホックシールド2000）。感情労働とは，公または暗黙裡に決められた感情規則が職業ごとに存在しており，労働者はそれに従って自らの感情を管理していることを指す。感情管理の方法は，意識的な場合も無意識的な場合もある。

　筆者は，医師に対するインタビュー調査を行い，その結果として医師には"冷静でなければならない"という感情規則が存在していることを明らかにした（山上2011）。また，ホックシールドの定義では扱いきれない感情労働の内容を指摘した。それは，感情を管理する以前の感情体験自体に注目するということである。ホックシールドの主張は感情をいかに管理するか，誰が管理するかというところに力点が置かれていた。しかし，そもそも同じ状況に相対したとしても，感情体験自体が職業ごとに異なっているという現実が存在している。

医療者の感情労働の特殊性として，そもそも医療の場においては悲惨な状況，病や死という人の感情を乱すような出来事が日常的なこととして起きているということがあげられる。その中で，医師をはじめとする医療者はさまざまな感情管理を行っているのである（武井 2001）。また，医師と看護師だけをとってみても，職務中の感情体験は異なっている。医師が医療現場で感じる恐怖や不安，罪悪感，焦り，苛立ちといった感情自体が，医師という職業の価値観や役割意識，医療制度などの影響を受けた役割意識のもとで生じる"社会的な"経験であると考えられる。

　医師たちの感情体験は，医師という役割意識と切り離すことができない。本論ではこれまでの感情労働論では議論されてこなかった医師の役割意識に基づく感情体験を，医師たちの苦悩として可視化することを試みる。本章では，役割意識という言葉を"本人が果たすべきと思っている職務中の行為や態度"という意味で用いる。

　次節では医師の苦悩に関わる感情体験に関しての先行研究を概観する。その上で，本論文の問題設定を行う。2. では，本研究の調査概要と，インタビューに応じてくれた 17 名の医師たちの苦悩を概観し，経験年数による傾向や語りの内容の変化を分析する。3. では，インタビュー対象者のうち 3 名の医師の苦悩と役割意識の関係をより詳細に分析する。4. では，苦悩と役割意識の関係について考察を行う。

(2) 医師のストレス

　医師が臨床で直面している心理的負担は，これまでたびたび指摘されてきている。タルコット・パーソンズは，苦しむ患者にどこまで関わってよいかが分からない心理的負担を回避するために，医師たちは役割を限定して関わるという方法を用いているとした（パーソンズ 1974）。しかし，パーソンズが述べた医師の態度は，急性疾患をもつ患者とのかかわりしか想定していなかった面がある。時代の流れとともに，公衆衛生的な健康状態の改善や医療技術の革新が起き，パーソンズが描いた急性期の患者への対応モデルでは，近年増加している慢性疾患を患う患者と医療者の関係性を説明するのは不十分となってきた（三井 2004）。アーサー・クラインマンは，慢性疾患患者を診療することが医師にとってケアの重荷として経験されていることを指摘した（クラインマン 1996）。そしてその原因は，医師と患者の説明モデルが合致して

いないためではないかと述べている。しかし，なぜ患者と医師の説明モデルが合致しないのか，そして，そこに関わる医師の苦痛な感情がなぜ生じるのか，といったことへの言及はない。

　日本の医療界内部では医師たちの離職問題が顕在化してきた 2000 年代から，医師の疲弊に対する関心が高まってきている（小松2006）。例えば，勤務時間や担当患者数，一か月の当直や待機の回数，患者からのクレームといった要因と，医師の燃えつき状態，抑うつ状態の関係などが調査されている（保坂 2012）[1]。このように医師たちの間で問題視されているのは，パーソンズやクラインマンが指摘したような診療中の患者との相互作用といった点よりも，労働時間や患者数などの外的要因に限定されている傾向がある。そもそも，量的な調査では，患者との相互作用による疲弊をすくいあげることはなかなか困難であろう。

　量的に測りにくいものとして，例えば，死に逝く患者に向き合うことによる悲嘆や疲弊（Jackson 2005），告知のストレス（宮地 1996），医療ミスを経験した衝撃（Waterman 2007; Wu 2000），対応が難しい患者とのやりとりに伴う苛立ちや不安，罪悪感（Sohr 1996），延命治療の際の治療選択に関する葛藤（会田 2011），医学の不確実性に向き合う不安などがある（中川 1996）。これらの研究ではアンケートのみでなくオープンエンドのインタビュー等の手法がとられていることが多い。本論文では，インタビュー調査をもとに，診療において医師たちが抱いた後悔や罪悪感，不安や恐怖などの否定的な感情経験と彼らの役割意識との関連を解きほぐしていくことを試みる。

(3) 問題設定

　これまで医療人類学は，病む人びとの多様な生き方や，サファリングに対する対処法の豊かさを明らかにしてきた。その中で，近代的な専門家としての医師が行ってきた科学的な治療という枠組みは，批判的に語られることも多かった。近代における医師は，病者の多様性や個別性を軽視し，標準的で画一的な治療を行うものとして描かれてきたのである。しかし，2000 年代に入り，医師の間でも医療倫理の観点から，患者の QOL や，自己決定権の尊重などに関心が向けられるようになってきてはいるが，実際には患者と医

---

[1] 内科医全体では 42% の医師がバーンアウト状態であるという研究報告がある（早野 2009）。

師の価値観や方針が一致しないことは多く，医師たちもさまざまな葛藤を抱くようになっているのが現実であろう。

医療人類学という視点から見れば，このような不一致は当然起こり得るものであるといえる。文化によって病むことの定義も違うし，病への対処方法も異なっている。そのために，生活者としての患者と，専門家としての医師の間で治療方針に関してもズレが起きるのである。その中で，医師と患者のコミュニケーションは対等ではなく，医師の主張や意見が通ることのほうが多い。この近代医療[2]に潜む権力関係も，医療化論の中でたびたび批判されていることである。

確かに，近代医療は，病に対する意味づけを画一化し，科学的な思考を重視し，治療法の標準化や病院医療によって，患者の個別性や，個人や文化がそれまで行ってきた回復過程を軽視してきたという側面は存在している。その指摘はもっともであるとは思うが，筆者自身が臨床で日々患者と向き合い，診察したり検査・治療を行っているときに，患者を意識的に無力化してきたわけではない。いわば無意識に行われる医師の行為の背景に，疾患の診断や治療を最優先するという価値体系をもつ近代医療の担い手としての医師たちの苦悩とそれへの対処というプロセスが存在していると考えることができる。クラインマンが指摘した医師のケアの重荷は，患者の説明モデルと医師のそれとのズレからきているという。そのズレが生じる要因として，医師の側の役割意識が存在していると思われる。

医師の役割意識は，医師集団内の教育や，患者とのやりとり，社会からの要請，または医師個人のそれまでの人生経験によって形成され，経験を積むことによって変容していくものである。医師のプロフェッショナリズムの研究をしており自身も医師である尾藤誠司は，パターナリスティックな態度を医師が変革できない要因として，医師の側の心情的なつらさ，をあげている（尾藤2011）。医学的に強く推奨されていることを，患者の自律性を尊重するために差し控える，ということに医師の抵抗感は強い。なぜなら，医師は正

---

[2] 近代医療といっても，内部は生物医学の一枚岩ではない。欧米の医学には存在しない自律神経失調症や，対人恐怖症といった用語は実際の日本の医療現場では多用されているし，漢方薬の処方も行われている。漢方薬に関しては，生物学的な薬理作用が徐々に解明されているとはいえ，日本の近代医療は，医師が行っている医療でさえ外部から見れば十分"民俗医学"であるのだろう。本章で使用している近代医療という言葉は，日本で国家資格を得た医師が，一般的に保険診療内で行っている医療を指している。

当な医療であるからこそ"使命感"や"利他性"を発揮するモチベーションをもてるのであり，医学的に正当ではない医療をするときには不誠実な気持ちをもつためであるという。尾藤が指摘する使命感や利他性は，医師の役割意識の一種であろう。役割意識は，医師にとって自らの行為の正当性を判断する指標となっている。これまで，医療者の役割意識は，固定化されたものとみなされてきた（三井 2004）。しかし実際には，医師の役割意識は患者との相互作用の中で変化するものであり，社会の価値基準から超越した固定した存在ではあり得ない。

　役割意識が変容するきっかけはどういうときだろうか。例えば，医師にとって診療中の強い感情体験は，自信喪失や罪責感などアイデンティティを揺るがすようなものであるという報告がある（Waterman 2007）。医師は臨床現場でさまざまな苦悩を経験し，その役割意識やアイデンティティは変容していく。苦悩の意味は，医師が抱いている役割意識によって異なっていると考えられる。本章では，医師の苦悩を，彼らの罪悪感や後悔，恐怖といった感情と，役割意識の関係を分析しその関係性を明らかにすることを目的とする。

2. 総合診療医の苦悩

(1) 調査の概要

　筆者は，2010 年から現在まで断続的に，臨床現場で働いている医師に対してインタビューを行ってきた。本研究で対象としたのは，2010 年当時，病床数が 300 床規模の総合病院（2 施設）において，総合診療部門を担当している医師たちであった。

　総合診療医は 1980 年代以降に日本に紹介された医師のサブカテゴリーであり，大学の医局もほとんど存在せず，これまで医師養成のプロセスで技術と道徳規範を伝授し，集団アイデンティティを形成するうえで重要な役割を担ってきた医局制度のもとで育成されていない医師たちであるという特徴もある（加藤 2009）。

　医師であり，近代の医師について多くの分析を行った中川米造は，医療が専門分化してきたのは，医療の不確実性に対する医師の不安を軽減するためであると指摘した（中川 1996）。このような専門分化と逆行する総合診療医は，

専門外であるからといって患者を他の科に紹介して済ませてしまうことができない。高血圧症，高脂血症，糖尿病などの慢性疾患は，食生活や運動習慣，仕事のストレスや対人関係などの個人の生活から影響を受け，また逆に個人の社会生活に影響を与える。このような慢性疾患を抱える患者を診療する医師は，疾患を単純に治療するという医学の価値判断のみではなく，患者の心理社会的背景も考慮した患者中心の医療を実現するための価値判断を行うという役割を負うことになる[3]。患者の医学面だけでなく心理面や社会的な背景なども考慮するということは，医学的な価値観だけを優先することはできず，他の価値観との衝突が生じやすいということを意味する。このような特徴は総合診療医のストレスであると同時に，やりがいともなり得る職務上の特徴であろう。

　今回インタビューを行った総合診療部門の医師たちは，専門医の治療が必要ない程度の全身の疾患を診ていた。特に複数の疾患をもつ高齢者，感染症の診療を多く行っていた。

　第一回目のインタビューは2010年2月から3月にかけて，医師たちの職場で行った。総インタビュー時間は1,100分，一人平均は64分（最短33分，最長110分）となった。今回インタビューを行った1,2年目の医師は内科研修の一環として総合診療科で研修中の医師であったが，全員が3年目以降に総合診療系の進路を希望していた。

　医師の経験年数に応じて3群に分け，それぞれ呼び名をつけた。研修医として働き始めてから3年目までを新人（1～3年），その後14年目までを中堅（4～14年），15年目以上をベテランの呼称をつけた。新人は8名，中堅は4名，ベテランは5名であった。新人の中に，他職種経験者が2名いた。また，総合診療科以外の科を1年以上経験した医師が，中堅に1名，ベテランに3名存在した。

　インタビューでは主に「これまでの診療で後悔した経験」「患者とのやりとりで忘れられないこと」「診療中にストレスに感じていること」などの質問をガイドとして，自由に語ってもらうスタイルをとった。インタビューを

---

[3] 患者中心の医療はこれまでの医療が医師の価値判断が優先されていたことに対する批判から生まれた言葉である。しかし，患者中心の医療という言葉さえも医師の側から提示されているということへの批判もある（松繁 2010）。

録音し後日そこから逐語録を作成し，それを分析した．分析に際しては，臨床医としての筆者の経験を踏まえ，臨床の文脈の記述を心がけた．

(2) 苦悩の経年変化

インタビューを行った17名の経験年数や，その他の特徴，苦悩した状況について表1にまとめた．

苦悩した状況とその時の感情体験は，新人と中堅，ベテランとではやや異なる傾向が見られた．新人医師たちが後悔や不安を感じていたのは「医療情報の伝え方」「看取りの段取り」といった患者とのコミュニケーションに関わるものが多い傾向にあった．新人の医師は，新しい検査や治療を始める場合は，指導医である中堅，ベテラン医師に確認をとってから行うことが多いので，診断や治療に関しては一人で決断を迫られる状況にはいない．このため新人医師の悩みは，患者とのコミュニケーションに関わるものが多かったのかもしれない．

さらに詳しく見ると，「医療情報の伝え方」で新人医師たちが後悔したり，不安を感じていたのは，患者にとっての悪い情報を伝えることや，医師にとっても不確実な情報を伝えること，であった．以下にその具体的な語りを示す．

> やっぱり患者さんのタイプによっては，ある程度（情報を）ぼかしながら言わざるをえないということがあるのかと思うんですよね．結局，（医者に）お任せのタイプ（の患者）というのはそれほど知りたくないと思うんですよね．（中略）そういう人にね，いやこれどうなるか分かりません，って言ったら不安もどんどんでかくなるだけだし．だからそれは果たしてすべてのタイプの人に同じような説明していいのかっていうのはあるんですよね．やっぱり人間これだけ違うから…．単に，何か（情報を）隠ぺいして，隠してしまうんではなくて，それぞれ患者さんがニーズっていうのも違いますからね．やっぱりそれに合わせていかないと．あんまり医療の不確実性を前面に出してしまってもね，不安が増幅してしまって，治るものも治らないっていう可能性もね．医療の関係がうまく築けなくて，不信感できてしまったらね，服薬だって果たしてうまくいくか……複雑ですよ．（新人B）

表1 インタビュー対象者の概要

	性別	年齢	卒後	他科経験者	他職種経験	苦悩の原因
新-A	男	20代	1, (3)			手技の不手際，（診断のミス，看取りの段取り）[注]
新-B	男	30-40代	1		あり	処方量間違い，医療情報の伝え方，患者の意向とのずれ
新-C	女	20代	1			医療情報の伝え方，診断の遅れ，患者の意向とのずれ
新-D	男	20代	2			医療情報の伝え方，看取りの段取り
新-E	女	20-30代	2			医療情報の伝え方，診断の遅れ，看取りの際の共感
新-F	男	20代	3			看取りの段取り，治療方針
新-G	男	30-40代	3		あり	診断の遅れ，看取りの段取り，過剰医療
新-H	男	20代	3			患者とのコミュニケーション不足，看取りの段取り
中-I	男	20-30代	5	他科2年		過剰医療，適切な検査不足，医療情報の伝え方，コミュニケーション不足
中-J	女	30代	6			その場しのぎの対応，看取りの段取り，患者への態度
中-K	男	30代	7			治療の指示のミス，診断ミス，
中-L	男	30代	9			診断・治療ミス，心理面への配慮不足，患者への態度
ベ-M	男	30-40代	15	他科1年		過剰医療，診断のミス，突然の死
ベ-N	男	40代	17	他科10年		治療のミス，過剰医療
ベ-O	男	40代	21			診断ミス，患者を説得できない，
ベ-P	女	40代	21	他科10年程度		医療情報の伝え方，診療の力不足，
ベ-Q	男	50代	26			患者への態度，治療のミス，

新：新人，中：中堅，ベ：ベテラン
（注）新人Aに関しては2回目のインタビューで語られた内容を（ ）付で記載している。

　上記の語りからは，新人医師たち自身が医療の不確実性を患者とどのように共有していいのか分からない不安がうかがえる。医療の抱える不確実性を患者に"誠実に"説明することによって患者に余計な不安感を抱かせてしま

うと，研修医は後悔や罪悪感を抱く。新人医師たちは，患者をなるべく"安心した"状態にしておきたいと望むのである。

　また「看取りの段取り」に関しては，亡くなった患者に対して，何か治療があったかもしれないという後悔を抱いている医師がいた。緩和医療の段階では，もっと苦しまない死を迎えさせてあげられたのではないかという，後悔も聞かれた。看取りに際して悲しむ患者の家族の姿を見て自分も一緒に悲しくなってしまい疲労したという医師もいた。総合診療であることが，さらに新人医師たちのつらさを増すという状況も存在した。以下にその語りを示す。

　　　たぶん専門にある程度なってしまうと，明確に自分の得意分野というか，ある程度の疾患があって，肺がんなら肺がんという診断がつくだとか，それに対してある程度治療が決まって，っていう。決まっているところがあるっていうのは，（医師にとって）たぶんその一つのよりどころというか…そういうのはあると思うんですよね。で，そういうのがあんまりなくて，どういう疾患がくるのかもよく分からなくて，っていうのは，やりがいでもあるとは思うんですけど，ある意味すごいストレスにもなると思うんですよね。（新人H）

　専門医のほうが医師としてするべき行為が明確であるため，たとえ患者の死という結果であっても，患者に対して何ができて，何ができなかったかが，比較的医師にとっても分かりやすく受け止められる。患者が死亡しても"次に反省を生かす"，という前向きな受け止め方が可能となる。しかし，総合診療医の場合は，自らの役割が不明確になりやすいため患者が亡くなったショックを，"反省を生かす"というやり方で受け止めることが難しい。これは，パーソンズが指摘した役割限定のもう一つの効用を示している。悲惨な場にあっても医師が冷静さを保つことができたり，その状況をやり過ごせるのは，患者に対して何かをした，という役割意識が明確であるからである。そういう意味で，役割意識は医師を守っているともいえるのである。

　新人で語られたような葛藤や不安，罪悪感は中堅やベテランからはほとんど聞かれなかった。中堅，ベテランから，強く印象に残っている後悔や罪悪感として語られたのは，過去の大きな診断ミスや治療ミスであったり，患者

に対して不適切な態度をとったこと，患者の心理面への配慮が足りなかった，などのエピソードであった。

　今回のインタビューで，自分の見逃しや不手際，配慮不足で患者の死に至ったと感じているエピソードを語ってくれた医師は6名いたが，1名を除き中堅以上であった[4]。新人には，重大な結果が伴うような診断や治療の選択は許可されていないために，患者の障害や死という結果に至るような経験が語られることは少なかったと思われる。逆に，診断の見逃しや治療の不手際，それに伴う患者に対する不利益が起きたという経験は，ある程度責任の伴う立場になった医師は，ほとんど必ずもっているものである。失敗経験を話す中堅やベテランは，「より画像所見を真剣に見るようになった」，「忙しすぎる状況で診療してはいけない」などさまざまな反省点を語りつつ，一方では「仕方がなかった」「落ち込んでいても仕事は休めないので働き続けていたらだんだん立ち直った」と言うように，仕事を継続することにも意味を見出していた[5]。

　経年変化のもう一つの特徴として，ベテラン医師たちは患者とのコミュニケーションに関してはほとんどストレスがないと語ったことがあげられる。その理由としてベテラン医師たちは，自分のできることとできないことを区別し，できないことには手を出さない，他の医師の助けを借りる，という能力がついたこと，また"患者の扱い"に慣れた，ということをあげていた。"患者の扱い"は"裏ワザ"とも表現された。その表現からも分かるように"患者の扱い"は，公の教育では行われない，または行うことができない内容であることがうかがえる。例えば，医学的に間違っているようなことを要求する患者に対しても，ある程度（本人への害，医療資源などのバランスを考えたうえで）応える，とか，医学的なこと以外の問題にも相談にのる，といったことが含まれていた。

---

[4] 今回は，客観的に医療過誤かどうかは問うていない。医療過誤は，医療者側の過失があった事例を指し，過失がなくても患者にとって有害な結果になったという事例は有害事象と表現される。今回のインタビューで得られたデータを見ると，有害事象の定義にすら入らない正当な医療行為であったとしても，結果として患者の死が生じた場合には医師が責任を感じ，苦悩している姿が見て取れる。このような事象は，有害事象・医療過誤のストレスを測定するだけでは医師のストレスの全貌は明らかにできないことを示している。

[5] 自分の経験した失敗に何らかの納得が得られていない状況で，その経験が語られることはほとんどないのかもしれない。

さまざまな"患者の扱い"を覚える中で，医師の側の役割意識も変更されていっていた。あるベテラン医師は，「他の先生はここまでやらないかもしれないけど」と言いつつ，患者の家族問題の話に耳を傾ける行為を肯定していた。また他のベテラン医は「自分の役割は，お寺の坊さんみたいなものかもしれない，みんな最期にお世話になるって分かっているから，その時のために拝みに外来に通っているみたいなものだ」と述べた。ベテランからはこのような，医師の役割の相対化，という傾向が見られた。またベテラン医は，診療中であっても「患者を見ながらも，その状況から一歩引いたところから眺めている自分がいる」と言う。新人から中堅に向かうに従って，医師として働いている自分を評価している自分，というものが現れてくるのである。

　以上の分析からは，ベテランになるに従って役割が明確化されていき，それに伴い苦悩は減っていくように見える。次節では，新人たちの苦悩をより詳細に分析しながら，彼らの役割意識の形成と，苦悩の変化について見ていく。

3. 苦悩と役割意識

　医師は，社会的な期待や患者や家族とのやりとり，同僚や先輩医師などとのかかわりの中で，徐々に医師としての役割を身につけていくといわれる(Miller 2000)。前述のように，中堅，ベテランになるに従って，医師は後悔や罪悪感といった感情をあまり抱かなくなっていた。それは何らかの形で対処法を身につけていったものと考えられる。

　新人は，医師としての経験は浅くいわば生活者と専門家の境界に立っている。本節では，医師という役割を身につけつつある人たちの苦悩を分析し，彼らの役割意識と苦悩の関係，またどのようなプロセスを経て役割意識が形成されるのか，を考察する。

　一人目のA医師は，医師になって1年目と3年目の2回インタビューを行っている。今回は3年目になったA医師が，1年目と3年目で，診療に対する態度がどのように変わったか，後悔や失敗がどのような影響を与えたのかを話してもらった。それによって，一事例ではあるが，医師の苦悩が役割意識にどのような変化をもたらすのかを分析する。二人目のG医師は，医師以外の職業経験をもっており，医療の不確実性に対する不安や恐怖を強

く感じていた。他の職業を経験したG医師の不安や恐怖を見ていくことで，一般社会の医師への期待と，内部に入ったときのギャップが明らかとなる。三人目のC医師のエピソードでは，医師の役割と，素の自分の価値観が曖昧になることからくる後悔や不安について見ていく。

なお，医師，患者や家族双方の匿名性，プライバシーに配慮し，文脈を損なわない程度に細部の変更を行っている。

(1) コントロールと予測

・A医師　20代　男性
　最期，絶対苦しませないで見取るんだって思っていたのに，あんなふうになっちゃって苦しかったろうなって思うと，申し訳ないなあと。

　A医師は，総合診療医コースの後期研修医である。卒後3年目で後期研修医として働いて1年が経った頃にインタビューを行った。

　彼には初期研修1年目のときにもインタビューを行った。その時，彼は「自分のやりたい医者のイメージは，体のことを何でも相談できる頼れるお兄ちゃんみたいなもの」と話していた。また，医師であれば当然やらなければならない患者への侵襲的な検査や治療（例えば，採血や点滴で針を刺すこと）に対して，罪悪感を抱くことがあり，患者に苦痛を与えるような検査はなるべく控えたいという理想も語っていた。

　2年後にインタビューしたとき，彼は後期研修医として勤務しており，初期研修医とは立場が変わっていた。彼自身が感じる一番の変化は，「自分の責任で治療の決定をするようになったこと」だという。初期研修医は，基本的に指導医と呼ばれる年長の医師と相談しながら検査や治療方針を決めるために，最終決定権がない。後期研修医は，ルーティンに行われるたいていの医療行為の決断が許されているし，またそうしなければマンパワー的にも診療が回らない状況でもある。

　A医師が最近つらかった経験として記憶しているのは，50代の肺がん末期の患者Bさんの看取りに関してであった。Bさんは，体調不良を訴えA医師の外来を初診した。その後の検査で病期がstage Ⅳの肺がんで，根治は不可能な状態であることが分かった。一か月後の診察でA医師のもとを訪れたとき，Bさんはすでに呼吸苦などの症状が出現していたため入院となっ

た．その際，A医師はもっと早く外来に来るように勧めていれば，苦しい思いをさせなくても済んだのではないかという申し訳なさを感じたという．

　入院しているBさんとの会話を通じて，A医師はBさんのことを個人的にも，「とても尊敬できる人」として受け止めるようになっていった．Bさんは，これまで好きなように人生を生きてきたと述べ，病状の説明を受けても「苦しくないほうがいい」という希望を述べたという．それを受けてA医師は，「絶対に苦しまないように看取るんだ」という気持ちで，症状緩和のための処置を行っていた．その結果，Bさんは趣味のパチンコをしに外出できるまでになった．うれしそうに外出するBさんを見て，A医師も役割を果たせたと感じていた．

　ある日A医師は夜の回診の際，Bさんからちょっと痰が絡んで苦しいという話を聞いたが，その他とくに変わりはなかったため，そのまま帰宅した．翌日，出勤してみるとBさんは，バイパップ（呼吸を補助するため強制的な換気補助をする装置）を装着され，意識もかなり混濁した状態で，苦しそうにもがいており，A医師の印象で「ああ，亡くなる直前の人だな」という状態になっていた．その状況に，A医師は何が起きたか分からず，混乱したという．

　引き継ぎによると，前日の夜間に痰が気管に詰まり呼吸困難となり，当直を担当していた医師の判断でバイパップが装着されたとのことだった．A医師は，最期は呼吸器管理などの延命処置をするつもりはなかった．悪性腫瘍の末期は，呼吸器装着などの行為は延命に効果的ではないと考えられており，Bさんはこの経過に当てはまるために，A医師は他の医師がバイパップをつけることを予想していなかった．Bさんを診察した研修医と指導医との連携がうまくいかないままに，バイパップを装着したというのが真相であった．A医師はそのことに対して"怒り"，"くやしさ"を感じ，Bさんに対しては"申し訳なさ"を抱いていた．

　A医師にとって衝撃的だった事例をもう一つあげると，患者さんの家族が目の前で急変して亡くなったという経験であった．A医師はある日救急外来で初期研修医とともに，Eさんという高齢の患者の診療をしていた．彼は，自宅で呼吸器をつけながら過ごしていたが，呼吸の状態が悪化したため，救急外来に来たのだった．その時，付き添っていたEさんの妻Fさんの顔色が悪く，足元もふらついていたため，一度受診を勧めた．しかしFさん

がそれを断ったために，そのままEさんの診療を続けていた。その後，さらにFさんの調子が悪そうだったために，再度受診を勧めた。説得してようやく胸部レントゲンを撮ったところ肺水腫の状態であった。A医師は驚いて急いで応急の治療や検査を進めようとしていたときに，Fさんが急に心肺停止に陥ったという。その時の気持ちを，彼は，言葉にはなかなかしづらいと言いつつも，「こわかった」と表現した。

そして，彼は状況を受け入れられないまま，Fさんの担当医師として，その場に応援に集まった先輩医師や，1年目の研修医に対して指示を出すというリーダー的な役割を果たさなければならなくなり，そのことに困惑したという。心肺停止状態のFさんは，30分程度の蘇生を試みたが回復は不可能と判断された。A医師はEさんにその説明をすることになった。しかしEさんは，妻の死を受け入れられる状態ではなく，「(Eさんに) ちょっともう (回復は) きびしいので，これ以上続けると骨折れるだけだし，苦しいだけだからやめてもいいですかって話をしても，(治療中止は) いやだめだ，だめだって。」という状況が続き，なかなか心臓マッサージの中止に納得してもらえず，最終的には，あとから来た親戚の人に了承を得るかたちで看取る形になったという。A医師は，「(何が起きたのか自分でも) よく分からない。(妻の死を納得していないEさんに) どう話していいのかもよく分かんない。」状況で，焦りも感じていた。

目の前で心肺停止になったFさんに対しては，もっと早く気づいていれば，という後悔の念が語られた。何度もEさんに付き添って病院に来ている姿を医師も看護師も知っており，振り返ってみれば具合が悪そうな様子もあったのだが，関わった医療者が誰も受診を勧めなかったことを悔やんでいた。また，その経験によりA医師はやや自信をなくし，その後救急車の受け入れに対しても恐怖心を感じ，実際に以前は断らなかったようなケースを一件断ったという。彼が恐れたのは，予測していなかったことが目の前で起こったこと，そのことに自分が責任者として対応しなければならない重圧であった。この他，検査せずに帰宅させた患者がその後亡くなったという事例を経て，A医師は今までは不要と考えてしていなかったような検査もするようになってきたという。

A医師の語りから見えてくるのは，管理できないことに対する無力感や罪悪感，苛立ちや，患者の予後に関して予測がつかないことに対する恐怖で

ある。Bさんの看取りに際しては，A医師は緩和医療をして"苦しまない"ことを目的にしていたにもかかわらず，他の医療スタッフとの連携がうまくいかずに，結局彼の予定していた看取りの状況にすることができなかった。彼は，自分の病気に対する予測の甘さや，患者を取り巻く状況をコントロールできなかったことに対して悔しさを感じていたといえる。

また，FさんとのやりとりについてはF，当初はEさんの家族として見ていたはずの彼女が突如患者になり，亡くなったということに強い不安と恐怖を感じていた。その感情を克服するために，患者ではない人の健康状態にも注意を払い，なるべく予見できる状態にしておきたいという気持ちが生まれている。

(2) 不確実性と正当性

・G医師　40代　男性
　すべてが自分のところに跳ね返ってくるようなことに関しては，折り合いのつけようがない。

　G医師へのインタビューは，総合診療コースの後期研修医の1年目，医師としては3年目を終える頃に行われた。彼は大学卒業後，一般の会社に勤めていたが，人の役に立ちたいという気持ちから，医学部に再入学し医師になったという経歴をもっている。

　G医師は，自分の診療が正しかったのかが分からないことに苦しんでいた。ある休日に，G医師は，他の一人の医師と2名で救急外来の診療を行っていた。その日の外来はとても混み合っており，一人に割ける時間が少ない状態であった。

　そんな状態の中で，G医師は発熱を訴える一人の患者を診察した。熱以外に重大な疾患を示すような症状がなく，食事や水分摂取も可能で全身状態もよかったので，G医師は対症療法のみで帰宅を指示した。診察時に念のために採血を行っていた。あとでその結果を見ると，血液培養から細菌が検出されており敗血症の可能性が疑われた。あわてて連絡をとり翌日に入院，抗生剤による治療を開始したという。結局，感染源は確定できず，最終的には腎盂腎炎疑いのままで，患者は数日後に退院した。

　その経験を，G医師は「熱以外の症状はあまりなくて，だけど，振り返っ

てみるといくつか…」敗血症を疑わせる所見もあったが，それを「忙しさを理由に手を抜いた」ために患者を帰宅させ，危険な目に遭わせたのではないかと後悔を抱いていた。入院となると，検査や病棟へ行ってからの点滴や食事の指示など多くの書類を記載せねばならず，その間の外来診療はストップしてしまう。さらに休日は病棟の看護師も少ない。そういった理由もあり，入院させる基準を普段よりも高く設定したいという気持ちも働いていたという。彼は，他の医師が診察していればより早く的確な診療が可能だったのではないかと感じ，自信を失っていた。

　G医師は，外来での経験不足と不安に関し指導医に相談している。指導医は，G医師が他の研修医と比べて特に能力が劣っているということはないので，自信を失うことはない，と励ましてくれたという。その上で，経験の浅いうちは分からないことがたくさんあり，患者の症状に答えを出せない場面はあるが，そういう状態が数年間続くことは仕方のないことであること，また，経験を積んでも分からない状況も存在しており，そういうこともある程度引き受けて，責任をかぶっていかないと医師はやっていけない，と言われたという。

　G医師は，その意見に関して「責任を自分なりに（かぶることが）医師の仕事だと，そういうことがあるのも，（症状の理由が）分からないことも当然あってしかるべき，そのとおりだと思うんですけど。それも受け入れたうえで，そういう状況になっても，要するに患者さんを助けるのが楽しいというか，そっちのほうのウエイトが多くなれば続けていけるだろうし，そうでなければやっぱり続けられないだろう，っていう……あとは自分がそういう気持ちになれるかどうかだと思いますけど」と語った。G医師は，気持ちの整理がつかず，自分が医師を続けているのは犯罪なのではないかという恐怖や不安を抱きながら診療を続けていた。G医師の罪悪感は，患者の期待に応えられていないのではないかという危惧と，未熟な医師である自分が診療に当たることによる患者の不利益という現実からきているものと考えられるが，これにはG医師自身が抱いている医師のイメージも関連している。

　G医師からは，意思疎通がとれない高齢者の延命治療の際に，どの治療選択が正しいのか分からないという葛藤も語られた。G医師は，誤嚥性肺炎の高齢患者に気管挿管をして，人工呼吸器をつけ治療を行った。感染症が収束してきた頃に脳梗塞を起こし，人工呼吸器から離脱できるほど呼吸状態が回

復せず，呼吸器がついたまま意識が戻らない状態が続いた。その状態が数週間続いた頃，患者の家族から「お金がもう続かないので，点滴を絞ってください」と言われたという。その時は，「もう，なんていったらいいんですかね。何ともしようがない感じ。やり場がないってああいうことをいうんですかね。えっ，ていうか。家族の気持ちも分かるんですよ……入院が長くなるほど金がかかるんですよ。……変な話，中途半端に（人工呼吸器に）つなげてしまったこちらが悪いのかな，とかですね。そういうところもあったり。その時ばかりは，もうちょっと挿管しない方向できちっと，というかそういうふうに強く誘導したほうがよかったんじゃないかと思ったりしましたね」という後悔を抱いた。その経験もあって，高齢者の延命治療はしない方向で話を進めたほうがよいのではないかと考えていた。

ただ「結果論ですけど（中略）最終的にはご家族の希望とはいえ，点滴絞って死なせているわけですよね，ある意味。だから，それだったら最初から挿管せずに，そのままナチュラルコースとして（亡くなって）いったほうがよかったというか。分からないです。何がいいのか。……だけど，多くの場合は挿管しなくて（患者の）命を縮めているんだろうっていう思いは，ずっと抱えたまんまで，やってますけどね」。

そういう思いを抱きつつも，G医師は，ADL（自立した生活が送れているかどうかを評価したもの）があまりよくなかった高齢者であれば，迷いつつも，家族が延命を希望しないように"誘導"するという方向に転換しつつある。"自己決定"が尊重される現在，終末期医療に関しては，本人の意思がはっきりしている場合のほうが，医師側の心理的負担は軽減される。実際G医師は，重症肺炎の50代の患者を治療したときのことを，高齢者との対比として話してくれた。その患者は，入院したが治療が奏効せずに肺炎が悪化していく途中で，どういう状況になっても挿管をしてほしいという希望を述べたという。本人の意思を確認していたため，挿管し治療を続けた。結局患者は亡くなったのだが，本人の意思を尊重したことにG医師は満足感を抱いていた。看取りにおけるG医師の罪悪感は，患者本人の希望が分からない状況で家族の希望による延命治療の差し控えという行為をどう正当化できるかという問題と関わっていると思われる。

(3) 専門家と生活者の境界

・C医師　20代女性
　自分の価値観と患者さんの価値観が，なんか混ざってしまって…

　C医師はインタビュー時，初期研修医としての1年目が終わる頃であった。彼女が"もやもやした気持ち"と言って話し出したのは，肺がんの末期である70歳の患者Dさんの治療方針の決定に関してであった。Dさんの病状は，発見時すでに積極的な治療の適応外の状態だったため，病状の進行を遅らせるための化学療法をすることになっていた。

　化学療法を行うという治療方針は，他の病棟の専門医が決定しており，それを引き継いだC医師は，Dさんが自分の病状や化学療法に伴う副作用のリスクを理解したうえで選択したものと認識し1クール目の化学療法を開始した。その結果，Dさんは予想以上に体力が奪われてしまい，本人の希望する退院が困難な状況になった。化学療法を行った経験の少ないC医師にとって，それは想定していない状況だった。Dさんの体力の消耗が激しかったことに焦り，このまま2クール目を行えばさらに体力が奪われ退院は不可能な状態になるかもしれないと考え，治療継続に迷いを感じるようになっていった。

　その時のDさんにとって一番気がかりだったのは，家に帰れるかどうかである，とC医師は認識していた。Dさんには，自宅で世話をしている知り合いの青年がおり，Dさんは彼の世話をしながら生活することを望んでいた。しかし一方で，Dさんは治療を続けたいともC医師に話していた。その矛盾するDさんの発言を聞きながらC医師は，そもそもDさんは自分の病状をしっかりと受け止めきれていないのではないかという疑問をもった。Dさんが最初の告知の際にどのような反応を示したのかを知るために，C医師は過去のやりとりが記載されているカルテを確認した。そこには，Dさんが最初は肺がんを"治して"家に帰る，という医学的に難しい希望をもっていること，また病名の告知の際のショックが大きかったこと，が書かれていた。そのカルテを読みながら，C医師は，告知とともに説明を受けた化学療法について，Dさんはあまり理解していなかったのではないかと考えた。C医師は，1クール目の化学療法の前に，もう少しDさんの希望を聞いておけばよかったという後悔を抱いた。

Dさんが自分が末期がんであることを認識していない理由として，C医師は医療者側の説明が悪かった（医療者がぼやかした言い方をしたり，がんという病名にショックを受けそれ以降の情報が耳に入らなかったという可能性）ために患者が理解できていなかったのではないかと考えた。したがって再度病状を説明して，化学療法を中止することも含めて話し合えないものかと考えていた。C医師から見た，Dさんに対する気持ちは，「豊かなわけではないけど，車乗ってスーパーに買い物行ったりとか……。すごい楽しみがあったわけじゃないと思うけど，テレビ見たり，そうやって出かけているのが，そういう普通の自分の家（Dさん）の人生観と合っていない気がする，と思うわけですよ。そもそも治療自体が病気を治すとかいうことではないですから。化学療法するのは，QOLを考えるんだったら，ぜんぜん合っていないんだろうなっていうふうに思うのに，本人はその治療法（化学療法）を選択するというのは，たぶん，自分が伝えきれていないっていう，なんかそのもやもやが相変わらず続いていて…」というものであった。

　指導医に相談すると，1クール目の化学療法を行うときにがんの状況や化学療法による影響は説明してあるので，あえてもう一度ショックを受けるようなことを繰り返し伝えることはないのではないか，とのことだった。治療をやめるということも含めた話は，数か月以内にその患者が死ぬことを宣告するということも意味する。つらい話を何度もして，患者の精神状態を不安定にすること，というのも医師にとっては抵抗のあることである。

　がんのようなショックな出来事を患者が受け入れられない状況にある場合，受け入れるまでにはどんな人でも時間が必要である。しかし，今回の場合，彼が受け入れるのを待つ時間はない状況でもあった。このままC医師が何も言わず，患者側からも治療に関しての問い合わせがなければ，2クール目は始まる予定になっていたのである。

　さらにC医師には，Dさんが現時点で治療をやめて自宅での生活を送るべきだという自分の価値観を相手に押しつけてしまっているのではないかという不安もあった。彼女自身は，もし同じ立場だったら，化学療法をせずに家に帰るだろうと思っているために，個人的には化学療法は中止したい。しかし，それをDさんに押しつける可能性を危惧していた。なぜなら，医師という立場では，自分の望む治療選択のほうをよく伝えてしまいがちなことを自覚しており，その点で説得という形をとりやすいことも分かっていたか

らだ。

　その後結局，Dさんは1クール目の後の全身評価で，これ以上の化学療法が医学的に行うことが困難なほど身体にダメージが及んでいたため，本人の意思とは関係なく化学療法は中止になった。そんなDさんとのやりとりや，約1年間医師として働いてみて，C医師は医師という仕事に対して，思い描いていたものと違った，という印象を抱いていた。C医師は，医学が常に人の役に立つとは限らない，医学がその人にとって最適であるかどうかは患者自身が決めることだ，ということが分かったという。そして，自分が限られた医学しか提供できず，そのことが患者の人生にとってどういう意味をもつのかが分からないことに"むなしさ"を感じているという。研修医としては，医学的なことを学ばなければならないが，検査データや画像を見ていると，患者に対して"人間である"という感覚が薄れていく気がしていく。C医師は，それは自分の個性が消されているようで嫌だと思うが，自分にそういった感情があると仕事が前に進まない気がしているという。そのため，研修医になってから，無感情になっていく自分を自覚している。そういう状態は楽だけど，長くは続かないとも思う，という。無感情では，楽しくもないために，原動力がないような気がして，"息苦しい"のだという。研修医として，患者さんの気持ちを感覚で理解することよりも，病態などをしっかり勉強し，診断治療に関して他の医師とコミュニケーションをとるための共通言語を身につけなければならない。C医師は，その二つのことを現時点では両立できるとは思えず，患者の個別の希望に関しては，どこかで割り切ることも必要だとも思ようになってきたという。

　C医師の後悔や苦悩は，いくつかの側面から成り立っている。一つはDさんにとっての望ましい終末期を過ごすことを，彼女の行った医療行為によって妨げてしまったのではないかということである。二つめは，Dさんの希望と，C医師自身の"終末期のあるべき姿"という価値観が，同じなのかどうかが分からないということである。Dさんの意思を確認しようとしても，それはDさんにとってさらなる悲嘆や苦痛を伴うし，いくら説明したところで化学療法の副作用などのさまざまな医学的な選択肢をDさんが理解できるとも限らない。そのため，それ以上の対話をすることにもC医師は躊躇していたのである。三つめは，医師として科学的で公正な医療実践という価値観を身につけていく過程で，Dさんの個別性が薄れていくことに対する

むなしさである。

4. 考察

(1) 役割意識の範囲

　3. より，それぞれの医師が考える医師の役割意識と現実の医療行為のズレが，新たな苦悩を生み出していく可能性が示された。ここでは 2., 3. で分析してきた医師たちの後悔や罪悪感を生起させるような経験から，医師という役割意識がどういう領域に及んでいるのかを検討する。

　まず一つ目は"病気にまつわる責任"の範囲をどう考えているかである。これは診断，治療に関してもそうだが，患者の生活や心理面への影響，受診していない人に医師として積極的に関わっていくのか，という点も含まれる。診断に関しては例えばG医師は，自分のしたことを診断の見逃しと捉え，それは他の医師なら起きなかった出来事と考えている。しかし，彼の指導医はG医師の判断を問題視していない。指導医の判断の背景には，医療の不確実性の扱い方に関する医師文化における暗黙の了解が存在している。普段の外来診療では患者の訴える症状の理由が，その場の一度の診療で明らかになることは少ない。検査をしたり，時間経過を追わなければ原因が追究できないものもあるし，実際の診療では患者の症状が消失しても，結局最後まで原因の分からないことも多い。G医師が，失敗と捉えた経験は，経験のある医師から見れば避けることのできないことと判断されたのである。

　またG医師は，医師養成プロセスにおいて必然的に起きる未熟な医師の診療，という点に関しても悩んでいた。指導医は，経験の浅い医師が診療することによる患者の不利益も（重大なミスが起きないようなチェックシステムは存在するにしろ）ある程度は仕方がないと考えている。医師の成長のために避けて通れないプロセスであるという認識である。それに対してG医師は，適切な治療を受けたいという患者の期待に応えられないことに罪悪感を抱き，また，未熟な自分が診療をすることは許されないと感じていた。これは次に検討する"患者，社会からの期待への応答"とも関連している。3. でも述べたように，G医師などのように他職種経験があることで，患者や社会の期待をいわば過剰に意識することで，医師の苦悩が強まる可能性がある。

次に，C医師のように治療が患者の生活に重大な影響を及ぼしたことに不安を感じる医師もいる。C医師は，患者の生活スタイルを尊重することも医師の役割とみなしていたために，患者にとっての治療の意味を深く考え，その答えのなさに苦悩していた。

　A医師は，患者が苦しくない死を迎えることをマネジメントするのも医師の役割と考えていたため，苦しませてしまったことに対して強い後悔を抱いていた。この"苦しまない死"というのは，90年代以降，終末期医療に関心がもたれ始めてから出現した医師の役割意識であろう（会田 2011）。それまでの医療はさまざまな病気を制圧しようという方向で行われており，死は回避すべきものとされていた。その結果終末期に"スパゲティ症候群"といわれるような，無理やりに生かされている状態が批判されるようになった。延命中止も，医療の選択肢として考え始めた現代では，どこまでが治療可能でどこからが延命を中止するのか，という新たな問題も出現している（横内 1996）。治療から緩和医療へ移行するギアチェンジは難しい，とA医師は話した。彼は「自分はそのギアチェンジが早いかもしれないから気をつけている」と言う。どこまでが治療可能で，どこからは不可能か，という線引きは医学的な問題と患者の自己決定だけではないさまざまな要因も考慮されるため，どこに線を引くのかは医師によって異なってくる。G医師のように，家族と患者のどちらのために選択を行うのか，ということに悩む医師もいる。ベテラン医たちは，家族にとってよい看取りを演出するということに役割意識を限定しており，家族に最終的な選択を委ねることへの葛藤は少なかった。

　医師は患者の家族に対しても，看取りの際の心理的な苦痛が少ないようにという責任を感じていた。家族への役割を果たそうとするときに医師が不安や罪悪感を抱くのは，当の患者への責務と対立する場合である。G医師は，患者の家族から延命中止を要請された際，患者の意向を確認するのは不可能な状況であったこともあり，家族の負担を考慮しその意向に従った。これは患者の自己決定の尊重という責務と反している。インフォームドコンセントという思想が入ってきた1990年代以降，患者の自己決定を尊重するというアメリカの思想を反映した原則は日本の医師たちを困惑させ，医療倫理的な問題として常に議論されている（浅井 2009）。ただG医師は，医学生のときに"患者の苦しまない死がよいこと"と教えられたし，マスコミ等もそうい

う論調が多いため，治療を中止する心理的抵抗は薄らいでいる，とも述べている。このように医師の役割意識は，社会の価値観の変化に影響を受ける。

　次に，医師の役割意識に影響を与える，患者や社会の医師に対する期待やイメージについて検討する。他者からの期待をどれくらい意識しているのか，また，応えようとしているのかということによって医師の苦悩は変わってくる。さらにその期待は，医師自身がどんな医師になりたいのか，というイメージとも混ざり合っている。患者が症状の原因を知りたいと願い，その症状を取り除いてほしいと期待してくることは当然のことと思うと言うG医師自身も，同じような期待を医師に対して抱いていたのかもしれない。彼は医師になってから，患者の医学に対する期待は過剰であったことに気づいたが，患者側の医療に対する期待にも共感できるため，よりプレッシャーを感じていたのであろう。また，G医師は"医師は間違ってはいけない"，"未熟であるからという失敗は許されない"という理想を強く意識していたからこそ，診断治療に関する不安や恐怖も，他の医師より強く感じられていたのであろう。

　次に，素の自分が医師としての役割意識に与える影響について考える。C医師は，自分自身の死生観が治療に強く影響してしまうことを不安に感じていた。これは，医師の権力の大きさをC医師が自覚しているためである。C医師は素の自分の死生観は，多様な死生観の中の一つにすぎず，患者はそれを選んでも選ばなくてもよいと思っている。しかし，医師という役割を負った自分の提案は，たとえ素の自分のものであったとしても患者の人生を変えるような強い影響力があることを知っているからこそ，それを口に出すことに躊躇し，苦悩するのである。

(2) 医師の苦悩と役割意識の創出

　上記(1)で考察したように，役割意識は医師の苦悩のもとになっている。しかし，その役割意識があるからこそ医師は悲惨な現場においても仕事を続けられるという側面もある。役割意識に照らし合わせることによって，医師たちは自分の行為の正当性を確認することができるからである（尾藤 2011）。

　医師の苦悩は，患者の病や死などの苦悩に同席し，彼らもまたそれに直面するという経験からきている。3.で見てきたように，人が突然死ぬことに

立ち会うことで衝撃を受ける場合もあるし，家族の悲しみに共感して悲しみを抱くこともある。A医師の語りから，予期していたとおりにケアができなかった後悔の経験を通して，今後は先を予測し，病気やそれに伴う症状，他の医療者との関係もコントロールしたいという役割意識が強化されることが示唆された。かつてA医師は，患者の負担になるような検査は控えたいという希望をもっていたが，目の前で悪化する患者を診たときの後悔や，それを予期できなかった罪悪感から，方針を転換し検査を多めに行うように態度を変更している。ある検査が過剰な医療であったかどうかは，実際の医療現場では結果論としてしか判断できない場合がある。検査ができる状況にあるときに，それを差し控えるという選択はA医師のような後悔につながる可能性もある。医師という立場で，患者に対してできる限りのことをしたいと願えば，徐々に過剰な医療になっていく可能性は常に存在しているといえる。人の病や死という不条理に直面した際，そこに居合わせた医師の苦悩を和らげるために，新たな役割意識は創出されるのである。

　予測やコントロールは，病気の原因を見つけ，治療するという因果律に基づいた科学的思考といえる（山上2011）。医師は苦悩するような失敗を通じて，予期できない苦い経験を避けるために，医療技術と医学の理論を用い，患者の身体内の生命活動を推定し，患者の身体を医学的に管理することを望む。医学的な情報と管理によって，これから患者に起こる出来事を予測しようとする。予測をすることで，たとえ悲惨な結果が待っていたとしても医師は冷静でいられる。このようなプロセスを経て，科学に基づく医療を行うという役割意識は強化される。ただ，現実は生命体である患者に起こることすべてを予想し，コントロールすることは不可能であるし，他者の身体へのコントロールへの希求が過剰になると，コントロール不可能な状況がさらに医師の苦悩を生むもとになるだろう。特に慢性疾患では医師の予測やコントロールは困難になり，また複雑化した患者の苦悩に長期的に関わらなければならないことが，医師の重荷になり得ると考えられる。

　苦悩に対するもう一つの戦略として，中堅・ベテランの語りに見られた役割の限定化がある。2.のベテラン医の分析から，医師は経験年数を重ね自らの役割意識が明確化する中で，診療中の葛藤や不安，罪悪感などの否定的感情が低減していることが示唆された。この傾向は，患者の生活に対する責任範囲が広いことによる心理的負担に対し，医師が限定性という戦略を用い

るという古典的な研究と一致する（パーソンズ 1974）。これらは医師の苦悩からの回避，または低減の適応行動と見ることができよう。ただ，医師の側で役割を限定することは，非人間的で消極的，防衛的な医療につながりやすく，その結果医療の質が低下する危険性が指摘されている（尾藤 2009）。また，医師の側の関心事にのみ限定した医療は，患者の病の経験を分断することになり患者の全体性を損ない，患者の苦悩を増す場合もあるだろう。

　本研究の分析では，ベテラン医師たちは役割の限定だけではなく，役割の拡大，という方法も用いていることが明らかとなった。医学的な問題だけではなく家族問題も聴くようになったというベテラン医師は，普通の医師の役割とは違うことを自覚しつつも，それを受け入れている。自分をお坊さんと同じようなものだと思うと述べた医師も同様である。

　このような行為を，患者が満足するからという基準で，医師は自分を納得させていると考えられる。しかし一方で，医師の間では「患者に感謝されることを求めて医療をしてはいけない」という暗黙の規律もある。これは，患者からの感謝や満足を求めるあまり，患者の要求を安易に受け入れることを律するためである。そして実際に患者の求めに応じた医療は，死亡率を増加させるという研究結果もある（Fenton 2012）。個別の患者の要求にどこまで応えるのか，その基準をどこに設定するのか，ということは医師の役割意識に大きく影響を受けているのである。

　日本の総合診療医は，高度に専門分化した医療現場の弊害に対処するために，その役割の拡大を目指してきたといえる。したがって，専門医に比べて役割が曖昧になるのは必然でもある。医師はどうあるべきかというプロフェッショナリズムの議論は日本では主に総合診療系の医師によって行われている（福原 2002；宮田 2008）。それは彼らが，自らの役割意識の曖昧さとそこからくる苦悩に，何とか対処しようと模索しているからと考えられる。しかし彼らが参照しているのは欧米で考え出されたプロフェッショナリズムであり，日本の医療政策や医療者の役割意識，社会の医療に対する期待，患者の心性，などの影響を受けた日本の医療現場での役割とのズレも生じている（永山 2009）。

　医師の役割意識が形成される背景には，医師の苦悩の回避という潜在的な動機があること，役割意識は患者や社会の期待によって影響を受けやすいことが，本研究から示唆された。医師の役割意識が医師にとって都合のよいも

のに変質していないかどうかを常にチェックする必要があるだろう。

5. 結論

　役割意識は医師の苦悩のもとになっている。しかし，その役割意識があるからこそ医師は悲惨な現場において職務を継続していけるという側面もある。役割意識に照らし合わせることによって，医師たちは自分の行為の正当性を確認することができるからである。その意味では，医療行為が科学的であることという原則も，プロフェッショナリズムや医療倫理などの行動規範も，医師たちの正当性を担保するという機能がある。

　正当性を確認できない行為は医師たちを苦しめる。医療は，人の体を傷つけたり苦しみを与える行為でもあり，状況によっては障害を与えたり人を殺してしまうという意味づけさえ与えられる行為であるからだ。侵襲的な検査や治療，患者に恐怖や不安，絶望感を与えるような病状説明や予後告知という行為が，さまざまな方法で正当化され守られなければ，医師は後悔，罪悪感，不安や恐怖，といったさまざまな苦悩を抱くことになる。

　これまでの医療化批判論では，医師をはじめとする医療者が患者を非人間化するような防衛メカニズムを非難し，そのような行為は改められるべきであり，それは簡単にできることのように語られてきたという（フォックス 2003）。そのような批判がされる一方，医師の苦悩に対する対処メカニズムがなかったら，医師は冷静さを保ちながら仕事ができるのか，要求される役割を演じることができるのか，という問いがほとんど立てられたことがなかったのではないだろうか。

　本章では，医師はどんなときに冷静さを保てないのか，つらさを感じるのか，というところを分析してきた。医師の役割意識と苦悩は密接な関係があり，役割意識は社会や患者の期待，自らの苦悩の低減などと関係があることが示された。いくつかの対立する役割を果たそうとすることに疲弊した医師たちは，一つか二つの役割を果たすことで満足を得ようとする。選択される役割は，社会的に正当化されやすいものになる傾向がある。医学的には間違っていない，ということを強調するのはそのためだ。しかし裏を返せばそこには，医師の傷つきやすさ，もろさがあるのだ。

　医師の側の苦悩はこれまで患者や家族，社会から，そして医師たち自身か

ら目を背けられてきたといえる。専門家であるということで医師自体が非人間化され、彼らの苦悩が認知されにくいということ自体、現代の専門家の苦悩の一端であろう。

参照文献
会田薫子 2011『延命治療と臨床現場——人工呼吸器と胃ろうの医療倫理学』東京大学出版会.
浅井篤・白浜雅史 2009「臨床倫理とプロフェッショナリズム」『白衣のポケットの中 医師のプロフェッショナリズムを考える』宮崎仁・尾藤誠司・大生定義(編), pp.196-206, 医学書院.
尾藤誠司 2009「医師のプロフェッショナリズム推進に関わるすっきりともやもや」『白衣のポケットの中 医師のプロフェッショナリズムを考える』宮崎仁・尾藤誠司・大生定義(編), pp.31-34, 医学書院.
——2011「新たな患者−医療者関係の中での医療者の役割」『京府医大誌』120: 403-409.
Fenton, J.J., Jerant, A.F., Bertakis, K.D. and Franks, P. 2012 The Cost of Satisfaction: A National Study of Patient Satisfaction, Health Care Utilization, Expenditures, and Mortality, *Arch Intern Med*, 172(5): 405-411
フォックス, レネー 2003『医療専門職における人間の条件 生命倫理をみつめて』みすず書房.
福原俊一 2002「プロセスとアウトカム：家庭医の存在証明」『家庭医療』9(1): 22-27.
早野恵子 2009「医師の就労環境とバーンアウト」『白衣のポケットの中 医師のプロフェッショナリズムを考える』宮崎仁・尾藤誠司・大生定義(編), pp.229-233, 医学書院.
ホックシールド, アーリー 2000『管理される心：感情が商品になるとき』石川准・室伏亜希(訳), 世界思想社.
保坂隆 2012「医師のための産業医の意義」『精神経誌』114:4: 351-355.
Jackson, V.A., Sullivan, A.M., Gadmer, N.M., Seltzer, D., Mitchell, A.M., Lakoma, M.D., Arnold, R.M. and Block, S.D. 2005 "It was haunting...": physicians' Descriptions of Emotionally Powerful patient Deaths, *Acad Med*, Jul,80(7): 648-56.
加藤源太 2009「医療専門職における自己コントロールの再検討」『ソシオロジ』54(2): 3-18.
クラインマン, アーサー 1996『病の語り』江口重幸・五木田紳・上野豪志(訳), 誠信書房.
小松秀樹 2006『医療崩壊 立ち去り型サボタージュとは何か』朝日新聞出版.
永山正雄 2009「欧米合同医師憲章の読み方とわが国での指針づくり」『白衣のポケットの中 医師のプロフェッショナリズムを考える』宮崎仁・尾藤誠司・大木定義(編), pp.19-30, 医学書院.
永山正雄・前田賢司・他(日本内科学会認定内科専門医会会長諮問委員会)2006「米欧合同医師憲章と医のプロフェッショナリズム——日本語版内科専門医憲章策定をめざすプロジェクトの成果」『内科専門医会誌』18: 45-57.
中川米造 1996『医学の不確実性』日本評論社.

松繁卓哉 2010『患者中心の医療という言説』立教大学出版会.
Miller, N.M. and McGowen, R.K. 2000 The Painful Truth: Physicians are not Invincible, *Southern Medical Journal,* 93：966-973.
三井さよ 2004『ケアの社会学』勁草書房.
宮地尚子 1996「告知についての医師の態度の形成過程と影響要因」『医学教育』27：49-54.
宮田靖志・岩田勲・山本和利 2008「医療におけるプロフェッショナリズムの日米医師の意識の違い」『医学教育』39：161-168.
パーソンズ，タルコット 1974『社会体系論』佐藤勉・他(訳)，青木書店.
Sohr Eric 1996 *The Difficult Patient,* Medmaster Inc.
武井麻子 2001『感情と看護』医学書院.
Waterman, A.D. 2007 The Emotional Impact of Medical Errors on Practicing Physicians in the United States and Canada. *The Joint Commission Journal on Quality and Patient Safety,* 33：467-476.
Wu, A.W. 2000 Medical Error: The Second Victim the Doctor Who Makes the Mistakes Needs Help too, *BMJ* 320：726-727.
山上実紀 2011『医師の感情労働』一橋大学大学院社会学研究科修士論文.
横内正利 1996「高齢者の終末期医療とは何か」『イマーゴ』7(10)：114-125.

第4章

理学療法士のサファリング
専門家と生活者とのはざまで

沖田一彦

1. はじめに——現場に起こりがちなトラブルをめぐって

　リハビリテーション（以下，リハビリ）医療の技術職である理学療法士（physical therapist：PT）[1]として病院に勤務し2年目に入った頃，まだ新人だった筆者にとって非常にインパクトのある出来事が起こった。リハビリ科に，脳神経外科病棟に入院中の患者のベッドサイドでの運動療法開始の処方が出された。筆者が担当することになったため，患者への挨拶と説明を兼ね病室に立ち寄った。患者はまだ40歳代の若さで片麻痺[2]になり個室のベッドに臥床していた。自己紹介をし，自分で歩けるようになるためにこれから何をどう進めていくか説明した。しかし患者の反応はきわめて悪く，小さな声で「俺はそんなことはせん…」と言われた。

　それまでも，「病気なのに，どうしてこんなしんどいことせんといかん？」と訴えた患者は何人もいたが，「少しずつでいいから頑張ればきっとよくなりますよ」とか，「あの患者さんも頑張ったから歩けるようになったんですよ」などと励ましていると，時間がかかることはあっても，ほとんどの患者は従ってくれた。そこで，このときも同じような励ましを試みたが患者の表情は険しくなり，今度は「せんでええと言うたら，せんでええ！」と大声で怒鳴られた。「まだ何もしてないじゃないか！」と頭に血が上った筆者はこ

---

1) PTは1965（昭和40）年に国家資格に認定されたリハビリ医療の専門職である。さまざまな疾患や障害を負った者の社会復帰を進めるために，主として運動療法や物理療法などを用い患者の基本的動作能力の回復を図る。リハビリ医療の療法士にはほかに，作業療法士（occupational therapist：OT）や言語聴覚士（speech-language-hearing therapist：ST）などがいる。
2) 脳卒中などで脳の一部が損傷を受けた場合，損傷した脳の反対側の身体に運動麻痺と感覚麻痺が起こる。この症状を片麻痺（hemiplegia）と呼ぶ。

れに,「そんなこと言ってたら歩けなくなりますよ。それでもいいんですか?」と返した。返事をしない患者にイラつきながら,「とにかく,脚がどのくらい動くかだけでも診させてください」と身をかがめ,足元の掛け布団をはぐった。

次の瞬間,患者の麻痺していないほうの足が筆者の胸元を蹴った。まったく予期していなかったことと,脳の手術後しばらく安静にしていた人間とは思えない力強さだったこととで,筆者は病室の床に倒れ込んだ。初めての経験で一瞬何が起こったのか分からなかったが,患者が強い拒否を示したことは明らかだった。「また明日来ます…」と言い残して病室を出たものの,どう対処していいか分からず,病棟のナースステーションに寄って主任看護師に興奮気味に報告した。彼女は,「主治医に相談しておくから気にしなくていい」と言ってくれたが,筆者の戸惑いは大きく,翌日その患者の病室に行くのにたまらなく気が重たかったことを覚えている。

このエピソードは筆者だけのものではないだろう。実際,PTを対象とした研修会等で彼らの話を聞くと,このようなトラブルを経験していない者のほうが珍しい。なかには筆者よりも悲惨な経験をし,そのことがトラウマになっていると話した新人もいた[3]。そこで,筆者の勤務する大学の学部の卒業研究ゼミで,本学卒業後2年目の新人PT 26名に対するアンケート調査を実施した(横田 2014)。23名から回答が得られたが,そのうち78%の者が,患者との何らかのトラブルや悩みを1回以上経験していると答えた。なかには6回以上と回答した者もいた。トラブルや悩みの内容で最も多かったのは,担当患者からの「拒否」(75%)であった。その拒否は,患者が理学療法の実施を拒んだ場合と,患者あるいは家族が管理者またはPT本人に「担当を代えてほしい」と要求したものとから構成されていた。またそれらの原因について自己分析の結果は,「PT側の要因」と「患者側の要因」のカテゴ

---

3) 筆者らが講師を担当した一般社団法人香川県理学療法士会の学術研修会「Narrative Based Medicine —理学療法士としての患者の捉え方と接し方」(2013年10月13日,高松市) において,患者・利用者への対応に悩んだ経験を参加者で共有するワークショップを開催した。グループ別に話し合ったあと,代表者が最も印象的と感じた事例について報告する形式をとったが,あるグループから報告された新人PTのエピソードが強く印象に残った。彼女は,難病患者のベッドサイドで運動療法を実施しようとしたが拒否され,興奮した患者に尿器の尿をかけられた。看護師に報告したあと,訳が分からないまま床にこぼれた尿を泣きながら拭き取った。その経験からしばらく,彼女は患者との人間関係の形成になかなか積極的になれなかったという。

リーに大別されたが66%が前者，つまり自分に原因があったと考えていた。具体的には，「自分の技術が不足していたから」と「患者に対する配慮が足らなかったから」との回答がほとんどであった。一方，後者の理由としては「患者の意欲が低かったから」や「家族の理解が得られなかったから」が多かった。

　このような問題は，さまざまな切り口から解釈できる。例えば，患者に対する専門家としての傾聴や共感の能力不足がそのようなトラブルを招いたのではないかと考えられる。これに対しては現在，医療面接における対応や接遇のスキルが学内教育の段階から模擬患者を用いた実習の形で実施され，客観的臨床試験（objective structured clinical examination：OSCE）でその能力を評価するという対策がとられている[4]。また，それを患者側のコンプライアンスの問題と捉え，行動科学的な視点から患者の行動変容を促すという努力も続けられてきた[5]。これらは，先の新人PTに対するアンケート結果において，彼らの原因の自己分析が「PT側の要因」と「患者側の要因」に大別できたことによく対応している。しかし，この問題について筆者は，その原因をどちらか一方に求めることはできないと感じている。どちらに原因がある／どちらが悪いということではなく，両者がともに正当な考え方をもっており，それらが相容れず対立するとき，両者の間に溝と摩擦が生じるのではないだろうか。そして，このことは患者・利用者だけでなく，医療サービスを提供する側である専門家にもサファリングを生じさせている（浮ヶ谷2013）。

　本章ではまず，その溝と摩擦の構造について，主に理学療法の現場で起こっている具体的な問題を取り上げながら読み解く。中心となる視点は，PTが医療サービスを提供する場合の「専門家」としての認識と病や障害をもった患者や利用者が生きる場合の「生活者」としての認識の違いである。その

---

[4] 理学療法教育における医療面接やOSCEの学内実践は，医学教育に定着してから試みられてきたため，それらについての参考書が出版されるようになってきたのは最近のことである。例えば前者については山口美和（2012）によるものが，また後者については才藤栄一ら（2011）によるものがある。

[5] リハビリ医療で最初に行動科学的アプローチを臨床実践したのは，ワシントン大学リハビリ科専属の臨床心理学者ウィルバート・フォーダイスら（Fordyce, et al. 1973）で，オペラント条件付けによって慢性痛患者の行動変容を試みた。日本では1986年に日本保健医療行動科学会（初代会長：中川米造）が設立されてからリハビリ専門職にも注目されはじめた。理学療法領域の著書としては，山崎裕司ら（2012）によるものがある。

上で，これらの摩擦を解消し両者の間に横たわる溝をどう埋めていけばいいのかについて，専門家の"立ち位置"という点から検討する。さらに，専門家であるがゆえに生じるサファリングをどう解消し，浮ヶ谷（2013）が指摘する「創造性の根源」に昇華していけばいいのかについて考察する。

2. 専門家としての専門性の意識——「こんなのプロじゃない」

　一般的に専門家が専門家であるためには，他の専門家には遂行できない／遂行が困難な技術とそれを支える高度な知識をもっている必要があると考えられている[6]。国家資格として制定された医療専門職の場合，法律にその仕事の定義が定められている。理学療法も，1965年に制定された『理学療法士及び作業療法士法』の第二条に，その仕事内容が「身体に障害のある者に対し，主としてその基本的動作能力の回復を図るため，治療体操その他の運動を行なわせ，及び電気刺激，マッサージ，温熱その他の物理的手段を加えることをいう」と定義されている。すなわちPTの専門性は，技術という側面から見れば運動療法と物理療法の実施ということになる。このことは，筆者を含めどのPTも否定しないだろう。この「他の専門家には遂行できない，あるいは遂行が困難な技術」が発揮できない場面での意識のゆらぎが，逆に私たちの専門性を明確にしてくれる。20歳代後半のPTの次の語りが，それをよく表している[7]。

　　当院の回復期病棟では「病棟ではADL（日常生活動作）に療法士ももっと積極的に参加を」という観点から，昨年より療法士の早出・遅出勤務体制が始まっています。（中略）早出遅出の勤務が始まってから，どうしても（仕事）ケアとしての介入にならざるを得ないときがあります。例えば患者さんにトイレに行きたいと声かけられたら行かないといけないし，

---

6) 厳密にいうと，「専門家（profession）＝熟練者（expert）」ではない。プロフェッションとは神に公益を託宣（profess）された職業集団であり，医療だと「自己規制ができ，患者・社会への責任を持ち，専門分野の実力がある職業」（大生 2009: 2-11）といえる。
7) この記述は，日本理学療法士協会が2012年10月27-28日に広島市で開催した「理学療法講習会・基礎編：理学療法士のプロフェッショナリズム」への参加者に，参加動機等を自由記載式のアンケートにて聞いたものから抜粋した。この講習会の内容やアンケート結果の詳細については，甲田宗嗣ら（2013）の報告を参照。

ナースコールが鳴ったら取らないといけません。(中略) それは必要で大事なことだと思います。それでも、度重なるトイレ介助で疲弊してしまったときには、(中略)「これじゃリハビリにならんわ!」と声をあげたくなります。「こんなのプロ (のPTの仕事) じゃない」って。(女性, 回復期リハビリ病棟勤務) (括弧内は筆者の補足, 以下同じ)

病棟での運動や動作の指導の重要性は、リハビリ室でのそれと同じく重要だという認識はどの療法士にもある。しかし、それがトイレ等の介助となると専門家、すなわち療法士としてのアイデンティティが揺らいでしまう。さらに次の30歳代前半のPTの語りが、専門性に関するもう一つの意識を明らかにしてくれる。彼は大学卒業後、デイケア (通所リハビリ施設) に介護助手として勤務していたが、医療系の資格を取得しようとPTの養成課程をもつ大学に再入学し、卒業後はPTとして元の施設に復帰したという経歴をもっている。しかし、他職種と仕事の方針が合わず悩んでいた。

介護士さんと合わないっていうか、ここで仕事を続けていてもPTとして高齢者のリハ (リハビリ) に貢献できているのかというと、できてないような気がするんですよ。先日もガックリくることがあって…。先生 (筆者) もご存知と思いますが、デイ (ケア) の利用者は高齢で、来て個別リハをするっていっても、たかだか週に1、2回なんですよ。だから、自分の家で運動を継続しないと、年スパンでいうと確実に体力が落ちて、そのうち動けなくなるんです。それで、80歳の利用者さんに万歩計渡して、「一日4,000歩を目安に歩いてください」と伝えていたんです。(中略) 毎回チェックしていたんですが、だいたい1,000歩くらいしか歩いていないんです。それでいつも、「もっと歩きましょう」と励ましていたんですが、介護士の方たちは、「へぇ〜、1,000歩も歩いたんだ。頑張ったね!」なんて言っちゃうんですね。「どうしてそんなこと言うん!」って思ってですね。そんなことが他にもたくさんあって…。(男性, デイケア勤務)

ここで興味深いのはデイケアに勤務するこのPTが、以前には介護の仕事に携わっていたという事実である。にもかかわらず、今の自分は「高齢者のリハビリに貢献できていない」と言う。そこで、介護士とPTとの専門性の

違いについて質問したところ，彼は以下のように答えた。

　　たぶん利用者さんに対する視点というかケアの考え方というか，そういうものが根本的に違うんじゃないかと思うんです。介護士さんたちを見ていると，「利用者に寄り添う」という感じ。でも僕らは「自立した生活の獲得と維持」を目標にするよう，学生のときから叩き込まれてますよね。これが最初から嚙み合わない理由なのかなと思ったりします。たぶん，介護士さんは介護士さんで，こっちにも言いたいことがたくさんあると思いますけど。でも，いま介護保険の領域でデイがレスパイト（おあずかり）化していることが問題になっていますよね。デイの役割はあくまで通所でのリハなんですから，それってどうなんかと思うんですよ。

　これらの語りから，PTが自分たちの専門性を，①あくまで理学療法を実施して患者の機能回復を目指すことであり，②その目的は患者ができる限り自分で動いて自立した生活を送れる状態に戻すことにあると捉えていることが分かる。しかし，このような専門家の意識こそが問題になることを，高齢者の「生活」という視点から早い段階で鋭く指摘したPTがいた。三好春樹は，特別養護老人ホーム（特養）で生活指導員をしたのちにPT養成校に入学したが，卒業後に再度特養で働いた経歴をもつ。彼は，この経験から特養は高齢者の「生活の場」であると指摘し，そこに医療的視点にてアプローチすることの弊害を訴えた（三好1986：30）。

　　入院患者のだれもが，病院の中に本当の自分の生活があるとは思っていない。本当の生活は，病気が治って退院した後に，再び始まるのである。そういう希望があるからこそ，受け身的な〈患者〉であることを引き受けている。ところが，老人ホームの場合，あるいは地域の在住老人の場合，彼らは〈患者〉ではない。確かに，脳卒中による片麻痺をはじめとする身体障害や，老人に特有な慢性疾患を少なからず持ってはいる。（中略）もともと治療アプローチとは，疾病という本来あるべきでない状態を否定して，本来の姿に変えさせようとするものだからである。しかし，これは老化や障害には適用できないばかりか，熱心にやればやるほど，障害老人を〈生活〉から遠ざけてしまう恐れがある。

1982年に老人保健法が制定されたことで，地域における機能訓練事業をはじめとするサービスが市町村で提供されることになり，「地域リハビリ」という言葉が使われ始めたばかりの時代だったことを考えると，かなり先見的な指摘であったといえる。しかしこの指摘は，当時のリハビリ医療の専門家にはほとんど受け入れられなかった。「自分たちの専門性を否定している」と受け止められたからだ[8]。しかし，2000年の介護保険制度の導入によって病期による病院・施設の機能分化が始まり，リハビリに関する診療報酬制度が大きく変わったことは，理学療法の考え方や内容に大きな変化をもたらした[9]。前出の二人のPTの勤務先が，回復期リハビリ病棟とデイケアであったことを思い出してほしい。彼らが述べた「専門性に関する意識」はそれ以降もそのまま残っているのに，三好の指摘した問題を含め，「生活とリハビリ」という問題に直面せざるを得なくなったことで，私たちは専門性のゆらぎと専門家としてのサファリングを経験することになる。

3. 専門性のゆらぎと専門家のサファリング——三つの次元から

　多くのPTの現場での悩みを聞いていると，次元の異なる三つのカテゴリーで専門家としてのサファリングが生じているように感じる。ここでは，各々のカテゴリーにおいて事例をあげながら，その実態と問題性について考えてみたい。

---

[8] 三好春樹（1991）は，日本理学療法士協会第25回全国研修会（1990年10月17-18日，広島市）の分科会『老人と地域——ニーズをどうとらえ，どう応えるか——』でPTの立場からとして，「生活の主体として老人をとらえる」，「リハビリとは生活再建のこと」，「自分のニードで仕事をしてはいけない」などをキー概念に，「私の同業者を含め専門職は，まるで自分の専門性をうまく発揮できる対象を探しており，それ以外の者（例えば老人）は，切り捨てようとしているように思われる」と述べ，痛切な専門性批判を行った。このことには賛同者も少なくなかったが，多くのPTからは「専門性が分かっていない」（三好 1991: 36-30）と非難された。

[9] 介護保険制度の導入によって，リハビリ診療は基本的に，急性期，回復期，維持期の病院・施設に区分された（これらに区分されない「一般病院」という形も残っている）。さらに2006年度診療報酬改定で，このことは確定的となった。医療保険を用いたリハビリは急性期と回復期の病院で行い（例外を除き，入院治療は発症から最大6か月以内），維持期（リハビリでは「生活期」と呼ぶことも多い）においては，医療保険での外来リハビリの回数や時間が大きく制限された（20分×13回/月まで）。それ以外では，介護保険に切り替え，デイケア（通所リハビリ施設）や訪問リハビリを受けることになるが，その頻度は要介護度とケアマネジャーによるケアプランで決定される。

(1)「生活」という次元において生じるサファリング
――在宅での指導の受け入れをめぐって

　専門性のゆらぎが最も顕著に現れるのは在宅医療の現場だろう。30歳代前半のPTが訪問リハビリを始めた頃，70歳代の神経難病をもつ男性の家族から車椅子の変更についての相談があったという。

　　　初回訪問より車椅子座位が崩れていて，車椅子の変更が必要だと感じました。（中略）奥様から，トイレへの移動があるため車椅子には「軽さ」と狭い通路でも通過できる「スリムさ」を要求され，ご本人の座位保持を安定させるための「長めのアームレスト（肘かけ）」のある標準型車椅子ということで，福祉用具業者さんに新しいレンタル車椅子を準備していただきました。（中略）姿勢の崩れ具合が修正されたことを確認し，廊下を通過してトイレまで移動できることの確認をして，（中略）その日の訪問を終えました。しかし1週間後に訪問すると，元のとおりの車椅子に戻されており，理由を伺うと「使いにくいから返した」と一言…。当時は，提案した私への相談もなく返してしまうご家族や，（変更した車椅子を）引き上げてしまう業者さんに対して，（中略）とても頭にきて一人で怒ったことを覚えています。（男性，訪問看護ステーション兼務）

　社会学者の齋藤雅彦と樫田美雄（2011）は，在宅医療を「当事者カテゴリー」とみなす視点でこの問題についての研究を行っている。それは，患者が病院を退院して帰宅し在宅医療サービスを受けることになると，そこでは専門家の指導や助言に基づいた「医療の家庭化」が起こるというものである。彼らは，当事者どうしのコミュニケーションや活動を分析することでそのことを示した。対象となったサービス利用者は，訪問看護や訪問介護を週2回受けている90歳代の女性と四世代同居の家族で，女性の介護度は重度で寝たきりであった。

　具体的には，①2時間ごとの体位変換（寝返り），②1日3回の胃瘻栄養の場面が分析された。①については，病院では看護師が，褥瘡（床ずれ）予防のために「体位変換表」を患者ごとに作成し，時刻と担当を決めて変換を行っている。しかし在宅では，時刻や担当者が決められると，それに家族の生活がしばられ逆に実行しづらい。そこでこの家庭では，壊れた時計を利用

者の部屋に置き，誰かが体位変換を行えば，その時間を指で時計の針を回して示し，次に女性の部屋に入ったものが現在の時刻との差を確認して変換を行っていた。また②では，家屋の構造上，胃瘻栄養バッグを吊り下げる鴨居の位置がベッドから遠かったため，栄養バッグと胃瘻とをつなぐカテーテル（チューブ）を2本連結して使用していた。①では体位変換の時間の正確性，②では衛生面と栄養の流動速度という点で専門家なら考えつかない，というより「許されない」行為である。実際，家族のこれらの対応については訪問看護師が何度か注意をしたが，次の訪問時には元に戻っていたという[10]。

筆者が推察するに，この理由は簡単である。①については，時刻や担当者を決めると，家族はそれに準じて生活リズムを決めなくてはならなくなる。専門家が病院の勤務時間内に業務として行うならともかく，世代の異なる家族の生活を「体位変換表」に基づいて一日中しばることはできない。②についても，専門家なら「鴨居の近くにベッドを移動すればいいではないか」と考えそうだが，ベッドは寝たきりである療養者の最も長い居場所であり，日当たりや胃瘻栄養以外の介護のしやすさを考えると，安易にその場所を変更することはできない。つまり，在宅の生活を脅かす／壊すような医療サービスは，利用者やその家族から受け入れられないということだ。しかし，齋藤と樫田のこの報告に出てきた訪問看護師のように，PTにとってもまた「医療的視点から生活的視点」への切り替えは相当に難しい[11]。

(2)「生命」という次元において生じるサファリング
―― 危険な症状の再発をめぐって

別の次元で，より深刻な問題を取り上げよう。訪問リハビリを実施している30歳代前半の男性PTは，次のようなエピソードを語ってくれた。彼が訪問リハビリを担当している80歳代の女性は，脳卒中による重度の片麻痺でほぼ寝たきりのまま退院し，自宅で訪問看護と訪問リハビリを受けてい

---

10) この部分の記述については，2010年5月29日に開催された『日本医学教育学会』の「準備教育・行動科学教育委員会」における樫田氏の報告に基づく。
11) 実際，生活期の施設に勤務するPTから，急性期や回復期の病院で働くPTに対する批判を聞かされることは非常に多い。その内容の中心は，「彼らは，退院した後の利用者の生活を見ることができていない」である。筆者はそれを聞くたび，「では"生活を見る"とはどういうことなのか？」と質問するが，エピソードはいくつもあがるものの，概念的・理論的に納得のいく説明をされたことはほとんどない。阿部年晴による本書第2章を参照。

る。彼女には入院時から誤嚥が認められ，経口摂取が困難と判断され胃瘻が造設されたが退院後，何度も誤嚥性肺炎を起こして病院に運び込まれている。胃瘻ではチューブから直接胃に流動食や水分を注入するため，誤嚥の発生は考えにくい。では，なぜこの女性は繰り返し肺炎を起こすのだろうか。

　それは，彼女の主たる介護者である70歳代の妹が，姉の大好物である魚の刺身を細かく刻んで食べさせていたからである。高熱を出して病院に運び込まれるたびに主治医はこの妹を強く叱責し，コメディカルスタッフも「こんなこと繰り返していたら，お姉さんは長くは生きられないよ」と警告してきた。そこで，この妹の行動がどうしても理解できなかった彼が，訪問の際に思いきって本人に直接その理由を聞いてみた。彼女は以下のように語ったという。

　　　数年前，主人を胃がんで亡くしました。そのとき私は，病院の先生たちの言うとおりに何も口から食べさせなかった…。主人から，もう一度肉が食べたいと何度も懇願されましたが，病院の指示を守らないといけないと言い聞かせて食べさせなかったんです。主人が亡くなって思ったことは，私はなんてひどいことをしたのだろうということでした。だから，戦時中から母親代わりに私を育ててくれた姉に同じことをしたくありません。医者が何と言おうが，何度入院することになろうが，私はこれからも姉が食べたいというものは食べさせます。

　嚥下リハビリの実践経験もあるこのPTは，このとき彼女の発言の意味がまったく理解できなかったと述べた。思ったのは，「身体的に苦しむのは，あなたではなくお姉さんではないのか」，「医療費の無駄遣いとは思わないのか」，「入院を繰り返すと，あなた自身も手間と時間を取られるではないか」というネガティブなものだけで，どう反応していいか分からないまま訪問を終えたという。

　この問題について，総合診療医の尾藤誠司は，自分のほうが患者さん以上に患者さんに必要なこと（医療ニーズ）が分かっていると自負し，自分がよかれと思う医療を押しつけようとする医師の思考回路を「医師アタマ」と呼び，それへの"対策"を以下のように述べている。「生活する人間の立場を医師アタマに想起させ，"人"に変身させるにはいくつかの方法がありま

す。例えば、『私が先生の母親だったら、先生はどんな判断をしますか？』とか『私と同じ疾病なら先生はどうしますか』と聞くことです」（尾藤 2010: 165-166）。そこで筆者もこの PT に、「もしこれがあなたのお母さんの問題だったらどうする？」と聞いてみた。彼は同じことをその家族からも聞かれたと言いつつ、「自分の母親だったら、ですか…。ひょっとしたら、僕も同じことをするかもしれません」と述べた。しかし、誤嚥性肺炎の再発のように「生命」にかかわる次元では、問題はそう単純ではない。やはり嚥下に問題がある利用者の訪問リハビリを担当している 20 歳代後半の言語聴覚士は、以下のように語った。

> 訪問リハで伺ったお宅で、利用者さんのご家族から困った質問をされました。「おじいさん（80 歳代）は餅を食べないと正月が来ないと言い張ります。できるだけ細かく刻むから食べさせていいでしょうか？」と聞かれました。お正月だし、ご家族の気持ちはよく分かるんです。でも明らかな嚥下障害があるんです。ただでさえ高齢者が餅を喉に詰まらせて死亡したという事件はよく報道されますよね。だから専門職としては、「正月が来ないとまで言うのなら、別に少しくらいならいいんじゃないですか」とはとても言えなくて…。黙認というんでしょうか、それについてはいいとも悪いとも言わずに、返答をうやむやにして帰りました。私は主治医ではないので、少しくらいならいいとは絶対に言えない。何かあったら責任がもてないから。（女性、訪問看護ステーション勤務）

筆者には、彼女の気持ちがよく分かる。専門家から見て「リスクが高い」と判断できるからこそ「いいとは言えない」のだ。この判断に反して、「いいんじゃないですか」と言うと、私たちはもはや専門家ではなくなる。さらに、そのことで生命にかかわるような問題が起こったら、たとえ主治医でも責任は取れないだろう。私たち専門家は医学的観点からのアドバイスはできるが、不確実な問題の発生についての責任は取れない。だから、「手堅いところをアドバイスし、判断は本人とその家族にしてもらう」しかない。この言語聴覚士は良心的だと思う。本当は、「いまの状態ではまずいですよ。我慢してもらいましょうよ」と言いたかったが、利用者と家族の気持ちもよく分かるので、「黙認」という形で「返答をうやむやにして帰った」に違いな

い。筆者には，これを「責任逃れ」とか「現実逃避」と非難することはできない。筆者自身もこれまで，幾度となくとってきた方略だからである。

(3)「人生」という次元において生じるサファリング
——患者の転帰と生き方をめぐって

　ここでは，リハビリの場面で，非常に多い患者の転帰（どこに退院するか）と彼／彼女らの生き方をめぐる問題を取り上げたい。まずは，筆者自身の体験を紹介する。筆者は1980年代初頭に養成校を卒業し，九州にある国立療養所（現 国立病院機構）にPTとして入職した。そこはリハビリに先進的に取り組んでいた。国から助成を受け，患者の退院前に家族を交えての多職種合同カンファレンスや，外泊時に家屋改修を含めた訪問指導がすでに行われていた。入職した年のある日，自分が担当していた高齢患者の退院の方向性を検討するため，キーパーソンを交えてのカンファレンスが開かれた。脳卒中で片麻痺になったその患者は，頑張り屋の性格で回復訓練に熱心に取り組み，退院して自宅で生活するのに十分な機能を獲得していた。

　カンファレンスでは医師や看護師や療法士から現状説明が行われ，最後に主治医が「自宅に帰っても十分やれると思います」と話した。しかし呼ばれていた患者の長男の嫁は，「皆さんがどう言われても，家に引き取るのは難しいです…」と感情を抑えながら言った。自宅退院できると信じていた私は「何で？」と思ったが，建前的な理由を述べていた彼女は最後に，「無理なものは無理です！」とキッパリ言った。結局カンファレンスは自宅退院ではなく施設転所の方向に傾いたので，閉会後に筆者は正義の味方よろしく，主治医に「何でこんなことになるんでしょうか!?」と訴えた。ベテランの彼は，「君は幸せな家庭に育ったとやな…。まぁ，これからいろいろ経験していかんとね」とだけ言った。

　その後，他の総合病院に移動した筆者は「いろいろ経験して」いった。次の職場には「療養病床」[12]があったので，そこに入院している患者たちがどうして家に帰れないか，また一般病棟からそこに転床する患者がいかに多い

---

12) 慢性疾患で症状は安定しているが，さまざまな理由で自宅退院あるいは施設転所ができない患者が長期療養する病床。1984年からは「（特例許可）老人病棟」と呼ばれていたが，医療法や老人保健法の改正を経て1992年から「療養型病床群」と呼ばれるようになった。現在それは，「医療型療養病床」と「介護型療養病床」とに分けられている（菊池2007）。

かを目の当たりにしてきた。ちょうど「社会的入院」の多さと長さが，医療費を膨らませる原因として国から問題視され始めた頃である。その結果，この問題については医療の専門家が立ち入れる問題ではないと考え「無視」するか，あるいは社会福祉の問題としてその領域の専門家に「丸投げ」していた。「私が発言できるのは，PTの立場として患者の運動機能に関することだけです」ということだ。

　しかし，患者の転帰については無視／丸投げできても，退院後にどう生きていくかについては，そうはいかないことがある。2013年の2月，勤務先の臨床実習地訪問指導で回復期リハビリ病院を訪れた。そこで実習をしていた理学療法学科3年の学生から次のような話を聞いた。彼女が担当していた60歳代後半の脳卒中片麻痺がある女性の退院時期が近づいてきた。そこで患者とその家族を交えてカンファレンスを開き，退院の方向性と退院後の栄養管理やリハビリ継続について各種の専門家から説明が行われることになった。実習指導者から参加を指示された学生は，それまでリハビリに積極的に取り組んでいた患者のそこでの反応に驚いたという。退院については自宅へという点は本人も家族（娘と妹。ともに別居し家庭を持っている）も納得していたが，栄養やリハビリについての説明を患者は下を向き浮かない表情で聞いていた。すべての説明が終わったとき，それまでずっと沈黙していた彼女は突然，「あと何年生きられるかもわからんのに，どうして行きたくもない老人だらけの施設（デイケア）に行って嫌いなリハビリを続けんといけんの？　好きなもん食べて好きなことして，好きなように死なせて！　私を自由にしてや!!」と大声で叫んだというのだ。

　これには学生だけでなく職員も驚き，興奮した患者をいったん病室に帰した。その後も，この問題について悩んでいた学生に実習指導者が，電子カルテには書かれていない患者の来歴について話してくれた。患者は自らも会社員として働きながら，一人娘の育児など主婦としての仕事もこなしてきた。娘の結婚を機に患者は仕事を辞めることとなり，自宅にてやはり会社員である夫との二人暮らしが始まった。たまの夫の休みの日には趣味である温泉めぐりに出かけていた。しかしある日，いつもと変わらず仕事に出かけた夫が交通事故で死亡した。彼女は，悲しみに暮れ生きる気力を失っていたが，近所に住んでいた娘や妹に支えられながら，何とか一人で暮らし始めた。脳卒中の発症はそんな矢先だったという。自宅に退院しても，娘や妹との同居は

できないことは分かっていたが，機能回復が比較的良好だったので，介護保険を活用してデイケアでのリハビリを継続しながら，自宅で一人暮らしを続けることを本人も望んでいたという．指導はそんな状況で行われたのだ．

学生は筆者にも，「先生はどう思われますか？」と聞いてきた．筆者は前述の自分の経験を話して，「専門家といったって，踏み込めないところがある．でも，どうして患者さんがスタッフにそんなことを言ったのか，彼女の来歴を聞けば何となくわかるよね．自分がその立場だったら，やっぱりリハビリや栄養のことなんて考えたくないな．できるとすれば，患者さんの意思を確認してそれを最大限に尊重し，他のスタッフと再度話し合って，ケアプランに反映するようケアマネ（ケアマネジャー）に相談することくらいかな」と返すのが精いっぱいだった．そして最後に，「あなたも，これからいろいろ経験していかんとね」と，30年以上前に上司である医師が言ったセリフを繰り返したことを覚えている．

その後，学生はこの問題に強く興味をもち，筆者の学部ゼミでこの問題に関わる卒業研究に取り組んだ．具体的には，この事例の情報から個人情報を排除して要約した「ジレンマストーリー」を作成して理学療法学科の全学生に提示し，①この事例はどうしてこのような発言をしたのか，②担当PTだったらどのように対処するか，③それはなぜか，について自由記載式のアンケートを実施した（杉原2014）．記載内容はカテゴリー化して，学年別にその出現頻度を比較した．結果は，特に②の問題への対処方法について，総合臨床実習（4年次開講，6週間×2）を終了した4年生と他の学年の間に統計学的に有意な差が認められた．4年生では「患者の意見に同意しつつも，リハビリ継続の必要性について理解してもらう」，「患者と家族で今後の方針を決めてもらうよう助言する」といった回答が目立ち，引き続き専門家としての意見を述べたり，患者・家族で決定するよう委ねたりするなどの回答が多かった．

これに対し他の学年では，自らの生活体験や価値観をもとにした回答が大半を占め，対応としては「患者のニーズを尊重しながら患者や家族とともに解決策を考える」，「患者の気持ちを聞き，患者の納得がいく方向に解決できるよう頑張る」といった回答がより目立った．また③について4年生は，臨床実習での担当患者との間で起こった成功あるいは失敗体験，学生では判断に至らなかったエピソードを多くあげた．実習指導者の対処方法から影響を

受けたと考えられる回答も見られたことから，臨床経験が②の結果に密接に関係していると考えられた。現場のPTに対する調査結果ではないため断定はできないが，このことは，現場で専門家としての経験を積むほど「人として」あるいは「生活者」としての視点が薄れていく可能性があることを示唆している。

4. 専門家の"立ち位置"をどう決めるか——問題の解決に向けて

　先の節で述べた三つの次元の問題については，まず医療人類学者の星野晋 (2006) が提唱する「ライフ（Life）」の概念に着目したい。それは次のようなものである。「英語のLifeは，生命，人生，生活といった，日本語では異なったニュアンスの言葉を包括した語である。ライフのあり方・考え方・営まれ方は個人によって，また社会集団によって異なり，変化する（中略）そのような意味でのライフを生きる人々が生活者である。生活者にとっての病とは，生活や人生や人間関係を脅かす（かもしれない）心身の状態であり，サファリングを軸に，ライフ（命，生活，人生，実存）との関係で意味づけられ定義される出来事である」(星野 2006：77)。生活者にとっての病には，日常生活の言語が用いられ，会社を休まなければならない状態から遺言状を書いたほうがいい状態までがあり，それらは日常の言語で語られるという。

　このことから考えると，これまでに紹介した生活・生命・人生の各次元における患者やその家族の考え方や態度に対する専門家のサファリングは，自分たちの"専門性"がそこに直接適用されない／できないことへの焦りと不安から生み出されているに違いない。冒頭に書いた筆者の初心者の頃のエピソードのその後を追記しておこう。筆者は後日，病棟からの連絡を受けて来院したこの患者の母親と話す機会があった。母親は，患者は長男だが放蕩息子で，若いときに家を出て好き放題をし，実家にさまざまな迷惑と心配をかけ続けた。しかしそんな生活に疲れ，少し前にミカン農家を継ぐべく実家に戻り，まじめに畑仕事を始めて間がない頃の発症だったと話した。「そんなこと言ってたら歩けなくなりますよ。それでもいいんですか？」という専門家としての筆者の言葉は，その状態の患者のライフの問題のどこにもどんな形でも受け入れられることはなかっただろう。母親は筆者に「ご迷惑をおかけしました。許してやってください」と謝られたが，謝らなければならない

のは筆者のほうだった。ただ，そのとき筆者に悪気などなく，あったのは「この患者さんを何とかしたい」という思いだけだったことは誓ってもいい。このように考えると悲惨なのは，これまで紹介した事例のどの専門家もどの患者・家族も，互いが"正当"だったということである。では，この問題を私たちはどう解決していけばいいのだろうか。

　これについては，星野の次の説明が私たち専門家に重要な示唆を与えてくれる。「医療者と患者は，臨床の場でのやり取りを通して，それぞれの物語を生成，確認，修正していく。その際に医療者は，患者の語りから医学的に意味ある情報を抜き出す。一方病者も，医療者の言葉から，生活や人生に関わる情報を抜き出したり，医学的説明を生活の現場に持ち帰る。つまり，臨床は生活者の物語と医療の物語が出会い折り合う地点を見つける翻訳と交渉の場なのである」（星野 2006：78-79，傍点は筆者）。少し長くなるが，これを実践しようと日々努力している50歳代前半のPTの語りを紹介しよう。

　　先月，大腿骨頸部骨折で手術をした90歳の男性を担当しました。ベッドサイドで軽い運動から始めようとしても，「手術したところがすごく痛い。もう歳じゃけぇ，こらえてつかぁさい」と手を合わせて懇願するんです。「もう歩けなくてもええから」って。でも主治医は，「強固な内固定をしているし，さっさと体重かけて歩かせてよ！」の一点張り。医学的には事実ですが，本人は痛がって動かない…。また息子のお嫁さんがリハビリ計画書の説明を聞きにきたんだけど，「家に帰っても自分でトイレに行けなかったら，引き取ることはできませんから」と言われ，医師と患者と家族の板挟みになり悩みました。自分の経験から，この年齢・症状・経過で独歩（介助なしに自立して歩ける）までいくのは無理だと判断しました。それで，主治医には「できるところまでやってみるので，（クリニカル）パス通りに行かなくても待って下さい」と言いました。患者さんには「家でトイレくらいまで自分で行けないとお嫁さんがもたないよ。どこからなら始められるかな？」と聞きました。歩行器で何とか歩けるようになった頃，お嫁さんに家屋構造を詳しく聞き，寝室を1階に移し，ケアマネに相談してトイレに手すりを付けました。それで何とか（自宅に）退院できたんです。うちは高齢者が多いんですが，こっちだってなるべく施設転所は避けたいから，毎日毎日こんなことに頭を悩ませています。（女性，一般病

院勤務）

　筆者は新人の頃，ベテランのPTが患者や家族と，そのような折り合いをつけているのを見ると，専門ではないことに時間を割いているように感じたり，現実から逃げているように感じたりして，どこか納得できないところがあった。しかし，今では完全にこちらのほうが本当の専門家なのだと考えている[13]。上記のPTはこの患者について，まさにその"立ち位置"を考え，かつその"専門性"を見失っていない。ここで，そのために必要となる鍵概念をあげておきたい。それは，医療において専門職と患者とを「専門家 vs 素人」の構図で捉えないという視点である。例えば医療社会学者の松繁卓哉（2010）は，イギリス保健省の取り組みの調査を通して，患者を"lay expert（素人専門家）"と位置づけることに注目している。この言葉は一見すると語義矛盾を感じるが，分かりやすくいえば，患者を「病や障害をもって生活していくことの専門家」とみなす視点である。イギリス保健省の取り組みは，「患者歴」が長い患者が指導員として，「患者歴」の浅い患者をリードしていくというものであった。これは，樫田（2010）が，在宅療養者を抱える家族の生活や環境に応じた医療の変更を「イノベーション」と呼び，家庭の療養者とその家族が，在宅医療の専門家・熟練者である可能性を指摘したことと共通している[14]。

　この概念を知ったときの筆者の驚きは大きかった。最初は，ほとんど理解できなかった／受け入れられなかったといっていい。医療の専門家はよく，学生や新人に「患者から学ぶことを忘れるな」という格言めいた言葉を使って指導する。響きのいい言葉で，最初に聞いたときは感動したが，それはあくまで正しい診断（アセスメント）や治療（指導）という専門領域での新たな「学び」のための姿勢をいっているのであって，少なくとも筆者の経験で

---

13) 尾藤（2009）は，医師のプロフェッショナリズムには「確実性」と「不確実性」の二つのポケットがあるとして，後者の重要性を以下のように述べている。「私が言いたいことは，「もやもや」をもやもやしたまま考え続ける勇気をもつ，ということである。（中略）誰だって，もやもやしていることはむしろすっきりさせたい。どこかゆるぎない軸足を置いて行動するほうが，明らかに楽だし効果的である。しかし，医療は患者あってのサービスであるとともに，公益を目指すサービスである。イチローは，今でも少しずつフォームを修正し続けている。（中略）ある意味，迷い続けることがプロフェッショナルの条件なのかもしれない」（尾藤 2009: 31-34）。経験の浅いときは誰でも，「確実性」のポケットしか持てないのが普通だろう。

は，上記のような違う次元での「学び」を促しているのものではない。しかし，松繁や樫田による概念を理解し受け入れることなしに，星野が指摘した「折り合う地点を見つけるための翻訳と交渉」は困難なように思われる。

　その実行には，もう一つ注意しなければならない点がある。その「折り合う地点を見つけるための翻訳と交渉」の個別性がきわめて高いという事実である。それは教科書にも出ていなければ，養成校でも教えてもらえない。この点については，日本にEBM（根拠のある医療）の概念と方法を導入するのに貢献した医師の一人である名郷直樹の次の言葉が興味深い。「明確なエビデンスとは，3%の脳卒中を2%に減らすということだったりする。それのどこが明確なのか。私が知りたいのは統計学的にではなく，臨床的にどうかである。EBMには，ステップ4に"患者への適用—個別の患者にとって，臨床的に意味のある治療かどうか"というプロセスがある[15]。しかし，その部分を勉強して分ったことは，そんなことは自分で考えろということだけである」（名郷2007: 98-99）。治療の選択と適用という点だけ見ても個別性は高

---

14) これに関連して，浮ヶ谷（2004）が糖尿病（diabetes mellitus : DM）患者の調査を通して指摘した「身体性」の問題は，リハビリ専門家にとって非常に興味深い。浮ヶ谷によれば，患者が自覚的症状のないまま「DM」と診断されると，客観的な数値などによって自分たちは「病気である」と認識させられる。その結果彼らは，〈自分のからだ〉を〈医療的身体〉として捉えるようになる。しかし，〈医療的身体〉として〈自分のからだ〉を認識させられたとしても，その事実を受け入れることは容易ではない。それどころか，ときには「病気とは思わない」。病気になったことの実感（リアリティ）は，身体感覚に意味づけすることによってしか得られないからだ。それに乏しいDM患者には，病気のリアリティが感じられないままサファリングだけが生じる。浮ヶ谷の調査は，検査データよりも，わずかな身体感覚の変化を感じ取って食餌行動を調整するDM患者たちの"知"を浮き彫りにした。このように，「身体性」という点からも，患者は療養生活の「専門家」だといえる。筆者も，日本で「認知運動療法（認知神経リハビリテーション）」（ペルフェッティ1998, 2012）を実践してきた経験から，これとちょうど逆のことを強く感じている。つまり，専門家がいくら外部から患者の動きの観察をして「動けるようになった／回復してきた」と感じても，身体感覚や身体イメージの変化が起こっていない患者はそうは思っておらず（Jorgensen 2000; 大原ら2009），専門家と患者との間に，ここまで述べてきた「生活」の問題と同じくらいの大きな齟齬を生み出す原因になっている（沖田2010）。このことは，脳卒中で片麻痺と高次脳機能障害に苦しんだ山田規畝子（2004）の闘病体験を読めば了解できる。山田は，医師としての立場（客観）と患者としての立場（主観）の両方を経験したうえで，「大切なのは国家資格でも，特別な知識や技術でもない。この人はいったい何にストレスを感じて，ここでこうしてうずくまっているのだろうと慮る気持ちなのだ」と記している。それは確かに，彼女の患者としての身体経験から出た言葉である。

15) EBMのステップには次の5つがある。Step 1：目の前の患者についての問題の定式化，Step 2：定式化した問題を解決する情報の検索，Step 3：検索して得られた情報の批判的吟味，Step 4：批判的吟味した情報の患者への適用，Step 5：上記1〜4のステップの評価。この考え方は理学療法の分野でも重要視され，EBPT（根拠のある理学療法）として学内教育の段階から積極的に導入する必要性が強調されている（例えば内山2008）。

い。ましてや専門家としての"立ち位置"の境界は事例によってかなり曖昧で，事例の文脈に応じて相当柔軟に調整していく必要がある。

　しかし，ここで避けて通れないのが専門家としての"責任"という問題である。筆者を含めた医療の専門家は，責任問題が絡むと，どうしても白黒をつけたくなる。筆者は，本章のテーマとなる内容を専門家の勉強会や研究会で何度か報告したことがあるが，この点についての質問をいつも受ける。それは，「医療専門職は，医療法で適切な医療サービスを提供することが定められている[16]。だから，誤嚥性肺炎を繰り返す患者の家族に"好きなものを食べさせていい"とはとても言えない」とか，「患者や家族の希望を認めて，もし問題が起こったら誰が責任を取るのか。認めるとすれば，訴えられた場合のことを考え，同意書でも取っておく必要があるのではないか」といった内容である。

　筆者は，「信頼関係ができていたら訴訟まで発展することはないですよ」などというきれいごとを言うつもりはない。近年，我が国でも患者の権利意識の高まりと医療訴訟の増加が無視できない問題になっており，それが専門家のもう一つのサファリングとなっていることは承知している。しかしここで再度注目したいのは，先に紹介した嚥下障害をもつ利用者の家族に対し返答をうやむやにして帰った言語聴覚士の態度である。彼女の態度は，そのときは「自分で取れない責任を相手にあずける」ためのものだったかもしれない。先に書いたように，私たちは不確実な問題についての責任は取れないからだ。ではどうすればいいのか。筆者は，「曖昧な問題だからこそ，お互いが納得したうえでことを進める」という姿勢こそが重要になると思う。そうすると，この問題はもはや専門家だけの議論では解決できないものとなるため，次節でもう一度考えたい。

---

16) 医療法では，「医療は，生命の尊重と個人の尊厳の保持を旨とし，医師，歯科医師，薬剤師，看護師その他の医療の担い手と医療を受ける者との信頼関係に基づき，及び医療を受ける者の心身の状況に応じて行われるとともに，その内容は，単に治療のみならず，疾病の予防のための措置及びリハビリテーションを含む良質かつ適切なものでなければならない」と定めてある（第一章，総則，第一条の二）。しかし続けて，「医療は，国民自らの健康の保持増進のための努力を基礎として，医療を受ける者の意向を十分に尊重し，（中略）医療提供施設の機能に応じ効率的に，かつ，福祉サービスその他の関連するサービスとの有機的な連携を図りつつ提供されなければならない」ともある（傍点は筆者）。

5. サファリングからの創造性と今後の課題——結語に代えて

　ここでは，これまで述べてきた専門家であるがゆえに生じるサファリングの解消とその昇華について，二つの視点から考えたい。浮ヶ谷（2013）は，「創造性の根源としてのサファリング」について以下のように述べている。

　　苦悩の位置づけとその対処は，これまでと大きく異なることになる。これまでの医療専門家は，患者にケアを提供する際に苦悩の存在自体を主張したり，専門家自身が抱える苦悩を自覚し・公言することが憚（はばか）れた。ゆえに，苦悩への対処法を公に議論することもほとんどなかった。いいかえれば，苦悩を拠り所にしない定型的なケアは提供してきたが，苦悩を根源とする創造的なケアを捷供することは困難であったといえる。したがって，サファリングという人間にとっての根源的な存在条件に着目し，「創造の病い」という考え方を援用することは，サファリングを創造的かつ肯定的に位置づけ直すことになるであろう。

　これを裏づけるデータを紹介しよう。訪問リハビリで「車椅子を変更されたことに頭にきた」前出のPTは，その後の考え方の変化を以下のように語った。

　　若い頃は，例えば「来週ぐらいから病棟で独歩を許可しよう」と考えていた患者さんが，一人で勝手に歩いているところを見つけると，患者さんにかなり強い口調で注意したことを覚えています。（中略）その時は専門家の指示に従わない患者さんを許すことができなかったように思います。（中略）今は違います。野球のキャッチャーのリードについてよく解説者が言うことなんですが，未熟なキャッチャーはピッチャーに対して，「外角低めにスライダーを投げろ」とか「ここしかダメだ」というような要求をするらしいですね。それでも（ピッチャーは）フォアボールでランナーをためてしまったり，失投して打たれてしまったりする。でもベテランのキャッチャーは「この場面ではホームランさえ打たれなかったらOK」とか，「このバッターはこの辺にこの球種を投げておけば安心だ」とかいうスタンスでリードするらしいです。新人のピッチャーでも平常心で投球でき

る。そんなものに似ているのかなと感じています。

　さらに彼は，その利用者と家族とのかかわりの変化について以下のように述べた。

　　かかわりが長くなるにつれ，このご家族の色々なことが見えてきました。いくら嚥下障害が進行しても胃瘻造設は断固拒否。どれだけ時間がかかろうとも食事介助を続けてプロも顔負けの完璧な口腔ケアを行い，誤嚥性肺炎を起こさせませんでした。(中略) その後，インフルエンザによる発熱をきっかけに数か月の入院，廃用 (症候群)[17]の進行の後に退院となったとき，状況が大きく変化しました。この時には車椅子の変更は，すんなり受け入れていただけました。(中略) このご家庭では，新しいことを始めるときは「早期に介入」よりも「年単位」で進めるべきだということが徐々に分かってきました。奥様から「この介護が難しくなってきた…」など，具体的な SOS が出たときに「ここぞとばかり」に介入し，PT からみて良いと思われる福祉用具であったり介助方法であったりを提案して，「納得」が得られれば「実用」に至るという手順を踏んで進めるようになりました。

　また，自らが消化器系の難病を抱え入退院を繰り返した経験のある 20 歳代後半の PT は以下のように語ってくれた。彼女は，復職したらきっといい専門家になると思う。

　　入院中は (主治医から絶食を指示されるので) ストレスが半端なかったです。(最初の入院は) 医大だったので，主治医は研修医の方だったですが，空腹感や口寂しさを訴えても，鼻で笑われました。今は違う病院にかかっていますが，(症状が悪化したときには) 1 週間の入院が基本なので，それくらいの絶食なら我慢できます。むしろ，「食べるのが怖い」と感じ

---

17)「廃用症候群 (disuse syndrome)」とは，安静状態が長期に続くことで，筋力低下，関節拘縮 (関節の可動範囲の狭小)，褥瘡 (床ずれ)，認知症など，さまざまな心身機能低下が起こった状態を指す。最近では，「生活不活発病」とも呼ばれる。

てしまうほどです。そんな状況で，もし医師から「何でも食べちゃっていいよ」と言われても困ります。境目って難しいです…。私はPTとして働いたあとに，(中略)自分も患者としていろんな医療職と接しました。気付いたことは，いろんな考え方の人がいて，みんな「自分が普通」と思っているということです。(中略) いつか，専業主婦としての経験をPTとして生かせるときがくるといいなと思っています。(女性，急性期→回復期→生活期の病院・施設に勤務した後，現在は結婚して専業主婦)

以上から，「サファリングからの創造性」にはまず，患者・利用者と対立した経験からの気づきに，自分の人生経験をすり合わせることが不可欠になると考える。しかし，その繰り返しにこれまでと同じ時間を取られていたのでは進歩はない。問題は，それを専門家に対する教育としていかに展開していくかだと感じている。しかし筆者は，それを学内教育の早い段階から実践するのは困難だと思っている。実践するとすれば，長期の臨床実習を終えた後に行うのが精いっぱいだろう。なぜなら専門家あるいはその学生として現場で働き，その立ち位置の問題で葛藤したことのない人間が，この問題を相対化して考えることはできないと感じるからである。そして，それを実現する方法論としては事例検討しかないと考えている。その手がかりとしては，「語り (narrative)」の考え方を医療の教育に取り入れることが有効だと思う[18]。

しかし，それが実現できたとしても，もう一つ大きな課題が残っている。専門家の意識がそれらの努力によって変わったとしても，それだけでは不十分である。これについて尾藤 (2010: 214-215) は，「手間であってもお互いの意思をすり合わせて接点と目的を見つけ，合意のもとに行動するということ

---

[18] 医療者向けに書かれた「語り」に関する出版は最近とても多い。筆者は，江口重幸ら (2006) やRita Charon (2011) らのものが導入には適切だと感じている。しかし，理学療法において卒前教育に「語り」を取り入れた試みは筆者の知る限りまだない。また卒後教育としても，注3) で紹介した筆者らによる研修会「Narrative Based Medicine —理学療法士としての患者の捉え方と接し方」が最初のものだと思う。後者の参加者から終了後に聞かされた感想にある傾向があったことが強く印象に残っている。新人からの感想で多かったのは「難解だった。ナラティブアプローチと心理学やカウンセリングのアプローチとは何が違うのか」であり，ベテランから多かったのは「とても興味深かった。自分の臨床経験から，その重要性はなんとなくわかっていたが，研修会で提示されたような社会科学のタームをもたないため，それを後輩にうまく伝えることができないでいた」というものであった。これは今後の教育を考えるとき，非常に重要な指摘だと感じている。

が，医療や民主主義の根本なのではないでしょうか。患者さんが医療で判断の主体になるというのは，そういうことだと思います」と述べ，患者・市民に対しても現在の医療に対する捉え方の変革を求めている。このことは星野（2006：78-79）が，「臨床は生活者の物語と医療の物語が出会い折り合う地点を見つける翻訳と交渉の場なのである」と述べたことが，専門家だけでなく患者とその家族（市民）にも求められていることと深く関係していると思う。

また樫田（2010）が，「癖になるから痰の吸引はあまりしないようにしている」という介護者の事例に触れ，その合理性を説明したうえで，「医療にとって"危険な"ものにも，イノベーションや在宅医療様式の可能性を認めることが，フェアなのではないだろうか」と述べていることも，上記の問題と無関係ではあるまい。先に紹介した誤嚥性肺炎の危険性がある事例に対する言語聴覚士の対処法を思い出してほしい。これについて樫田は，専門家の教育ニーズと市民の教育ニーズを指摘し，それに対する社会学の貢献の可能性について論じている。筆者も，この尾藤や樫田の指摘に対して共感をおぼえる。

最近，超高齢化社会の到来に向けて厚生労働省が提唱する「地域包括ケアシステム」に関連して，マスコミで医療や介護に対する市民の意識の改革を求める論調が強まっている[19]。また，これに同調したかのように専門家の間でも，患者の生き方や人生の終え方についての意思決定と医療や介護の進め方に対する関心が高まっている[20]。筆者は，地域包括ケアシステムの考え方やその推進の仕方に大きな問題はあると感じているが，ここで取り上げた問題を考えるよい機会になっていると思う。本来の医療には，現場で市民と専門家とが納得いくまで話し合うことが不可欠になることは，これまで繰り返

---

19) 例えば，NHKの「NHKスペシャル：日本の医療は守れるか？"2025年問題"の衝撃」（NHK総合，2014年5月31日放送）では，一般市民と専門家らが，高齢化社会における医療・介護を破綻させないためには，自助・公助・共助の問題をどう認識し，それらを地域でどう具体的に実践していけばいいのかについて討論する内容であった。また，朝日新聞でも（社説：人口急減社会の問い―生き方の再検討を迫る。2014年5月26日付朝刊），近い将来の高齢化および人口減少社会に向けて，国民自身が働き方や生き方，また人生の最後の時期をどう過ごすかを，問い直すべき時期にきていることが強調されている。

20) 病院や地域において，患者・利用者の意思決定能力が低下した場合の医療の選択に備える「アドバンス・ケア・プランニング（advance care planning：ACP）」の考え方の出現がその例である。木村琢磨（2014）や藤本啓子（2014）の解説を参照。

し指摘されてきた。それが形式だけの「説明と同意」で終結していたのでは，患者や家族のみならず，専門家のサファリングも解消されないだろう。

どこから取りかかればいいのかと問われても筆者にはすぐに答えられないが，一つだけいえることがある。地域包括ケアシステムの構築の重要な要因の一つとして考えられている多職種連携について話す場合，よく出てくる話題に専門家の職位によるヒエラルキーの存在と，そのヒエラルキーにおいて下から上の職種（とされている）に情報や意見を交換する場合の"敷居の高さ"の存在である（平岡と沖田 2014）。専門家同士でもそのような問題が生じているのに，それが専門家と患者となると，いくら患者や家族の権利意識が高くなったとはいえ，そこには相当に高い"敷居"が存在するはずだ。それに加え，両者には専門知識の程度や生命あるいは生き方に関する考え方に大きな違いがあることを考えると，一般市民に「そちらから近づいてきて」というのは無理な話で，こちらからの呼びかけが不可欠になるだろう。それが専門家のサファリングを解消するための近道であることを，まず私たちが強く意識することが最初の一歩になるはずだ。

謝辞：本論は，国立民族学博物館の共同研究プロジェクト「サファリングとケアの人類学的研究」（2009年10月～2013年3月）に参加した成果としてまとめたものである。代表者である浮ヶ谷幸代氏をはじめ，参加された人文・社会科学者および医療・福祉の専門家の皆様に感謝する。この経験がなかったら，筆者は未だ現代医療を相対化できない「典型的な専門家」だったに違いない。特に，浮ヶ谷幸代氏と星野晋氏にお礼申し上げる。筆者は，自分の専門と異なる領域で論文を書いたのはこれが初めてである。お二人は，本論の内容の構成から執筆マナーに至るまで，戸惑う筆者に的確なアドバイスを与えてくれた。そして何より，このテーマ関する聞き取りやアンケートに答えてくれた理学療法士とその学生の皆様に最大の謝意を表する。彼らのほとんどは，「こんな問題が研究のテーマになるのかどうか分からないけど…」と前置きする筆者に真摯に話を聞かせて／書いてくれただけでなく，「面白そうだし，とても大事な研究だと思います」と励ましてくれた。

参照文献
浮ヶ谷幸代 2004『病気だけど病気ではない―糖尿病とともに生きる生活世界』誠心書房.
――2013「医療専門家のサファリングとその創造性―患者，利用者，依頼人との距離感という困難を超えて」『文化人類学』77(3)：394-413.
内山靖（編著）2008『エビデンスに基づく理学療法―活用と臨床思考過程の実際』医歯薬出版.

江口重幸・斉藤清二・野村直樹(編) 2006『ナラティヴと医療』金剛出版.
大原裕子・沖田一彦・百々猛史・中野徹 2009「慢性期における理学療法のめざすもの―患者の希望とセラピストの目標の間にあるギャップ」『理学療法の臨床と研究』18：3-8.
大生定義 2009「プロフェッナリズム概論」『白衣のポケットの中―医師のプロフェッショナリズムを考える』宮崎仁・尾藤誠司・大生定義(編)，医学書院.
沖田一彦 2010「『二つの間』を埋めるために―医療におけるコミュニケーションと人間関係の今後」(公益社団法人広島県理学療法士会ホームページ：http://hpta.or.jp/modules/public_top/index.php?content_id=5　2013年8月21日最終確認).
――2011「準備教育をアウトカム基盤型で考える：その可能性と課題：生活の視点を導入することの重要性について」『医学教育』42(Suppl)：41.
尾藤誠司 2009「医師のプロフェッナリズム推進に関する『すっきり』と『もやもや』」『白衣のポケットの中―医師のプロフェッショナリズムを考える』宮崎仁・尾藤誠司・大生定義(編)，医学書院，pp. 31-34.
――2010「『医師アタマ』との付き合い方―患者と医者はわかりあえるか」中公新書ラクレ344，中央公論新社.
樫田美雄 2010「周辺への／周辺からの社会学：社会学の新しい基盤としての市民教育ニーズと専門職教育ニーズ」『社会学評論』61(3)：235-256.
Carlo Perfetti・宮本省三・沖田一彦 1998『認知運動療法：運動機能再教育の新しいパラダイム』小池美納(訳)，協同医書出版社.
カルロ・ペルフェッティ 2012『身体と精神：ロマンティック・サイエンスとしての認知神経リハビリテーション』小池美納(訳)，宮本省三・沖田一彦(監訳)，協同医書出版社.
菊池潤 2007「療養病床の増加要因に関する分析―二次医療圏パネルデータを利用した分析」『IPSS Discussion Paper Series』2006-03：国立社会保障・人口問題研究所，pp.1-23.
木村琢磨 2014「病棟でよくあるその他の問題に対応する病棟におけるアドバンス・ケア・プランニングの実際」『レジデントノート』16(5)：1034-1039.
甲田宗嗣・沖田一彦・辻下守弘 2013「理学療法士のプロフェッショナリズムに関する意識調査と講習会開催経験」『理学療法の臨床と研究』22：11-13.
才田栄一(監修)，金田嘉清・冨田昌夫・澤俊二・岡西哲夫(編) 2011『PT・OTのためのOSCE』金原出版.
齋藤雅彦・樫田美雄 2011「医療化する家庭・家庭化する医療：在宅医療のエスノメソドロジー」『徳島大学社会科学研究』24：13-56.
杉原早紀 2014「理学療法学生は生活に根ざした医療をどの程度理解できるか―ジレンマストリーを用いたアンケート結果より」『県立広島大学 保健福祉学部 理学療法学科 卒業研究論文集』16：77-82.
名郷直樹 2007「『西洋医学でないものはうさんくさい』はどんな根拠に基づいているのか？」『医師アタマ』尾藤誠司(編)，医学書院，pp. 95-101.
平岡一志・沖田一彦 2014「理学療法士の同職種および異職種間連携の捉え方―急性期・回復期・生活期を比較して」『第28回中国ブロック理学療法士学会抄録集』p. 55.
星野晋 2006「医療者と生活者の物語が出会うところ」『ナラティヴと医療』江口重幸・斉

藤清二・野村直樹（編），金剛出版．

三好春樹 1986『老人の生活ケア：〈生活障害〉への新しい看護の視点』医学書院，pp.30-31.

——1991「老人と地域：ニーズをどうとらえ，どう応えるか」『理学療法科学』18(3)：242-245.

——1993『専門バカにつける薬』医学書院．

山崎裕司・山本淳一（編）2012『リハビリテーション効果を最大限に引き出すコツ——応用行動分析で運動療法とADL訓練は変わる［第2版］』三輪書店．

山田規畝子 2004『壊れた脳 生存する知』講談社．

横田祥吾 2014「新人理学療法士の患者・利用者間での人間関係上の悩みについて」『県立広島大学 保健福祉学部 理学療法学科 卒業研究論文集』16：143-148.

リタ・シャロン『ナラティブ・メディスン——物語能力が医療を変える』斎藤清二・岸本寛史・宮田靖・他（訳），医学書院．

藤本啓子 2014「高齢者の意思決定支援——死と向き合うために」『地域ケアリング』16(8)：28-34.

Fordyce, W.E., Fowler, R.S. Jr., Lehmann, J.F., Delateur, B.J., Sand, P.L.and Trieschmann, R.B. 1973 Operant Conditioning in the Treatment of Chronic Pain, *Arch Phys Med Rehabil*, 54(9)：399-408.

Jorgensen, P. 2000 Concepts of Body and Health in Physiotherapy; The Meaning of the Social/Cultural Aspects of Life, *Physiotherapy Theory and Practice*, 16(2)：105-115.

第5章
「かかわりの専門職」の体験する苦悩と可能性

福冨　律

1. はじめに

　本章では，精神科病院のソーシャルワーカー[1]とサファリング（以下「苦悩」という）の関連について，援助専門職としての筆者の経験から検討する。まず，背景として一般にあまり知られていないソーシャルワーカーの日常について，筆者の体験を紹介する。そのうえで，かつて担当となった本間さん（仮名）とのやりとりを，筆者自身の主観や本間さんとの関係に焦点を当て，4期に区分して詳細に記述する。そして，援助専門職としての筆者と本間さんとの関係は「苦悩」とどのような関連があるのか，「苦悩」という視点で捉えることで何が見えてくるのかを検討する。

　なお，本章は援助専門職としての筆者を記述すること[2]に目的がある。支援対象としての本間さんを事例研究するものではない。そのため，本間さんの情報は最低限の記載にとどめ，一部を改変した。登場人物は，すべて仮名である。本間さんに読んでもらうことを念頭に執筆し，当時の同僚から意見をもらい加筆をした。援助関係が終結して長い期間が経過していることもあり，残念ながら本間さんに直接読んでもらうことはできなかった。今も筆者

---

1) 精神保健福祉領域のソーシャルワーカーの国家資格として，1997（平成9）年に制定された精神保健福祉士がある。現場においてはソーシャルワーカーの職名が多く用いられており，筆者の勤務する病院も同様だったことから，本章ではソーシャルワーカーの語を使用する。なお，2003（平成15）年の日本学術会議社会福祉・社会保障研究連絡委員会報告書「ソーシャルワークが展開できる社会システムづくりへの提案」において，日本では，国家資格である社会福祉士及び精神保健福祉士がソーシャルワーカーとして位置づけられていると記されている。
2) 本来，筆者の経験年数や病院の具体的な状況などは，筆者や本間さんとのかかわりを構成する重要な要素である。しかし，本章では利用者個人の特定を極力避けるため，割愛した。経過において年月や季節を特定する記述が少ないのも，同様の理由による。筆者としては，行間の「記述されてない事柄」を，限られた情報から想像して読み進めてほしいと考える。

の中にいる本間さんと，対話を重ねて執筆したことを申し添えたい[3]。

2. ソーシャルワーカーと「苦悩」

「偉いですね」。筆者を含めて，多くのソーシャルワーカーや社会福祉を学ぶ学生は，周囲からそういわれた経験をもつ。この言葉には複数の意味が込められているが，「苦悩」の多い職業であると思われている側面があるのかもしれない。

とりわけ精神保健福祉の分野に従事するソーシャルワーカーは，「かかわりの専門職」といわれる。代表する論者である柏木昭は，ソーシャルワーカーの専門性の基盤に「かかわり」があることを，以下のように述べている。「ソーシャルワーカーの専門性はソーシャルワーカーとクライエントとの関係である『かかわり』を中心とする理念によって支えられている。『かかわり』はクライエントとの協働という形をとる。（中略）協働という形の『かかわり』なしにソーシャルワークの専門性は成立しない」（柏木2012: 12）。また，例えば相川章子ら（2009）は，ソーシャルワーカーとしての自らを主人公として「かかわり」の実践を描いている。

利用者[4]の多くは，単に福祉サービスを利用するだけでは生活を継続できない。ソーシャルワーカーの支援は，利用者の生活をとりまく対人関係，社会関係を焦点とする。そして，利用者をとりまく関係を支援するうえでは，ソーシャルワーカーと利用者との関係も支援を構成する一部である。例えば，デイサービスやホームヘルプといった制度を導入して事足れりとするのではなく，ソーシャルワーカーと利用者の関係やソーシャルワーカー自身の主観も支援の道具であるとされている。

また，ソーシャルワーカーの体験に関する論考として，ここでは二つ紹介する。第一に，尾崎新（1999）は援助者が「ゆらぎ」に直面することを，社

---

3) 本章のうち，本間さんとのやりとりは，「ソーシャルワーク実践における『変化』に関する研究：自験3事例の分析」立教大学大学院コミュニティ福祉学研究科修士論文，2007年の第2章をもとに，大幅に加筆修正を行ったものである。また，一部は利用者理解と援助者の自己活用の側面から検討を行った（福冨2012）。

4) ソーシャルワーカーの支援対象となる人はクライエントといわれることが多いが，本章では「利用者」を用いる。［編集注：本章以外はクライアントを使用］

会福祉実践の本質であると述べている。彼のいう「ゆらぎ」とは，援助実践の中で経験する動揺，葛藤，不安，迷い，わからなさ，不全感，挫折感などの総称である。また，「ゆらぎ」を援助職のみでなく利用者と援助職が共に経験するものとして，「ゆらぎ」の可能性を論じている。第二に，空閑浩人（2012）はソーシャルワーカーが無力感に直面しながらもクライエントとの関係から降りずに「かかわり続ける専門職」である意義を述べている。そして，ソーシャルワーカーの「かかわり続ける」営みを支える「知」のありようとして，実践や体験を言葉にして示すことの必要性を論じている。

本章は，以上の論考と類似した志向をもつ。ただし，「よりよい支援」「よりよい専門職」を直接の目的として，体験を記述するわけではない。あくまで，ソーシャルワーカーとしての体験を詳細に記述することに本章の主眼がある。なお，以下ではソーシャルワーカーとしての筆者について，「私」と表記する。

3. ソーシャルワーカーの日常

この病院のソーシャルワーカー室は，外来待合室に面している。ここはソーシャルワーカーが電話や書類の処理などをする部屋である。日中はひっきりなしに患者さん（以下，利用者と記載）や家族，病院スタッフが訪ねてくる。利用者や家族との面談は，隣りあった面接室や病棟などで行われる。

都市近郊にある精神科病院のソーシャルワーカー室には，病棟の数よりやや少ない7名のソーシャルワーカーがいた。それぞれ1, 2の病棟と外来の利用者を担当，病棟や外来のグループプログラム，会議などに参加しながら，外部からの受診相談，入院相談などを主に行っていた。

出勤すると私は一日の予定を整理する。途中で入ってくる様々な相談，調整事項に臨機応変に対応するためには，約束をしている面接，電話，会議などと，業務上優先順位の高い事項を把握して，常に入れ替えをする必要がある。私はボードとノートを持ち歩き，ちょっとした空き時間を見つけては，自分の業務を整理するようにしていた。

始業時間になると打ち合わせがはじまる。この病院では，利用者や家族，他の医療機関や行政機関からの相談窓口を，ソーシャルワーカーが担っていた。入院時の手続きや案内についても，一端を担う。これらは，医療を受け

るために最低限の環境を整備することが目的であり，退院先や家族状況などの調整が必要な利用者に，早期から支援を行うための顔合わせの場面となっていた。特に，院内のきめこまかな調整は，病院全体や他部署，各ソーシャルワーカーの状況をある程度把握していることで，はじめて可能になる。打ち合わせ中にも電話や相談は入ってくるので，各自が積極的に情報収集をしなければ十分な業務は行えない。打ち合わせが終わると，その日の窓口担当以外は病棟に出向いたり，外来待合室で待つ利用者のもとに行き面談をしたり，病院内外に電話をするといった動きになる。必要があれば，入院している利用者と一緒に外出して公共機関の手続きをしたり，退院後の住居の整備に外出同行することもある。

　入院相談の電話が入ると，治療の対象になる状態なのか，ベッドの空き具合や受け入れ態勢はどうか，精神科病院の入院について本人や家族の意向はどうか，健康保険や入院費の負担は可能なのかといった調整を行う。病状について医師が判断できるように，必要な情報も聴取しなければならない。本人が受診に納得できない場合，どんな手立てがあるのか情報提供をして，家族や関係機関と方法を考えるのも重要な役割である。

　病棟では，他職種とともにグループワークや行事に参加したり，毎週行われる病棟カンファレンスに加わるなど，医療チームの一員としての業務もある。医師や看護師などと支援方針の検討をする，重要な情報は診療録に記載するなど，病棟ナースステーションで行う仕事も多い。なお，読者に相談のイメージをもってもらうために，病棟や外来でソーシャルワーカーが行う主たる相談内容を例示する。退院支援，経済的な問題の支援，制度利用や社会生活に関する支援，家族関係の調整などである。いずれも，利用者や他職種が問題だと捉えている課題自体の解決を目的とする場合もあれば，奥に垣間見えるその人の生活や生きにくさを視野に入れた支援を行う場合もある。

　新人だった頃，病棟ナースステーションで他職種の人たちと会話をする時間を，私は特に楽しみにしていた。話を聞いていると，利用者の生活状況や医療上の情報など，自分は直接知らないことがわかる。それぞれの専門職がその人をどんな視点や価値観で見ているのか，雑談からもわかってくる。新人の私が一人前の専門職としての期待にいかに応えるか，自分の腕の見せどころだと思った。

　次第に経験を重ねて，他職種との方針の違いや葛藤を重ねると，ナースス

テーションは自分にとって居心地のよい場所ではなくなった。もちろん，各スタッフが何を考えて，何を問題だと捉えているかを知ることは，仕事の遂行上とても重要だった。例えば，病棟担当医が注目をしてエネルギーを注いでいる利用者に対して，タイミングを合わせて支援をすることで，よい結果が出ることがある。私は，医療チーム全体の流れや方向性を把握しながら，いかに有効な支援を行うかを考えるようになっていった。

それとともに，私にとって重要な時間は，病棟内で利用者と何気ない雑談をする時間にとって代わった。ベランダのベンチやベッドサイドで話してくれる雑談は，面接室で話される目的をもった会話より，その人らしさを理解するうえで有効だった。当たり障りのない世間話にも，ふとした間合いにその人の世界や人付き合いの経験が潜んでいる。本当は，ソーシャルワーカーとしてそんな時間が重要ではないかと考えるようになっていった。しかし，この時間も病院内で持ち歩く携帯電話が鳴り，中断することが多い。

このような雑多な慌しさの合間に，本間さんとのやりとりはあった。

4. かかわりの過程

(1) 第1期　本間さんとの出会い

ソーシャルワーカーの感じる「苦悩」を考えたとき，思い浮かぶのは本間さん（仮名）である。私は，アルコール依存症の専門病棟（以下，アルコール病棟）の担当となり，本間さんと出会った。前任者から引き継いで約1年間，仕事とはいえこんな苦しさをおぼえるのかと思った期間もあれば，その向こうにある可能性を感じた体験もあった。

本間さんは50代半ばの男性。アルコール依存症で，1年以上入院していた。アルコール病棟では，多くの患者さんは入院3か月以内に退院する。本間さんは，長期に入院している数少ない患者さんの一人であった。当初，生活保護の担当者に同伴されて，彼は外来を受診した。その後，身体を壊して内科病院に入院。最初は，うつ症状の改善を目的にアルコール病棟に入院してきた。一人暮らしの自宅に退院して数か月間，細々と暮らしていたこともある。しかし，身体を本格的に壊してこの病院と内科病院との転院と，自宅療養を繰り返していた。その間に住んでいた団地が建て替えとなり，立ち退きにあたって一時金が支払われた。彼にとって頼みの綱であった生活保護は

廃止され，自宅もなくなった。家族のかかわりもない。そして，自ら長期入院を希望するようになっていた。

　容姿は小柄で顔も小さく，肩幅は狭い。いつも少し前かがみに視線を落として，本間さんは歩いている。細く頬骨が目立つ顔，目も唇も細めであった。年齢のせいもあって，頭髪は薄く細い。外出の際には，野球帽スタイルのキャップをかぶっていた。なかなか似合っている。服はカーキ色など，沈んだ色が多い。比較的ゆったりとしたもの，ボタンが多いものを好んでいた。帽子をかぶって顔を上げ，にやっと笑うと口元に縦しわができる。本間さんがふと見せる少年のような顔は，一瞬ながら好ましいものに私には見えた。

1)「とにかく，よろしくお願いします」

　引き継ぎの面接で語った本間さんの言葉は忘れられない。

　彼はひざに両手を置いて，細い身体を少し揺らしながら深くおじぎをした。ひざに頭が着きそうだった。そして，「とにかく，よろしくお願いします」と言った。声はやや細く，「とにかく」の「と」に力がこもっていた。

　病棟の狭い診察室は，茶色い扉を挟んでホールに面している。本間さんは入り口近くの椅子に座り，私と向かい合っていた。私は，考えていたより丁寧な挨拶をされる方だと感じながらも，こんなに深々と挨拶をする人とやりとりするのは，容易ではないと直感した。

　前任者からの引き継ぎは，通常居室で簡単な挨拶をするだけだった。でも，本間さんについては同僚の判断により三人で面接した。前任者が診察用のベッドに座って，今までの経過を簡単に話す。本間さんは相槌をうつことも異を唱えることもなく，何となく前任者や私の方を見ている。他人事のようにも見える。「本間さんご自身からどうぞ」と水を向けられて，一言二言だけ話す。内容は，「できたら施設に入りたい，あとは何もわからないのでとにかくお願いしたい」ということだった。本間さんは，前任者と一緒にある施設を見学して，「ここなら暮らしたい」という希望をもっていた。しかし，現実に入所が難しいことは，当初から明らかだった。

　本間さんの話を聞きながら，私は胃が重くなった気がした。先入観をもってはいけないと考えながらも，この人は自分が動きたくない，変わりたくない人かもしれないと思った。理由は一番には深々とした挨拶であり，しぐさ

であった。つぎに「とにかく」という言葉であった。

　これらについて，実際にすぐに思い当たる場面があるわけではない。ただ，出会ったときに低姿勢だと感じた人から，後に怒られたことは何度となくある。これだけ頭を下げてお願いしたのに，と感情をぶつけられたこともある。なかには，内容が無理難題であったり，期待する相手が違ったりして，応えられないことが明らかなこともある。

　普段から，本間さんはこのように低姿勢なのだろうか。それは本間さんのどんな歴史の積み重ねから生まれたものかとも考える。どんな事柄に対しても，どんな相手に対しても，同様なのだろうか。今まで低姿勢にお願いをすることで必要なものが得られたのか，得ることができなかったことが多いのか。私にはあまり多くの情報はない。本間さんも，あまり語らない。

　低姿勢な態度について，私は自分を重ね合わせる面もあった。丁寧で低姿勢だと，私もいわれることが多い。わざわざ他人にお願いするのであれば，自分があきらめればよいとすぐに思う。そのくせ，かなえられなかったことに納得できずに感情を周囲に態度で表出することもある。自分のこの傾向が変わったのは，他者のことで他人に依頼をするという経験であり，仕事を通じた社会経験がきっかけである。自分を小さくして低姿勢であることより，どのようにして丁寧に伝えるのか，どうすれば相手が聞いてくれるのかが重要だと，私は何度も体験した。それゆえか，低姿勢なばかりの本間さんに親しみを感じる面と，どっぷりと浸かっていると見えた本間さんにいら立ちを感じる面と，どちらもあった。

　「とにかく」という言葉には「すべてを任せる」意味があると思えた。私は，重たいものを感じた。「とにかく」に，私は「面倒なことは嫌」「自分は何もできない」，さらには「生きることが面倒くさい」「向き合いたくない」といった意味がこめられているように思えた。そこには，本間さんがそう思わざるを得ない今までの境遇があり，本間さんの生き方があるはずである。「とにかく」の言葉から，すべてを職員に「丸投げ」したように私は聞こえた。極端にいえば，「自分自身は何があっても動かない」という意味に思えた。取りつく島のなさを感じて，「容易ではない」と思った。

　アルコール依存症の利用者に怒りや反発の感情を向けられることは，珍しくない。いかに仕事とはいえ，これは慣れることのできない嫌な体験である。だが，本間さんからは怒りも反発も感じられず，むしろあきらめの感情

が伝わってきた。怒りや反発の感情を向けられるより,「生きることが面倒」だと思っている人と向き合うことは,もっと難しい。本間さん自身が,自ら動くこと,生きていくことを実感できなければ,援助職が何をしても本間さんには響かない。私が考えたのは,時間をかける必要があること,本間さんの困難さや何気ない日常の一部に,脅かさずに立ち会う経験を積み重ねたらということだった。あまり正面から向き合いすぎても,本間さんを追いつめてしまう。

その場ではもちろん,ここまでは明確に考えていなかった。「自分の生活や人生のことなのだから,もっと大事にしてほしい」「自分で考えようとしてくれなければ手伝えない」という感情も反射的に湧いてきた。とりあえず「シフトダウン」して,つかず離れずに付き合おうと意識していた。

受け身にすべてを任せてしまいたい本間さんに,実際に動いてみて考えてほしいと私は思った。同時に,それはすぐには難しいということもわかった。降ってくる課題を一つひとつ考えながら,しばらくはまず私という援助者を知ってもらう時間が必要である。そこからはじめなければと,覚悟をした面接であった。

本間さんと実際に会うことで,私の気持ちは確実に重くなった。ただ,かといって「会うのが嫌でたまらない」「担当を代わってほしい」と思ったわけではない。本間さんのどこか飄々とした態度,風貌からも感じられた個性,繊細さなどは,好ましいものと見えた。職員に対するある種の強い依存と,自分の世界をしっかりもつ本間さんの両面がどのようにつながっているのか,私は興味深いと感じていた。

2) 担当となった頃

私は,本間さんから引き継ぎの場ですべてを任されてしまったように感じ,とても重い気持ちを抱えていた。しかし,その後本間さんから話しかけられることは,全くといっていいほどなかった。

引き継いだ当初,私がまずやらねばならなかったのは,本間さんの医療費の手続きだった。2か月間に1回は,本間さんに申請書の記入をしてもらう必要があった。前任者は,この書類をベッドまで持って行き,本間さんに記載してもらっていた。私は,徐々に事務所の窓口に同行して,窓口で自ら書類を書いてもらうことにしていった。わざわざ書類を本人のところに持って

行ってすべてをお膳立てすることは，彼のためにならないと考えた。本間さんは，身体が動かないわけではない。手続きを自分でしたくない明確な理由があるわけでもない。事務所の窓口で本間さん自身ができるようにと院内の調整をして，本間さんにも話した。今までのやり方は，本人や病院職員の希望をただ受け入れただけのやり方だと私は思った。結局，面倒がったり不機嫌になったりする本間さんに向き合わずに済ます方法だと考えた。そして，この過程で本間さんがどんな反応をされるのか，私は関心をもっていた。当初は面倒な表情をされていたが，実際にやりながらしくみを伝えていくと，彼は納得してくれたように見えた。

　この手続きのほか，本間さんと接する機会は多くなかった。回復プログラムには参加しているものの発言は少ない。目を閉じて，聞いているのか寝ているのか定かでないことが多い。日中病棟に行っても，ほとんど不在である。たいてい午前中は作業療法で，絵を描いたり陶芸などをしていた。プログラムのない時には，外出していることが多かった。たまに定時に私が職場を出ると，駅からポケットに手を入れて，前かがみにイヤホンで音楽を聞きながら帰ってくる本間さんに会った。駅前の商店を眺めて歩くことが好きだという。近所の野山を一人で歩いていることも多いらしい。周りのスタッフは，随分元気に，健康になってきたではないかと言っていた。

　こちらから声をかけると，本間さんは「何もないです」と言うか，「職員が自分を追い出そうとしている」という話になるかのどちらかであった。事実，時おりこの病棟に関与する職員の間では，本間さんがなぜ長期に入院している必要があるのか，今後の見通しがなぜ立たないのかという話がされていた。本人にも，アパートの保証人がいないのなら，ウィークリーマンションに退院してはどうかと話されていた。しかし，本間さん自身に尋ねても，「職員が自分を追い出そうとしている」「意地悪をする」「何もやってくれない」といった否定形で，拗ねた返答ばかりであった。自ら希望を話すこともなく，何かに困っているという話もない。このままでは糸口がつかめないと，私は感じていた。

　それでも，私はなるべく居室を訪ねるようにした。本間さん自身が相談したいと思った時に，近くにいたいと考えた。また，私が訪ねたときの本間さんの反応を見たかった。一つひとつの課題に取り組む前に，本間さんとの関係をつくる必要があった。恐らく本間さんに「何をしたいですか」「どうし

ましょうか」と聞いていっても，明確な答えは返ってこない。せいぜい実現の可能性が少ない「施設入所」を希望するだけであろう。通常であればそれも一つのプロセスである。だが，本間さんの場合は「どうせ思いどおりにいかない」「希望はかなわない」というだけではすまない。「どうせ職員と話しても仕方がない」という結論を出してしまうことは，目に見えていた。

3) 病棟にいない本間さん

　作業療法や外出で，本間さんが病室にいないことがわかったとき，私は残念だと考えた。でも，心のうちでははほっと胸をなでおろした。先延ばしになるだけのことだとわかっていても，本間さんの「とにかく」が私には重く残っていた。そして，ようやく会えても，本間さんは挨拶に応じるだけであった。「こんにちは」と声をかけると，大抵は一瞥して軽く会釈をする。そして，歩みを緩めずに通り過ぎることが多い。ただ，たまに驚いたようにこちらを見て，挨拶を返してくれることがある。通常は「何か話しましょうか」と声をかけても，「いえ，何もないです」と目をそらす。表情も硬く，口調も冷淡である。自分の世界に閉じこもるしかないほど，気持ちや身体に余裕がないのだろうか。相談をすることでうまくいった経験がないのだろうか。スタッフに「お願い」したことだから自分の問題ではないと思っているのだろうか。本間さんの感情や考えに想像を及ばせてみたが，そのどれもが本当であるように思えた。あせる気持ちもあったが，これだけ長く入院してきた本間さんが次の生活に歩みを進めるまでには，時間がかかるのが当然だと考えていた。主治医も本間さんがすぐに退院できるとは考えていなかった。そのため本間さんとの間でも，主治医との方針についての話し合いでも，葛藤が起きることはなかった。

　同時期，看護スタッフから本間さんに，引き続きウィークリーマンションに住んではどうかという働きかけもあった。一見，「時間が必要」と私が考えていたことと矛盾していた。しかし，本間さんの場合には意味があると，私には思えた。彼がそれで混乱してしまうとは思わなかった。むしろ，いずれは退院することを考えなければならない。自分で動けることは自分でやることが大事だと考えるきっかけを見つけてほしいと思っていた。他方，それで本間さんの生活がどうにかなるのなら，と他人事のように装っていたのも事実である。今思うと彼にとっては，相当なプレッシャーになっていたのか

もしれない。「職員は自分を追い出そうとしている」「何もやってくれない」「何で自分ばっかり」という表現にばかり気をとられて，私も感情的に反応していた。

(2) 第2期　変化の兆し
1) 内科病院への転院
　本間さんをめぐる流れが変わった契機に，内科病院への転院があった。検査結果の悪さと間食など本人の生活習慣の問題，方針についての行きづまりなどから，主治医が提案したアイディアが，糖尿病の教育を含めた内科入院であった。主治医は本間さんを，身寄りのない，孤独で身体を壊してしまった気の毒な人と捉えていた。ほとんど食事も摂らずに，極限まで家にこもって酒を飲んでいたのではないかと言っていた。それでも徐々に身体が回復してきた本間さんが，作業療法や散歩といった自分の世界をもてたことを喜んでいた。しかし，とてもすぐに単身生活は送れまいと考えていたようでもあった。本間さんの体調がよくなるにつれて，顕在化してくる血糖値の異常，間食が多い食生活も問題となってきたことから，捻り出した提案だった。

　精神科病院のソーシャルワーカーである私にとって，他科への入院依頼は緊張する。精神科に入院している患者というだけで，他科病院への入院は難しい。今回は，内科治療が終了すればこの病院への再入院が約束されている。入院中に対応困難な精神症状が生じることも考えられない。これだけの条件が明らかでも，様々な理由で入院を断られることが多い。私は，本間さんが長くその病院に通院して，入院を繰り返した事実を確認したうえで，内科病院のソーシャルワーカーに依頼をした。先方が本間さんのことを覚えていることを知ったときには，本当に嬉しかった。詳しいことは何も聞いていない。ただ，そのソーシャルワーカーにとっても，本間さんが忘れられない存在であることはすぐ想像がついた。積極的に病院内の調整をしてくれた。しかし，受診予約のこと，同伴する職員の手配，医療費のこと，入院中の持ち物，入院保証書のこと等々，一つひとつ調整が必要であった。精神科に入院中で，日常から交流のある家族がいない人が，他の病院に入院することの難しさを感じずにはいられなかった。

　本間さんにとっては，内科病院は入院，通院を繰り返した，住み慣れた地域の病院である。転院の希望もはっきりあった。この病院のソーシャルワー

カーの名前を話すと，本間さんの顔は少しほころんだ。どんなやりとりがあったかは話してくれない。でも，嫌な思いでないことはすぐわかった。あとから考えると，本間さんが以前に生活保護を受けられたのは，恐らくこのソーシャルワーカーの援助だと考えると納得できる。彼にとって，生活保護受給はとても大きな救いだった。大事な出会いだったのではなかろうか。

内科病院への転院で，本間さんと私がいる病院の職員との関係は変わった。それまで本間さんは，私がいる病院の職員，患者さん以外の人と接する機会はほとんどなかった。本間さんにとって病院の職員は，やりたいことを妨げる存在，入院を長く続けていたいのに，認めてくれない嫌な権力者となっていた。転院に至るまで，自らの希望することを相談しながら進めるという体験を，本間さん自身もした。この内科入院以後は，本間さんと病院スタッフとの関係は変わったと思える。何が変わったのか，はっきりとした事実はない。あえていえば，本間さんと向き合ったときの表情や「間合い」の空気といったものである。

2) 施設待機の問い合わせをめぐって

内科病院に入院中，私は本間さんが何かトラブルを起こすのではないかと不安だった。糖尿病の教育入院は，不自由なことだらけであろう。どこまで病院の指導に従っていられるのか，不適応の烙印を押されてしまうのではないかと，私は心配していた。幸い，療養態度への苦情もなく，本間さんは単身でタクシーに乗って帰ってきた。再入院に際して，主治医にも「本格的な退院を目指していこう」と言い渡されている。私は，その場を見ていない。でも，彼はそのことで不機嫌になることはなかった。再会の懐かしさと，自分で成し遂げることができた実感があったのではないかと思う。

施設の待機の状況を聞いてほしいという要望は，内科病院に転院する以前から出ていた。最初は，「まだ聞いてくれていないんですか」という言葉からはじまった。そこには，私をなじり，非難する感情が含まれていた。すでに「すべてを」お願いしたのに，施設の待機状況も聞いてくれない，といった趣旨の本間さんの言動に，私は腹立たしく思った。アルコール病棟では，自分のことはできるだけ自分でやるという原則が明確にある。私は，そのときには電話番号と聞き方を伝えて，「自分で連絡してください」と突き放した対応をした。

ようやく私が施設に電話をしたのは，再入院して1か月あまりが経ってからである。それはなぜか。アルコール病棟なのだから患者さんが自分でやるべきという原則に頼る思考から解放されたこと，内科入院を巡るやりとりを重ねたことで「請け負う関係」に意味があると思えたことによる。以前の本間さんは，投げやりでありながら職員に依存していた。職員がやってくれるのを「待って」いた。私は，希望すること，面倒だと思うことを「請け負う」行為は，本間さんとの援助関係では，全く意味がないと思っていた。

　どのように私は変化を感じたのだろうか。それは「本間さんの感情の背景が伝わってくるようになった」感覚である。援助関係の深まりを，私は感じた。ただ，電話をしなかったのは，この理由だけではない。担当者となった私自身が，早々から悪い知らせを伝えたくない，という感情もあった。やりとりをする過程で，理屈を盾に平行線をたどることの無意味さも感じた。私は素直に希望に応じなくて申し訳なかったという気持ちになった。本間さんのことを知るにつれて，施設にいきなり電話をして尋ねることが，彼にとってどれだけ大変かが少し伝わってきたこともある。

　施設の職員は，電話で快く対応してくれた。予想どおり待機人数は変わらないと聞いて，少し胸をなで下ろした。私の電話が遅くなったために，本間さんが不利益を被らずにすんだ。ほっとした気持ちになった。

　援助職として，利用者にはいい顔をしたい，嫌な役割はしたくないという感情や価値観が自分に存在する。これまで私は，このことにあまり意識を向けてこなかった。それは悪いことばかりではない。私を「いい顔ができるくらいよい働きをする」援助者に高めてくれる。利用者に対して恥ずかしくないように，しっかりと援助をしようという動機は，私の原動力の一つである。しかし，このときのように利用者との関係に自信がもてないと，何となく先延ばしにする。直面を避ける自分の傾向は，あまり意識していなかった。

(3) 第3期　本間さんと歩く
1) 生活保護申請のタイミング

　時々残金を確認しながら生活保護申請のタイミングを計るということは，再入院以来最大の課題であった。施設に電話をした頃から，本間さんと私のやりとりは噛み合ってきていた。本間さんと話している場面をはっきり覚え

ているのは，この頃である。あまり病棟にいない彼と会うためには，昼食後の時間に訪ねるのが一番確実だった。彼は，居室では大抵ベッドに横になっている。隣のベッドとの間のカーテンは，しっかり閉まっている。本間さんは，CDを聴いているか寝ているか，いずれにしても目を閉じている。私がベッドサイドで「今いいですか」「お金の残高はどうなりましたか」「どこかで話しましょうか」などと話しかけると「ああ」と少し驚いたそぶりをして，ややぎこちなくそれでも急いだ風に身を起こす。「ここでいいですよ」と言って，シーツを払って私の座る場所を確保してくれる。こちらの方を少し見て「どうぞ」と席を勧めてくれて話し出す。そんなことが多かった。ちょうど病棟のベランダで，他の利用者と外を見ながらベンチに並んで話すときのように，お互いの「間」や息づかいが感じられる会話になったように思えた。

　本間さんの話し方で印象に残るのは，語尾に力を入れた「なんですよ」という語り口だった。少したどたどしいが「これはこの人に言っておきたい」という気持ちが伝わってくるように感じた。私の顔を見て話してくれることも多くなった。

　貯金が底をついた後に生活保護が適用となることは，収入もなく家族の仕送りも期待できない以上，必然であった。制度上，確実に受給できると私は考えていたが，本間さんの不安に対して私は「大丈夫ですよ」とは言わなかった。「大丈夫だと思います」とか「制度上は，大丈夫なはずです」という言い方をしていた。

　理由としては，第一に貯金額など本当の詳細は本間さんしか知らないということがあった。第二に，「お任せ」になってほしくないと私は思っていた。どうやったら適用になるのか，必要なら具体的に検討しようと，あえて電卓や生活保護基準の表などを持って話をした。自分がわかりたいのであれば付き合うつもりであることを，言葉でも態度でも伝えていた。第三に，自らの不安をどう解決していくか，まず不安な気持ちを話してほしいと考えていた。単なる愚痴や言い捨てではなく，不安にどう向かっていくか。そろそろ話してくれるかもしれないと私は期待していた。生活保護になるかどうか不安なのは当然であり，それ以外にも本当は本間さんの不安はいくらでもあったはずである。この頃，本間さんは身体の不調を訴えることが多かった。「下痢が止まらないです」と何度も言っていた。身体のダメージもかなりあ

ったであろう。生活保護のことや今後の生活についても相当負担になっていたと思う。しかし，私は「大丈夫だから安心してほしい」とは言わなかった。いま振り返ると申し訳ないという感情も湧き起こる。ただ，大事なのはこれからの生活のはずだとも思う。「そんなに気にしないで」とか「大丈夫」とたやすく言ってはいけない。

　本間さんとのやりとりは，このように本人に尋ねたりゆだねたりすることが多かった。ただ，郵便局の転居届の提出だけは，私が強く勧めた。郵便物が届かないと，住民票は職権消除されてしまう。住民票上の住所は，生活保護受給の際には特に意味をもたない。しかし，その地域に本間さんが属している証である。私は，たとえ生活保護法の運用上は無関係であっても，本間さんの意思とこれまでの生活を示す一つの証拠として，これは福祉事務所に示せると思っていた。そこでは，私の考えと本間さんのこだわりが一致した。本間さんは，たとえ家がなくなった今でも，自分はこの市に住んでいるという考えが常にあった。彼は，几帳面に納付期限までに税金や年金保険料を払い続けていた。理由や真意はわからない。でも，「そういう性格」といってしまってはいけないと，私は強く思う。

　所持金の残高については，本間さんに時々尋ねた。「通帳の残高が7万円になったら教えてください」といった伝え方をしたこともある。残金の額が挨拶代わりになっていった。私は，お互いに納得できる目標が少しずつできた気持ちになった。本間さんは，自分から話してくることは少なかったが，ただ待っているというわけでもなかった。

　この頃に，あえて聞かなかったことがある。それは，所持金の使途である。私は電卓片手に，隣に座って何度も医療費と現在の残高とを計算をした。メモに書いて，できれば計算の仕方もわかるように配慮した。でも，内容は聞く必要がないと思った。本間さんはCDや菓子などを買ったりすることが多いようだった。しかし，病気による生活障害というほどのことではない。極端に使い込んでしまうことがなければ，使途が何かは重要ではないと思った。とかく援助職は利用者から話を聞き出すのが当然だと捉える傾向があると，私は日ごろから考えていた。無神経に利用者から一方的に情報を聞き出すことで，知らず知らず相手のパワーを奪っていることがあるのではないか。援助職は，常に利用者に対して加害者でありうることを忘れていると思っていた。

本間さんは，やりとりを積み重ねることで，私が何かと口をはさむ職員ではないという安心感をもってくれたように思う。ただ，所持金が本当に残りわずかにならないと生活保護の相談はできない。彼にとっては，不安で辛い日々であった。本間さんは，自らの不安を話してくれるようになってきた。

　所持金が減ってくると，私も不安になってくる。私自身は，何度も生活保護の申請を援助した経験はある。しかし，万一お金の計算を間違えたら取り返しがつかない。私は本間さんと作ったメモをデスクに持ち帰り，何度か検算をした。生活保護制度についても改めて調べ直した。制度については，利用者の方に伝えるのだから，伝えることの何倍か知らないといけない。相手に直接伝えないしくみの実際や運用まで知らないと利用者のためにならない，いい加減なことは言えないと，思いを強くした。

2) 福祉事務所への同行

　1, 2か月が経ち，いよいよ所持金の残高が減ってきた。最大のネックは，申請する福祉事務所が今まで住んでいた場所とは異なることだった。本間さんは，以前の居住地に住民票はあっても自宅がない。今まで縁がなかった病院の所在する地域の福祉事務所に，生活保護の申請をしなければならない。この頃本間さんとは，以前住んでいた街でアパートを借りて暮らす話をしていた。彼自身は，やはり毎日の生活に心配のない入所施設を希望していた。でも，可能性は全くなかった。少しだけ体力に自信もついたようだった。住みなれている街での一人暮らしもやむを得ないと，気持ちは地域での生活に傾いてきていた。それでも，生活保護は病院所在地に申請しなければならない。病院の所在する市は，生活保護の適用の判断が厳しい。私は，本間さんに同伴して福祉事務所を訪ねた。何度かの電話の後，日時を指定されて福祉事務所に申請に行った。私はとても緊張していた。本間さんはその場で何と言うだろうか。投げやりなことを言ったら生活保護は適用にならないのではないかと心配だった。

　福祉事務所までは電車を使う。駅からはバスには乗らずに歩いた。バスに乗れば，本間さんは私の分の交通費まで支払わなければならない。私は「歩いて行きましょうよ」と，少し強く言った。本間さんは「ええ」と穏やかに答えたと思う。道中，何かと私は話しかける。道路は商店街を抜け，住宅地の歩道を十数分歩く。交差点で信号を待ち，また歩き出す。車が行き交い，

時々人とすれ違う。私はこのように移り行く景色に囲まれて，人と一緒に歩くのが好きだ。ねっとりと澱みがちな私の思考を活発にしてくれる。病院のある街を私は自分の街として，本間さんに紹介するような気持ちになる。たまたま観たテレビドラマで，市役所庁舎が全く違う用途で使われた話をした。
　本間さんは特に相槌も打たずに，いつものようにうつむいて歩いた。嫌そうなそぶりはなかった。何となく世間話を聞いているようでもある。でも，聞き手役をまんざらでもないと思っているように見えた。歩くペースはどちらが合わせるともなく合っていた。この一緒に歩いている場面が，本間さんと過ごした最も忘れられない場面である。この後，福祉事務所で何を聞かれるのか，うまく話ができるのか，各々不安を抱えている。ただ，歩き，話している私は，共に歩いている本間さんに対して，利用者という意識をあまりもっていない。
　こういう瞬間を，私が心の底から大切にしたいと思うようになれたのは，十数年の経験を重ねて，この病棟を担当してからである。ふと自分の役割から離れて，呼吸が合ったと感じる瞬間。私も病院という「自分の城」を離れて歩く。そんな不安定さを，ようやく味わえるようになってきていた。説明は難しいが，まぎれのない実感だった。
　また，本間さんはその後さまざまな手続きで，不動産屋めぐりで，引越の準備で一人歩いていたとき，どんな気持ちであったのだろうかと思う。野山を歩いているときの本間さんはどうだったのだろう。私が思い起こすように，私と歩いていたあの道を思い出すことがあったろうか。
　市役所に入って大きな吹き抜けの下を歩く。生活保護担当の受付は，福祉関係の部署に挟まれた通路を入る。天井が高くてがらんと広い部屋の中ほどにカウンターがある。職員に声をかけると，通路にある四角い椅子で待つように言われる。体育館ほどの大きな空間の真中。背もたれもない椅子に座っても，全く落ち着かない。市役所職員の目に360度囲まれて，広い部屋の中央にあるソファで待つことの不安は言い知れない。これと似たことは普段病院でも起こっているのだろう。待つ時間は，とても長く感じられる。
　カウンターの内側から現れたのは，職員の小山氏（仮名）だった。彼は私の勤務先の病院に長期入院している利用者の担当をしている。生活保護の受給者に厳しく，時に心ない言動に傷ついたという声をよく聞く人である。私

は，この小山氏の言動に本間さんがまたやる気をなくしてしまうのではないかと，心配になった。どんな話になるだろうかと，さらに緊張が高まった。他方，私はこの間の本間さんとのやりとりに自信をもっていた。彼は，生活保護の受給について明確な意思をもっていた。私は，本間さんと知恵を絞ることのできる，貴重な機会だと思い直した。

　小山氏は，一応は丁寧な口ぶりで一つひとつ必要な手続きを話し，今までの経過を本間さんに尋ねる。本間さんは，少したどたどしい口ぶりながらも丁寧な言葉で，何とか説明しようと努力をしている。本間さんの姿勢が，机に前のめりになっている。最後に小山氏は，必要な書類一式を本間さんに話して面接が終わった。

　本間さんは，本来役所で取り寄せることができる書類を自分で取ってくるように言われている。私は，どう対応したらよいのか迷った。しかし，書類が揃えば受給はできそうである。本間さんの体調も，特別悪くはなさそうである。私は気の毒に思い，失礼だと思いながらもどこか微笑んでしまった。偶然とはいえ，最も厳しい人に当たってしまったのだった。いつも卑屈な言動が気になる本間さんが，よりによって厳しい担当者に当たってしまった。それでも，とにかく手続きを踏んでいけば生活保護の受給はできる見込みはついたので，私は微笑んだと思う。結局，私はこのときの気持ちを本間さんに伝えることはなかった。それでも，私の感情の揺れはどこか伝わったと考えている。

　小山氏が最低限の事務処理はしてくれたことに，私はほっとした。これから揃える書類の話などをしながら，本間さんと共に病院に戻った。生活保護を受給できる見とおしができたと本間さんは感じたのか，足どりは軽かった。声の調子も少し高かったような記憶がある。帰りの道程はあまり覚えていない。本間さんには外食をする金もなく，病院の昼食までに帰らないといけなかった。しかし，生活保護の受給にめどが立ったことは，お互いに嬉しいことだった。

　その後，本間さんは決して素早くはないが，着実に動いた。役所間でもやりとりできる年金の書類のことを，本間さんとどう話していったらよいのか，私は迷った。机に前のめりになって説明を聞いている彼の姿が，頭を離れなかった。自分から書類を取りに行く計画を立てている本間さんを見て，私は切り出せなかった。不親切な小山氏の考えそうなことだと思った。でも，私

は本間さんが一つひとつ足を運んで，動いていることには，意味があると思えた。普段の本間さんを知っている私には，それはいくら自分が希望することとはいえ，大きな変化だと感じた。そういう本間さんを，今度は本当に支えたいと思った。そのためには，年金の書類について話すより，生活保護を受給するために動きはじめた彼自身を支えることが大事だと考えた。

　実際のところは，この後私は本間さんの直接の援助をあまりしていない。書類を取りに行くなど，私が知っている用事の前後には，なるべく顔を出すようにしていた程度である。バスの経路などは案内した。歩くには少し遠い。しかし，彼は全部歩いたという。「本当に歩いたんですか」とやや大げさにいう私。本間さんは，少し得意そうな顔をしたように見えた。

　「いや，たいへんでしたよ」と言いながら，声には張りがあった。「いやぁ，もうたいへんで」って言うときの本間さんは，うれしくて私に報告してくれているという口調だった。手柄話のようにハプニングを聞かせてもらう気持ちになった。もらってきたり，送られてくる書類を一緒に見たり，様子を聞かせてもらう時間は，私にとって楽しみな時間になっていた。

　確実に手続きを進めて誠実さを伝えようとしている本間さんの姿を，小山氏も悪くは思わなかったようである。比較的すんなりと生活保護が通った。本間さん自身は，嫌な思いを強くもつことはなかったように見えた。

(4) 第4期　見まもり，見まもられる支援
1) この病棟には「ぬくもり」がない

　生活保護の受給が決まり，本間さんも安心できたようであった。それでも私は，あえて本間さんに退院の話は持ち出さなかった。「病院を追い出される」「スタッフから嫌われている」という気持ちの強い本間さんに，退院はデリケートな話題である。このまま追い出すように退院させることに，私は加担したくなかった。幸い，私は他の利用者のことやプログラムの運営で手一杯になった。他のスタッフも生活保護になった勢いですぐに退院させるべきだという意見はもっていなかった。現実には，生活保護の担当者が小山氏であるうちは，病院から直接アパートを借りて退院することは難しい。「ずっと入院させてもらうようにと言われた」と，本間さんはやりとりを教えてくれた。幸か不幸か，それは彼の願っていることでもあった。

　生活保護を受給して3か月後には，担当者が代わる見込みがあった。私は

そこに照準を当て，本間さんには自分のペースを取り戻してほしいと思った。彼の退院は，決して簡単ではないと私は思っていた。私が考えた当面の目標は，まず自分のアパートがあること，とりあえず地元で生活保護を受けて，生活や医療に関する不安をあまりもたずにいられることであった。本間さんは主治医が言うように身体も弱っている。精神面でも新しいことに次々向かっていくエネルギーがあるとは考えにくい。この状況で退院すれば，すぐに飲酒が再開してもおかしくはない。それでもアパートと経済面の保障があれば，入院しても自宅に退院することができる。帰る場所があって入院をするなら，「あてもないのに病院から追い出される」「それは自分が嫌われているから」という本間さんの決めつけと職員の嫌悪感という構図が少し変わるのではないか。そんな期待があった。住みなれた街にアパートを構えたうえでの再入院。援助者側からすると，再飲酒や再入院を前提とした退院支援であった。

　本間さんは，長く住んできた街に住むことを考えている。その場合，新たに自宅を構えて住みはじめ，退院をしたところで生活保護が移管される。この交渉は私がやらねばならないと思っていた。何かとすぐあきらめて，投げ出してしまう本間さん。その言葉の裏には，いつも「どうせやっても駄目だ」「自分には価値がない」「人間なんて信用できない」というメッセージを感じていた。その本間さんが，糖尿病の治療や生活保護の手続きについては，少し違った。口数は少ないので言葉ではわからない。でも，何か手応えを感じているように見えた。

　2か月ほどすると，他の看護スタッフや主治医がしびれを切らして，本間さんの退院はどうなっているのかと話すようになった。私は，彼が急に負担を感じないよう，またスタッフへの不信感を高めないよう，意図して交通整理役にまわった。

　アパートを借りて退院する方針をスタッフと本間さんが決め，福祉事務所の新しい担当者に許可をもらうまでには，私も目に見えないところで努力をした。本間さんが単に冷たく病院から追い出されるのではなく，この退院が少しでも自分の生活を取り戻すきっかけになるように，本間さんと話す際にはスタッフの合意づくりも考えた。その経過として，改めて他職種のかかわりに触れる。

　まず，担当看護師の志村さん（仮名）は，20代後半の女性看護師であ

る。色白で北国育ちの志村さんは，少しうつむいて小声で話すことが多い。私が少し年長の異性ということもあるのか，病棟奥の休憩室で一緒になっても，まず会話が続くことはない。視線の合うことの少ない志村さんに，私は苦手意識を感じていた。そのため，なるべく他のスタッフもいる場で本間さんのことを話すようにしていた。グループワーク後の記録時間，他のスタッフを交えている場で志村さんは「本間さんってかわいいところがあるんだから」と小さく笑った。私は少し嬉しくなった。私からみると，本間さんと志村さんは似たところがある。相手に何かを言われるのを待っていて，何もしてくれないと言って拗ねてしまう。話しかけても反応が少なく，そっけない印象である。

　志村さんは，ずっと以前から本間さんの担当看護師であった。本間さんとはよく話しているようであった。ただ，退院に向けて本人に強く働きかけたり，他職種に対して普段から強く主張したりすることは，ほとんどなかった。そのために，本間さんにとっては「いつ追い出されるのだろう」という疑念を職員に対してもっていながら，彼女は一息つける対象だったのではないかと思う。

　次に，主治医はどうであったか。本間さんの主治医は，最初に入院したときから変わらなかった。体調が悪く，生きる希望をもてない本間さんに深く同情していた。この医師が他病棟の担当となり，新しく主治医になったのは若い体育会系の病棟医である。彼は，うつむいていることが多く，エネルギーの低い本間さんとは対照的だった。何かと体調不良を訴え，覇気のない本間さんにいら立っていた。しかし，私はよいタイミングだと感じた。新しい主治医は，豊かな表情で大きな声を出し，はっきりと話した。かといって相手を威圧することはない。少し前向きになることができた本間さん。この姿勢を形にする時期に，最も適役な主治医が担当してくれたと私は思った。いずれの主治医も，私には信頼をおいてくれていた。

　新しい主治医は，退院後の家を借りるためにはどうしたらよいのか，自分で福祉事務所の担当者に電話をするように話した。入所したい施設に電話することもしなかった本間さんは，自ら電話をした。それが「ずっと入院させてもらうように，と言われた」というやりとりである。

　この時期の本間さんと職員のやりとりで忘れられないことがある。病棟の行事で，アルコール病棟の退院者と入院者を交えた懇親会があった。酒のな

い，ジュースとお菓子の懇親会。しかも，50代60代の男性が多くを占める。この場で私は，本間さんはカラオケが好きだということをはじめて知った。青年のような声で，70年代のフォークソングを歌う本間さんを見た。私の知らない本間さんに出会ったようだった。

そして，私は後日職員からこんな話を聞いた。本間さんが，真顔で「この病棟には『ぬくもり』がない」と訴えた。何か重要なことがあったに違いないと感じた主治医が，本間さんに事情を尋ねた。結局，「ぬくもり」はカラオケの曲であった。本間さんは声をあげて笑った。主治医は「本間さんがこんな風に声を出して笑うのをはじめて見た」と驚きを隠さなかった。私は，スタッフと本間さんとのやりとりがいかにすれ違っていたか，それがいま変わってきているのではないかと感じた。また，こんなやりとりを素直に喜べる主治医やスタッフの姿勢に，安心感と信頼感をもった。

2）アパート退院

3か月が経って，私は福祉事務所の担当者に電話をした。新しい生活保護の担当者は，所内で調整をしてくれて，アパートを借りる許可が出た。

私が最も心配していたのは，保証人になってもらう親族との交渉だった。以前は，家族に保証人になってもらうのが大変だから，まずウィークリーマンションへの退院をしようと言われていた本間さん。今度は，「兄に頼んであるから大丈夫」と簡単に考えており，肝を冷やした。私は，恐らく真顔で「まず，手紙を出した方がいいんじゃないか」「もし，印象が悪くて嫌われてしまったら大変だから，文面も一緒に考えた方がよいのではないか」と迫った。本間さんは「いや，電話してみますよ」「直接行ってみます」と，口調は柔らかいがきっぱりと言った。私は，本間さんが明確な行動の意思を表してくれたのが嬉しかった。歳の離れた末っ子の本間さんが，兄や姉とどんな関係であるのかを尋ねると「姉も兄も中卒で仕事をして，僕を高校まで出してくれた。それなのに自分がこんなにだらしないから厳しいんですよ」という話をしてくれた。普段どおり言葉少ない本間さんの話からは，具体的な家族の姿は思い浮かばなかった。本間さんは，早くに親を亡くして兄姉に大事にされてきた。生い立ちを想像した場面だった。

最初に本間さんから家族の話を聞いたのは，内科病院に転院する時である。入院保証人をどうするかを話し合ったときに，自ら丁寧に書き込んだ家

系図を見せてくれた。施設の申込みをするときに書いたものだった。今まで未婚で，長く一人暮らしをしてきていた。

　結局，本間さんはアパートの契約の直前に，兄に保証人を断られた。「2回も確認したのに」と本間さんが悔しがったことを，今も覚えている。それでも気持ちの切り替えは早かった。本間さんは3日後には姉の家を訪ねて，保証人の承諾を得た。

　実際にアパートを借りて退院するまでの不動産屋めぐり，物件の選定，契約，福祉事務所との交渉，退院に向けての買い物などについて，私は援助をほとんどしていない。書類を確認したり，不動産屋との交渉方法を話し合ったり，福祉事務所との電話での調整をした程度である。一つひとつの行動に同行することはなくなった。本間さん自身が今までに長い生活経験をもっていること，生活上の障害をあまり感じなかったことが最も大きな理由である。看護師の志村さんによる援助もあった。私が声をかけると，本間さんは行ってみたこと，やってみたことを生き生きと報告してくれた。

　アパートが決まるまで，特に不動産屋をめぐっている間，私は心配をしていた。カラオケのエピソードがあった頃，彼は自らアパート探しについて相談してきた。積極的な本間さんに私は驚いた。不動産屋の休日も，店先で物件情報だけでも見られればと，彼は単身で不動産屋めぐりをした。なかなか条件に合うアパートが見つからなかった。私も同行しようかと迷っていた。本間さんが交渉ごとが苦手なのは，普段の姿から明らかである。私は，いつ同行の提案を切り出そうかと，葛藤した。しかし，アパート探しは単身で動けるかどうか，交渉や契約が自らできるかどうか，問われる部分でもある。なぜ，違う市で生活保護を受けているのにこの地域で物件を探しているのかと，不動産屋に言われたらしい。本間さんから「やっぱり駄目だ」という言葉が出てきそうになる。いま大事なことが何なのか，私は自分の考えを伝える。正しいことをしている本間さんがしっかり説明ができること，一つひとつやりとりを積み重ねていくこと。熱を帯びた私の話は，余計なお世話だと言われてもおかしくない内容だった。それでも，彼はまんざらでもない顔で私の顔や，ボールペンをもつ手を見ていた。私は，本間さんが言葉に詰まって気まずい思いをしないように，実際の場面を想像しながらいろんな話し方を一緒に考えた。不動産屋で物件の資料をもらってくると，間取りや日当たり，近隣環境や騒音，湯沸かし器，風呂といった話をたくさんした。間取り

の図面を見ながら，ベッドサイドでこれからの生活のイメージについて，話し合えた．

　最終的には，自らいくつかの物件を内覧したあと，生活保護の限られた家賃額の範囲で，何とか納得できる物件を契約できた．福祉事務所へは，私から連絡を入れてアパートを借りる許可を得ていた．しかし，福祉事務所との交渉や生活用品がない中での布団や電化製品の購入などは，大変な仕事であった．本間さんは，様子を話してくれた．次第に「またやっちゃった，まったく」と自らの失敗を私との会話で話してくれることも多くなった．うつむいて目を合わせず，小声で吐き捨てるように話すことの多い本間さん．内容が変わらなくても，私の顔を見て張りのある声で話される．表情が以前とは違い，声の調子は少し高い．自らの失敗やうまくいかないことを苦笑して話す彼との間に流れる「間」は，私にとってとても嬉しいものであった．もちろん，これはまた緊張感をもった「間」でもあった．家を借りてしまうと，制度上退院までの猶予期間は短い．本間さんがある程度生活環境を整えて退院ができるかどうか，私にとっては気が気ではなかったというのもまた，事実であった．

　主治医は，本間さんの姿を見て，何か必要なものがないか，不用品などで必要なものがあれば持って行ってあげようか，家を見に行ってこようかなどと，私に話しかけた．自然に本間さんのことを心配していることに，私も嬉しくなった．でも恐らく，彼自身には世話を焼かず，一歩引いたところから温かく見まもってくれていたと思う．私は，それは本間さんに対しても，私に対しても信頼をおいていてくれたからだと考えている．

　まだ冬の寒いさなかに，本間さんは退院した．打ち合わせが不十分で，退院後，暖房器具が電気ストーブだけになってしまった．部屋が寒いというのは大きな問題である．万全を期したつもりが，私も十分な手伝いができなかったと心苦しくなった．アパートで布団をかぶっている本間さんを想像した．それでも，本間さんは外来作業療法に通い，時にはアルコール依存症の自助グループに通いながら，アパートで生活する毎日をはじめた．とりあえず，飲酒することも身体を壊すこともないようだった．

3）担当の交代と別離

　ほどなく私は病棟を異動することになり，最も気になる一人として本間さ

んを引き継ぐことになった。職員は皆，退院して1，2週間自宅での生活ができたら，また入院もやむをえないと考えていた。予想を裏切って，本間さんは飲酒もせずに週4回の作業療法と週1回の診察に通ってきていた。お金のやりくりも，厳しいながら何とかなっているようである。

　アパート退院が決まった頃，私の交代は決まっていた。しかし，まだ患者さんには発表できない時期であった。本間さん自身が退院に向けて確実に動き出しており，私やスタッフとのやりとりもうまくいっていた。私は，本間さんの信頼をさらに深めたところで担当者が代わるのは酷だと思い，あえて直接の援助をしなかった。他人事のように，担当看護師がもっと手伝ってあげればよいのにと思っていた。

　時間が経過してふり返ると，退院前にアパートが決まったとき，自宅を訪問させてほしいと申し出ればよかったと思う。私は，援助職が最もやってはならないことは，自分の関心や感情による善意の押しつけだと考えてきた。援助職は，自らや組織の都合でいつか利用者の前を去る。必要以上に利用者の人生に入り込むべきでない。別離が決まっている私が，本間さんに入り込むことで，辛い思いをさせてしまう。それは間違っていないと今でも思う。

　しかし，どんな生活を送るのか，どんなものが必要なのかと実際に「その場所で」話すことは，単なる生活の支援だけではない。本間さんの決断，勇気がどれほど大きなものであったのか。この価値を知る者が傍らで一時でも同じ体験を味わうことで，本間さんの「まんざらではない」という手応えが，少しだけ豊かになったかもしれない。後悔の念はない。いま一歩，踏み出すのに躊躇するのが私である。でも，その私がわずかずつでも変わることが，本間さんと出会った証なのである。

5. 体験の記述からわかること

(1) 本間さんとの関係で感じた「苦悩」

　ある利用者との約1年間の援助過程を，筆者の体験に沿って記述した。相互の関係や筆者のかかわりの内容に基づいて，便宜上4期の区分を行った。本章の目的は，援助専門職としての筆者の経験から，精神科病院のソーシャルワーカーと「苦悩」との関係を検討することにある。本章の趣旨から，筆者の「苦悩」と「苦悩」への対処に焦点を当てて検討を行う。

筆者が最も苦痛を感じたのは，第1期である。具体的な筆者の支援は，主に第2期以降に行った。第3期では利用者と歩みを共にするような時期があり，一転して第4期は見まもることが中心になった。第2期以降，さまざまな困難に遭遇し，筆者自身も大きな感情体験を経験した。しかし，第1期のように支援が成立しなくなるのではないか，筆者自身の存在が脅かされるのではないかと感じることはなかった。第1期で感じたのは，どのような苦痛だったのだろうか。

　本間さんとはじめて話したとき，筆者はすべてを丸投げされたように感じた。取りつく島のなさを感じ，容易ではないと直感した。その後の会話でも，「職員が自分を追い出そうとしている」，「意地悪をする」，「何もやってくれない」といった否定形の返答をされることが多かった。また，言葉の背後に，怒りや反発ではなく，あきらめや拗ねた感情を感じたことが，さらに苦痛であった。

　自分が本間さんに拒絶されているという思いが湧いてきた。本間さんの居室に行くことが嫌になったり，不在だと心のうちでほっと胸をなでおろす自分に直面するのは，苦痛だった。実際のところ，夜中に気になってふと思い出したり，夢に見たりもした。筆者が担当になったために本間さんの支援が失敗したらどうするのかと不安になり，筆者は本間さんに個人的に嫌われているという疑念すらもった。このような疑念は，主に目前の業務や緊張感から解放される職場外で，勤務時間外に生じた。

　では，筆者はどのように「苦悩」に対処しただろうか。とりあえず，焦る気持ちを「シフトダウン」して，つかず離れずに付き合おうとした。本間さんを思い浮かべるたびに感じる苦痛を，まずは味わおうと覚悟した。不快な感情に対して，時間をかけて向き合おうと自分に言い聞かせた。また，彼の個性や魅力になるべく注目して，本間さんが生き生きと暮らす姿を思い浮かべようとした。筆者にある種の嫌悪感さえ覚えさせる彼の一面は，どのような経験から生じたのだろうか。好ましいと思える側面とどうつながっているのだろうか。そう考えると，本間さんのまだ知らない側面に対する関心が生じてきた。私は，苦痛を味わうことと，本間さんに対して生じた関心を，どちらも大事にした。

　具体的には，まず医療費の手続きについて院内の調整を行い，筆者の姿勢を伝えようとした。必要であれば労をいとわないこと，でも援助職が行うこ

ととと本間さんが行うことには大きな違いがあることを，筆者は伝えたかった。筆者は，本間さんの言動に一喜一憂せずに，居室を訪ねたり自ら挨拶をするようにしていた。そっけない反応や否定的な言動に動揺したり，怒りを感じても，いまは表情に出してはならない。「やっぱり駄目だ，他人は信用できない」という本間さんの考えを補強すまい，彼の誘いには乗るまいと踏みとどまろうとした。そのためには，率直なところ相当なエネルギーを要した。

第1期は2か月あまりの期間であり，筆者の予想より短かった。しかし，実際にはもっと長い期間のように筆者には感じられた。この苦痛がずっと続くのではないかという疑念に囚われた。

これらの「苦悩」への対処や工夫がなければ，筆者は本間さんを嫌って避けていたか，耐えきれずに手続の代行などをしていたであろう。よい援助職を表面上演ずるために，目先の行為を代行することはたやすい。第2期に「本間さんの感情の背景が伝わってくるようになった」と感じることができたのは，まずは苦痛を味わおうと覚悟したこと，本間さんへの関心を持ち続けられたことによると考える。

(2) 二者関係にとどまらない「苦悩」の周辺

職業上の関係である本間さんとの出会いに，なぜ筆者は苦痛を覚え，「苦悩」だとすら捉えたのだろうか。本間さんと筆者との間のかかわりの周辺に目を転じる。

第一に，援助職としての価値観が筆者を規定していた。ソーシャルワーカーは，どんな利用者でも可能なかぎり良好な援助関係を築かなければならない。しかし，利用者と課題を共有できない現実を前に，この規範[5]は苦痛を感じる要因であった。援助職としてあるべき姿と現実のギャップの大きさは，筆者の自責感を刺激した。このような感情は，かかわりの前提にある援助職側の事情である。「支援がうまくいかない理由は自らの能力不足である」と考えがちなのは，対人援助職に共通する傾向でもある。

---

[5] この「規範」は，第2期の2)にある「援助職として，利用者にはいい顔をしたい，嫌な役割はしたくないという感情や価値観」が特定の対象を想定しているのと異なり，「良好な援助関係を築かねばならない」という一般化された専門職としての規範である。

第二に，所属組織や他職種との接点がある。かかわりの過程では，多くの職種のやりとりがあったうえで筆者と本間さんとの援助関係が営まれていることを，数多く記述した。特に第4期では，医師や看護師と筆者とのやりとりを多く書いている。他職種への働きかけによって，筆者の「苦悩」は軽減した。ただ，第4期の記述は筆者の「苦悩」への対処というより，対処の結果という表現が適切である。前提として，医師，看護師を中心に動く病棟スタッフのなかで一人きりで働く少数職種として，日常からの注力がある。スタッフとの一見何気ない雑談や工夫の積み重ねがあったからこそ，第4期のふくらみのあるやりとりができた。「ソーシャルワーカーの日常」の節で述べた医療チーム全体の流れや方向性を把握しながら行う支援として，本間さんとのかかわりもあった。

　所属機関，他職種との接点については，役割期待が「苦悩」を増す方向に作用していた側面も大きい。ソーシャルワーカーは，医療職が治療を終了したと判断した患者の退院の実現を求められる。医師や看護師も関与はするが，特に生活環境の整備は筆者が中心に支援しなければならない。しかも，ソーシャルワーカーには他職種や所属組織から「事態を何とか丸く収める期待」[6]が強い。筆者は，絶えず先回りして波風を立てない方法を考えるようになっていた。他職種とのやりとりが，筆者の「苦悩」を増幅したこともまた，事実である。

　第三に，かかわりの過程に書かれていない「苦悩」への対処として，本間さんの重ねてきた多くの関係への想像力がある。例えば，筆者の前に担当した二人のソーシャルワーカー，第2期に登場した内科病院のソーシャルワーカー，以前の生活保護担当者など，本間さんは多くの援助職と経験を重ねてきた。筆者が担当となりわずか2か月間で変化の兆しがあったのも，他職種や前任者たちとの関係が作用したと考えることができる。経験の積み重ねがあったから，本間さんは自ら前に進む決心をしたと筆者は想像する。本間さんの背景や生きてきた時間についての想像力といってよい。この想像力は，筆者の「苦悩」を軽減するというより，本間さんへの信頼感を高めた。

6）　ソーシャルワークの理論では，この「事態を丸く収める期待」はほとんど論じられない。例えば堀越（2004）は，医療ソーシャルワーカーの立ち位置をシャドウワークになぞらえた数少ない論及である。

最後に，かかわりの外部要因として，社会制度のあり方と援助職の背景を指摘する。前者は，本間さんが利用できる制度が少なく，利用方法などに制限があるという要因である。例えば，経済面で困窮していることが明らかな本間さんが，もっと容易に生活保護制度を使えたなら，本間さんとのかかわりは違ったものになっていた。後者は，筆者の所属していた病院において，ソーシャルワーカーや他職種の長い実践の蓄積による病院の慣習，価値観として，かかわりに影響を与えていた。同時に，筆者個人が教育や実務，スーパービジョンを通して身につけた専門職としての知識や思考過程も，「苦悩」に向き合う筆者を支えていた。

　ともすると利用者とのかかわりにおいて生じる「苦悩」は，二者関係によるものと解される。しかし，援助職側の要因を含めて，多様な圧力が絡まりあって「苦悩」は生じている。

(3) 誰が「苦悩」を抱えているのか

　ここまで，「苦悩」の側面から援助職としての筆者の体験を検討してきた。しかし，言うまでもなく「苦悩」を抱えているのは利用者である。筆者が援助職として感じた「苦悩」は，本間さんが否応なしに抱えざるをえなかった「苦悩」とは比較にならない。記述にある病いや長期入院，自宅がないこと，人間関係の乏しさなどは，本間さんにとって「苦悩」であった。しかし，本間さんの「苦悩」は個別の要因では語れない。

　利用者の抱える「苦悩」は，自ら引き受けると意識しているか否かを問わず，利用者自身に大きな影響を与え，かかわる援助職に対して表出される。「とにかく，よろしくお願いします」という言葉で私が感じた取りつく島のなさは，担当になって現実となった。本間さんは実際には入所できない施設しか退院先を考えておらず，その他の可能性を検討することも許してくれない。「職員が自分を追い出そうとしている」と訴える利用者であった。この訴えが怒りの感情を帯びたものであれば，対応はもっと容易かったであろう。あきらめ，拒絶，拗ねるといった感情に対して，援助職は特効薬を持たない。

　利用者が「苦悩」を引き受けられるように待ち続ける。そのとき，援助職自らが体験する「苦悩」に踏みとどまることが，「苦悩」を抱える利用者に向きあうことである。

6. 結語

ソーシャルワーカーという援助職の体験を,「苦悩」の側面に焦点を当てて検討した。援助職の「苦悩」に焦点を当てる意義として,以下に3点をあげる。

第一に,援助職の生の体験に注目することで,利用者との援助関係が援助職の人としての日常と地続きであることがわかる。第二に,支援上で生じる苦痛を単に不快な体験として捉えるのではなく,意味を見出す契機になりうる。この過程では,二者関係にとどまらない多様な現実や対処に目を向けることができる。第三に,利用者の体験に近い用語を用いることで,利用者の「苦悩」に注目することが可能になる。ともすると援助職は,利用者の現実を専門用語で捉えるため,援助関係にすれ違いが生じる。利用者の体験に寄り添うためには,体験により近い言葉を用いる意義がある。

なお,本章では援助職の体験を「苦悩」として捉えて直視することから,援助関係が形成される過程を取り上げた。実際には,「苦悩」に向きあっても事態が進展しない,もしくはより複雑になることもある。しかし,援助職の体験を「苦悩」と捉えることで,援助関係の新たな側面に光を当てることができるのは間違いない。

専門職による援助を,人と人との豊かなかかわりとして捉えるうえで,援助職の「苦悩」は,重要な切り口となる。この地平に留まり,自らを主語にして表すことで,ソーシャルワーカーの「かかわり続ける」営みを支える知は豊かなものとなるのである。

参照文献

相川章子・田村綾子・廣江仁 2009『かかわりの途上で—こころの伴走者,PSW が綴る19のショートストーリー』へるす出版.

福冨律 2012「ソーシャルワーク実践の基盤と社会からの要請」『精神保健福祉援助演習(基礎)』坂野憲司(編),pp.153-162,弘文堂.

堀越由紀子 2004「医療ソーシャルワーカーであるということ」『私はソーシャルワーカー—福祉の現場で働く女性21人の仕事と生活』杉本貴代栄・須藤八千代(編),pp.162-170,学陽書房.

柏木昭 2012「人間福祉スーパービジョン概説」『ソーシャルワーカーを支える人間福祉スーパービジョン』柏木昭・中村磐男(編著),pp.11-18,聖学院大学出版会.

空閑浩人 2012『ソーシャルワーカー論—「かかわり続ける専門職」のアイデンティティ』

ミネルヴァ書房.
尾崎新(編) 1999『「ゆらぐ」ことのできる力―ゆらぎと社会福祉実践』誠信書房.

第3部

苦悩するケアの現場へ：
人類学・社会学の目を通して

読者へのガイド

　医療・福祉専門職の立場から苦悩するケアの現場に焦点を当てた第2部に対して，第3部では，人類学者や社会学者が，ケアの現場で苦悩する専門家たちの姿に何を見出したかを披露する。人類学者の星野晋，田中大介，浮ヶ谷幸代，そして社会学者の松繁卓哉は，フィールドワーカーとして，医学校や医療専門職研修機関や葬儀社のスタッフとして，保健・医療・福祉領域に深く関わってきた。

　専門職の傍らにあって，患者や利用者のみならず，彼ら自身が葛藤し苦悩する現場に接してきた私たちは，そこに横たわる問題を一気に解決する処方箋こそ出せるわけではないが，共に悩み多少なりとも手伝いをすることはできるかもしれない。その第一歩が，苦悩するケアの現場に対して専門家のまなざしとは別の角度から光を当て，言葉を与え，形にすることである。それは専門家が現場で感じつつも，専門の語彙からこぼれ落ちるがゆえに胸にしまい込んだ，あるいは飲み会の席で愚痴混じりに口にするしかないもやもやした思いに光を当て輪郭を与えることである。そしておそらくそのもやもやは，患者や利用者の生活知と，さらには原サファリングと共鳴している何かなのである。

　さて第3部の各著者の論考は，医学教育やケアの現場に居合わせ，多くの当事者たちと語り合うことで得られた情報や知見を元にしていることを併せて断っておきたい。つまり専門職と人類学者や社会学者の協働の産物であるといえる。それは今後より実践的な場面で必要性が増すと思われる協働への布石でもあるのだ。

第6章
「ご遺体」は最初の患者である[1]

星野　晋

1. はじめに

　私はこれまで，シャーマニズムや医療について，サファリングを中核的な分析概念に据えて検討してきた。サファリングとは人がつらい，苦しいと感じる主観の体験であると定義できる。自覚されたサファリングが解消あるいは軽減することがヒーリングであり，ヒーリングを助ける行為がケアリングである。歴史を見渡すと，さまざまな技術や仕組みはサファリングを解消あるいは軽減するために開発されてきたし，多くの哲学や宗教や芸術も，サファリングとどのように向き合うかを表現してきた。そのようなサファリングとケアの文明史において，心身の異常がもたらすサファリングを説明する「病気」という概念が生み出され，「病気」に特化したケアの一専門領域として医学・医療が形成されたと推察される。なかでも解剖学を出発点とする西洋近代医学は，病気をサファリングからいったん切り離し，生物学的体系の中に位置づけ定義し，病態生理学的理解に基づく治療法を開発し適用することで発展してきた。そのことにより多くの病気が治療可能になった一方で，ときとしてサファリングの解消・軽減を助けるというケア本来の目的を見失うことになる。しかし日々の暮らしや人間関係を生きる民間の人びとにとっては，サファリングをもたらす心身の異常こそが病気であり続ける。病気だからつらいのではなく，つらいから病気なのである。それゆえ臨床にある医療専門職は，目の前の患者や利用者のサファリングとどのように付き合って

---

[1] 本章は，拙稿「ご遺体は最初の患者である—日本の医学教育における肉眼解剖実習の今日的意義—」（文化人類学77巻3号，2013，pp.435-455）を，人類学以外の読者も想定して，加筆・改変した論文である。

いくかという課題を避けては通れないのである。

　医学生の多くは，病に苦しむ人たちを救いたい，患者や家族に寄り添える良医となって世の中に貢献したいという高い志をもって医学校に入学してくる。しかしその一方で彼らが卒後働くことになる医療現場に目を向けると，患者への配慮を欠く医師たちへの不満の声がよく聞かれるのも事実である。それでは彼らが医師になる過程で当初の思いや使命感をまったく忘れてしまったのかというと，決してそのようなことはない。にもかかわらず，医療専門職と患者や家族の間にはすれちがいが生じてしまい，そのことが世間の医療に対する不満や不信の元となっている。そして実をいえば，多くの医療専門職たちも，そのようなすれちがいに日々苦悩しているのである。

　医療の提供者と利用者の双方にサファリングをもたらすこのすれちがいは異文化間摩擦に似ている。臨床において医療専門職たちは，日常世界とは異なる医療専門職文化のあたりまえを生きている。医師も仕事を離れれば家族との団らんを楽しむ日常生活者なのだから，一般の人たちの思いや気持ちを察することができて当然であると思われるかもしれないが，ひとたび対象を「患者」と認識すると，スイッチがオンになるがごとく，医療専門職のモードへと切り替わってしまう。こうしたモードの切り替えができることこそが専門性の証なのであるが，その一方で，このモードにあるときは日常生活者のあたりまえが見えにくくなってしまう。患者のサファリングへの配慮や適切なコミュニケーションを心がけてはいるのだが，どこかずれてしまうのである。

　このような臨床場面で切り替わる医療専門職独特なものの見方，思考・判断過程，行動特性等のセットを，ここでは仮に「臨床モード」と呼び，普段の意識の状態，ものの見方である「日常生活モード」と区別することにする。臨床現場で，患者と医療専門職双方にとってストレスとなっているすれちがいを乗り越えるためには，この臨床モードに注目する必要があると考える。とりわけ医療専門職の側が，患者やその家族の思考・行動を構成する日常生活モードと専門職としての自らに深く内面化されているがゆえに無自覚になっている臨床モードの差異に意識的になり，両者が折り合う地点を見つける視点と態度を身につけることが，すれちがいを解決する糸口になると思われる。

　さて臨床モードは，「科学としての医学」の適用と「人としての患者」へ

の対応の二つを柱とする。科学としての医学とそれに基づく治療技術の行使は，共感性を徹底的に排除したところに成立している。しかし臨床家としての医師には，同時に共感に基づき患者の気持ちに配慮する態度も期待され，それに加えて患者に不安を与えない平静さも求められる。ひとたび患者の気持ちへの配慮を欠くとみなされたならば，病気を診て人を見ない医師と批判されることになりかねない。つまり臨床モードそれ自体が，最初から医学的対象としての人体とケアの対象としての人という，人間に対する矛盾する二つのまなざしを内包しているのである。それならば，医師たちは，この日常ではおよそ同居し得ないと思われる二つのものの見方の折り合いをどのようにつけているのだろうか。あるいは，両者を併せ持つ専門家としての医師の心のありようは，どのように形成されていくのだろうか。

　私は，1997年から2014年まで山口大学医学部に所属し，社会科学の立場から医学生を教育してきた。将来臨床で必要になる医学以外の知識，とりわけ人文・社会科学的な視点や方法を学ぶ機会を学生に提供することが期待されていたのであるが，そのための学習プログラムを設計するにあたって，そもそも医学生がどのような存在であるかを知る必要があった。入学時には他学部と変わらない医学生であるが，在学中から徐々に独特な医療専門職の文化を身につけていく。そのような6年間に，学生たちのものの見方やアイデンティティが大きく変わる瞬間がある。その最初の変化の契機が，肉眼解剖実習である。そしてこの肉眼解剖実習に，臨床モードの萌芽を見出したのである。

　肉眼解剖実習は，大学医学部・医科大学で通常2年次から始まる基礎医学の学習期間において開講される，実際の死体を学生自らが解剖する授業である。この実習は，正常解剖・マクロ解剖・系統解剖実習という別称が示すように，局所的な病理や死因の解明を目的とする病理解剖や司法・行政解剖と異なり，特別な病変のない正常な人体の全身を解剖し，細部に至るまで肉眼で系統的に観察することによって，その構造と仕組みを理解しようとする学習過程である。講義科目と異なり，本物の遺体を用いた実習であるがゆえに，個人差はあるが強い感情を伴う経験でもある。遺体は興味深い科学的対象物であるとともに，死という究極のサファリングを思い起こさせ得る存在である。つまり解剖実習は，感情を排した医学的視点・行為と他者への思いや自分自身の感情の間に折り合いをつけなければならない最初の機会なのであ

る。

　ところで肉眼解剖実習は，以下の点から文化人類学のいわゆるイニシエーションと捉えることも可能である。まず医師になろうとする者にとっては避けて通れない試練である。裸の死体を解体するというタブーを犯す非日常的な体験であり，部外者は排除され，世間からは隠されているため，秘儀性を帯びている。また西洋近代医学の初期の姿を追体験する過程でもあり，いわば神話の再現であるといえる。実際面でも，黙禱，納棺，火葬への参列，慰霊祭などの，さまざまな儀礼的行為が組み込まれている。こうした密度の濃い体験を共有することで，強い仲間意識も生まれる。

　また，解剖実習は基礎医学において，将来医師になることが最も実感される機会でもある。自分が解剖したときのメスを，今でも大切に保管しているという年輩の医学部教員もいる。すなわち，解剖実習は職業的アイデンティティの形成に深く関わる体験なのである。

　このような解剖実習のイニシエーションとしての側面に触れ，この経験がどのように現代医療を実践する医師特有のものの見方，心のありよう，職業的アイデンティティの形成に影響を及ぼしているかということが，医学部教員としての私の大きな関心となった。

　本章では，医学部の肉眼解剖実習をイニシエーションと捉え，医学生たちが実習を通して，科学としての医学と遺体により喚起される感情との間で揺れ動きながら，どのように医師としてのものの見方と心のありようを形成していくか，その変容のプロセスを見ていく。とりわけ指導教員や学生たちが実習場面で日常的に使う「ご遺体」という用語の独特な用法について検討し，それが臨床モードにおける「患者」という概念の形成にどのように関係しているかを考察する。そしてそのことを通して，患者やその家族と医療専門職双方にサファリングをもたらしているすれちがいを解決する一助としたい。

2. 調査の概要

(1) 調査方法

　私が山口大学医学部に着任した1997年，解剖学教室の教員の協力で，実習現場を見学する機会を得た。それが本研究を開始した直接のきっかけである。その後，解剖実習室における参与観察と教員や学生たちへの予備的なイ

ンタビューを試みたが，学生たちは自身の内面に生じた変化を自覚しておらず，実習が医学生にもたらす変化の全容も把握しきれなかった。

　翌年，山口大学の解剖学教室の教員である徳田信子助手[2]から，夏休みに名古屋大学で開催されている人体解剖トレーニングセミナーに誘われた。このセミナーは，もう一度解剖に立ち戻って学び直したいと考える医師や高学年の医学生たち，理学療法士や放射線技師などの医師以外の医療専門職，その他参加する正当な理由があると認められた人たちに，6日間という短い期間ではあるが，解剖トレーニングの機会を提供するものである。私は，医学教育のあり方を検討するという理由で参加を認めてもらった。セミナーへの参加を通して，私は解剖中に自分の中で起こる変化や気がついたことを記録し，それに基づいて以後のインタビューを組み立てることになった。

　名古屋大学の人体解剖トレーニングセミナーに参加後，1999年から3年間にわたり，解剖実習を受講中の医学部生5人から6人に実習の進行に合わせて6回ほど集まってもらい，フリートーキングによる聞き取り調査を実施した。加えて，解剖学教室の教員や医学生についても，公式，非公式に聞き取りをしてきた。

　そして本章をまとめるにあたって，2012年10月12日に，山口大学医学部で解剖実習を担当する篠田晃教授に，調査結果の確認も含めて集中的なインタビューを行った。

　本章で扱うデータは，主に以上の私自身の経験，参与観察，聞き取り調査に基づくフィールドノートのメモから再構成している。

(2) 肉眼解剖実習の概要 —— 山口大学医学部の場合

　山口大学の肉眼解剖実習は，カリキュラム上2年生から始まる基盤系医学の最初に位置づけられている。4月中旬から7月末まで，毎週2日から4日間，午後の2時限分を使う長丁場の授業である。実習以外の授業時間帯には，主に人体を消化器系や循環器系といった器官ごとに学習する科目が配置されている。

---

2)　本章における解剖学教室教員の所属や肩書きは，調査当時のものである。また所属講座の正式名称は，近年大学ごとに異なる複雑な名称に改変されているため，本章では，当時の名称もしくは教員の間で使われる通称である「解剖学教室」を用いている。

実習時，4人1組で1体を解剖する。事前に，その日どこまで解剖を進め観察するかの予定が組まれており，班のメンバーで協力して，そのノルマをこなしていかなければならない。実習の最後には，台上に並べられた矢印で示された人体部位の名称を答える試験がある。

　遺体は基本的に，山口大学医学部への献体篤志家団体である山口大学白蘭会（1972年設立）に生前自ら登録し，死後に献体されたものである。最終日には納棺が行われ，学生たちは棺に花を手向ける。それから数週間内に，全員喪服を着て市の火葬場に集まり，遺体の火葬に立ち会う。その後，10月には医学部長を祭主とする慰霊祭が開催され，学長（もしくは副学長），病院長，同窓会長，遺族，白蘭会会員，教職員，学生等が参列する。

(3) 人体解剖トレーニングセミナー

　私が1998年の夏に参加した第18回名古屋大学人体解剖トレーニングセミナーについて少し触れておこう[3]。このときのセミナーは，当時名古屋大学医学部解剖学第二講座の杉浦康夫教授を実行委員長として，7月27日より8月1日までの6日間開催された。指導にあたったのは杉浦教授の他，同医学部鬼頭純三名誉教授，同保健学科の小林邦彦教授であり，その他に2人の若手教員がチューターとして指導を補佐した。

　40名の受講生は，4人1組で10班に分かれて解剖を行う。そのうち3班

---

[3] 名古屋大学の人体解剖トレーニングセミナーは，他の医学部に先がけて医師・歯科医師以外の医療専門職に解剖の機会を提供してきた。セミナーには，医療専門職以外に，鍼灸師や柔道整復師等の民間医療系の参加者もいる。例えば浜松盲学校理療科（現 浜松視覚特別支援学校）の女性教諭が参加していたが，参加理由を聞くと，人体模型を使った解剖学の授業を担当するにあたって，一度本物の遺体に触れておく必要を感じて参加した，とのことである。セミナー修了後に作成される報告書に彼女が載せた感想文によると，「先生，実際の色は？太さや厚みは？触った感じは？」と生徒から質問され，「紙上の知識のみで回答するしかない自分にふがいなさを感じて」いたという（名古屋大学医学部 1998: 36）。彼女自身が不自由であるため，同じ班の他のメンバーがある程度解剖を進めると，彼女に手で触らせてあげるという実習の形がとられた。また鍼灸師の女性も参加していたが，彼女は，診療時に指先で触れると分かるツボが肉眼解剖では見えないことが不思議だと感想を述べた。解剖は首，肩，腰が凝る重労働であるが，参加者の中には休憩時間に彼女に鍼を打ってもらう者もおり，西洋医学と東洋医学が同居する奇妙な光景であった。実習指導者の一人である鬼頭純三名誉教授も鍼を打ってもらっていたので，「ツボや経絡は解剖学的には存在しないのに矛盾しませんか」と訊ねたところ，「治りゃいいのよ」と答えた。なおこのセミナーが縁で，私は名古屋大学の小林邦彦教授に，大学院生対象の集中講義「生と死の社会文化論」への出講を依頼され，同講義を同教授の退職まで数年間担当した。小林教授は，解剖実習と臨床と「人間の生と死」の問題を結びつける教育の必要性を強く感じていたようだ。

は「アドバンスコース」（上級コース）で，参加者は医学部や歯学部の解剖学教室に所属する大学院生，助手，講師，研修医等であった。これに対して「基礎コース」は，理学療法士や作業療法士など，リハビリ系の専門職が多いのが特徴であった。加えて鍼灸師や柔道整復師など，民間医療系の専門家が数名含まれていた。

初日は午前10時から開校式，ガイダンス，講義があり，午後から実習が開始される。その日の夜は立食形式の歓迎レセプションがあり，お互いの参加動機やセミナーへの思いを語り合う。二日目以降は朝9時から10時まで講義があり，その後は夕方まで休憩をはさみつつも集中的に解剖に取り組むことになる。最終日の午前11時には解剖実習を終え，遺体の納棺，清掃の後，閉校式が行われた。

3. 解剖実習モードの形成

（1）矛盾した二つの要求

そもそも肉眼解剖実習は何のために行われるのだろう。私が解剖実習の調査を始めた頃，山口大学のシラバス上の教育目的は「人体の構造と機能の関連を理解する」というきわめてシンプルなものであった。これだけ見ると，あくまでも科学的・生物学的な視点で人体の構造と機能を理解することが目的であり，かつて人間関係の中で暮らしを営み，それぞれの人生を全うし人格をもった「人間」のイメージが入る余地はない。しかし，実習の最初に配られる小冊子，『肉眼解剖学実習』[4]の冒頭にある「一般的な心がけ」に目をやると，これとはまったく異なるメッセージが見出せる。その内容を以下に紹介しよう。

1) 貴重な御遺体を提供された献体者の霊に対し，常に敬虔な態度で臨まねばならない。
2) 御遺体は最初の患者であり，師であり，同時に真の教科書でもある。

---

4) 『肉眼解剖学実習』は，山口大学の解剖学教室が実習用に用意した40ページの冊子である。実習上の注意事項や解剖の進め方，観察のポイントなどがまとめられている。なお，同書の冒頭（1ページ目）に掲げられた「一般的な心がけ」は，山口大学医学部の篠田晃教授によるものである。

医学生に与えられたこの好機を生かし，実習でしか得られない貴重な体験を心と体に刻み，納得するまで学習する態度で臨む。
3) 解剖学実習室，学生更衣室，トイレ等が常に清潔に保たれるよう気づいたら清掃を心掛ける。
4) 折を見て解剖慰霊塔に参拝し，慰霊塔周囲の清掃に心掛けること。

(山口大学医学部解剖学教室1997：1)

　まず「霊」という，およそ自然科学とはかけはなれた語が出てくる点が興味深い。そしてこの霊に対する態度は，慰霊塔への参拝や周囲の清掃という目に見える行為への期待にもつながっている。
　次に注目すべき点は，「御遺体は最初の患者であり，師であり，同時に真の教科書でもある」という一文である。この文言は少なくとも解剖学の教員側が，医師養成過程において解剖実習をどのように位置づけ，学生にどのような学びを期待しているかについての核心が記されている文章と思われる。以後この一文について，本章では焦点を当てていく。
　さて，シラバス上の目標と「一般的な心がけ」の対比から，医学生たちは解剖実習に取り組むにあたって，遺体を客体化し科学的にアプローチすることと，人として敬意をもって接すること，という一見矛盾する二つの視点・態度を同時にもつことを最初から要求されていることが分かる。医学生たちは，この矛盾に対してどのように折り合いをつけているのであろうか。まず科学的なアプローチによるまなざしの変化のほうから見ていこう。

(2) 医学的人体の構成

　解剖実習を通して，医学生たちはどのように身体に対する特別なまなざしを身につけ，遺体を日常的身体とは異なる医学的人体として構成し直すのであろうか。「一般的な心がけ」を書いた山口大学の篠田晃教授に聞くと，解剖体から人体の構造とは無関係なものを取り除き，「見るべきもの」を抽出するには，「見る気」「見る目」が求められるという。私自身も，最初は神経と血管の違いさえ区別がつかなかったが，解剖を行っていくうちに，見えないものが見えるようになっていくことを実感した。見るべきものが見えるようになるためには，見えるようにする必要がある。見えるようになるまなざしと見えるようにする手技は，相互に関連しながら同時進行で形成される。

見えるようにする手技は，五感を総動員しつつ，遺体との相互作用を通して獲得され，高められていく。

　解剖は教科書の手順に従い，表面から深層に向かって一枚一枚レイヤー（層）を剥がしては遺体を観察することを繰り返す形で進行する。剥がすといっても，レイヤーを貫いて走行する神経や血管もあり，一筋縄にはいかない。それらを切り取って見失わないように細心の注意を払いながら，探索は行われる。ピンセットやメスを当てる方向や力の入れ具合を，指先が徐々に覚えていく。

　それと同時に，ゴム手袋をした指先に付着した黄色い脂肪がぬるぬるとまとわりつく気持ち悪さやわずらわしさ，皮膚や筋肉を引き剥がしたり，神経や血管を引っ張ったり，切り離した肋骨や臓器を持ち上げたりするときの弾力や重さ，時間の経過とともにぱさぱさに乾いていく筋肉の表面を体感する。これら五感を伴う遺体との相互作用によって得られる視点や知やスキルのほとんどは，個人の経験知として身体化される。そして時間と回数を経るに従い，それらを意識せずに解剖を実践できるようになっていく。

　見えるようにし，見えるようになるための道案内が教科書であり，これに従った結果，見えるはずの模範例が解剖アトラス（図版集）の図や写真である。つまり学生は，教科書とアトラスと遺体を行き来する術を身につけることになるが，その過程でまず学ばなければならないのが，医学独特の言語である。例えば教科書には次のような記述がある。

> 　胸骨の外側縁のやや外側で，各肋骨間に対応している皮神経を求める。これは肋間神経 nn. Intercostales の前皮枝 r. cutaneous anterior である。この皮神経の剖出には，同じ場所で筋膜を貫いて出てくる細い血管（内胸動静脈 a. et v. theoracia interna の枝）を目印にするとよい。これらの神経と動静脈が胸部を上から下に1列をなして皮下に出てくることを確かめ，これらのうちの少なくとも1本についてその走行や分布を特に詳しく解剖する。（寺田と藤田 1991：10）

　各部位の名称だけでなく，「剖出」や「走行」などの用語，「皮神経を求める」のような語り口を遺体とのやりとりの中で学習し，それが班のメンバー間でも共通言語となっていく。こうした学習は単に医学の語彙を増やすこと

ではなく，その特別な文脈における運用の仕方，その語彙が配置される枠組みを実習することを意味する。グッドのいうように，「医学の言語を学ぶということは，日常の常識的世界のために新しい単語を学ぶことではなく，まったく新しい世界を構成すること」なのである（グッド 2001：126）。

　実習は，個人の経験として手技やまなざしが形成されていく過程であると同時に，班のメンバーや他班や指導教員とのやりとりにより成立している協働的実践でもある。班のメンバーとの確認作業は頻繁に行われるし，他班の進行具合や剖出結果と自班の違いも常に気になるところである。そのような協働的な学習実践について，社会学者の樫田美雄らは解剖実習現場をビデオ撮影し，エスノメソドロジーの立場から分析している。それによると，第一に実習現場では，「一瞬一瞬の剖出によって作られた指先なり内臓なりの状況が，その学生が担当している遺体の部分の『見え』を決定し，その『見え』が導く次の一手に学生を導いて」いく「即興的実践」が認められるという（樫田ほか 2001：106）。第二に，実習参加者が協働して，教科書やアトラスと対照しながら，目の前の臓器や器官を同定していく実践の場と捉えることができることを指摘する。また解剖実習は，遺体が個性的であると同時に共通していることを体験することを通して，目の前の「『遺体』をたしかに『人体』である」，あるいは「ホンモノだけども『モックアップ（模型）』であるものとして確認していく」場なのである（樫田ほか 2001：114）。第三に，その過程で学生たちは「宝探し」のようにあるのが当然のものを協働して探索するが，それを単純な「知識そのもの」の確認作業としてではなく，「知識の理解の編成の仕方」あるいは「知識の確からしさ」についての協働的確認作業として捉える（樫田ほか 2001：117）。

　以上から樫田は，いわゆる「知識詰め込み型の科目の典型」ではなく，「知識の総合と知識を総合するための素材の評価との合体した体験学習として評価されてもよい質」を，あるいは今後チーム医療の重要性が増す「医学教育でむしろ必要とされるような社会的協同的な質」を解剖実習に見出す（樫田ほか 2001：118）。これらの指摘は，確かに私の参与観察の経験とも合致する。このような協働的実践を経て，身体は「医学の対象たる人体」に再編成されていく。各部位の名称等の多くは試験後いったん忘れ去られることになるが，知識の配置される土台，枠組み，構えは意識下に沈み定着するのである。

しかし，そこには依然として残り続ける疑問がある。それは実習指導者たちが語る「ご遺体は真の教科書」における「真」の意味，さらには解剖体が精巧にできたモックアップではなく，ホンモノの遺体でなければならない理由である。

(3)「ご遺体は真の教科書である」

　私が名古屋大学のセミナーに参加した際にも，杉浦教授は私たちが解剖する傍らを歩きながら，「ご遺体と教科書とどちらが真実か。ご遺体のほうが真実だぞ」と繰り返し口にした。初心者は樫田の観察にもあったように，教科書やアトラスに描かれていることが，目の前にある遺体にも等しく見出されるはずだと思って神経や血管を探す。しかし遺体には個性があるため，なかなか目的とするものが見つからないこともある。山口大学の教員で，名古屋大学のセミナーのチューターでもあった徳田信子助手によると，ここにこのような神経があるはずだと思って，結合組織や脂肪をピンセットでいじくるうちに，無意識に神経のようなものをつくりだしてしまう学生もいるという。

　それでは「一般的な心がけ」を書いた篠田教授は，「真の教科書」という表現にどのような思いを込めていたのだろうか。そのことについて篠田教授が語ったことを要約すると次のようになる。すなわち，「テキスト類は，『標準化』されたものであり，多様な遺体の平均でしかない。そして目の前に『実在』する個々の人体は結合組織などに覆われ，これを取り除かなければ見るべきものが見えてこない。解剖は，『実在』から背後の『構造』を『抽出』する行為であり，その意味でテキスト類は抽出によってクリアにされ，デフォルメされた後のものといえる，それに先立ち，抽出の対象である『実在している』ものこそが真実である」，ということである。このように「個性」と「標準」，「実在」と「抽象」の拮抗が，テキスト類との対比において解剖体を「真の教科書」にするのである。

　このことに関連して，名古屋大学のセミナーにおける私自身の体験を紹介しておこう。指導者の一人であった小林教授が，私の班の遺体の鼠径部のリンパ節を剖出してみせた。その手技と次第に剖出されていくリンパ節の姿は実に見事なものであったが，その過程でとある神経に行き当たった。その際に小林教授は，「おやこれはりっぱな神経だ。さぞ名のある神経に違いない」

とつぶやいたのだ。そこには，教科書に書かれた器官や組織を懸命に探そうとする初心者や学生の営みとは正反対のアプローチが見出せる。私にとって，「ご遺体は真の教科書である」ということの意味が，実感をもって了解された瞬間であった。これこそ解剖学がたどってきた歴史そのものの再現なのである。

しかし，日々ノルマに追われ，後で待ち構えている試験も気にしなければならない学生たちにとって，残念ながらこのような解剖の極意やアートともいえる高次の学習を楽しむ時間的，精神的余裕はあまりない。実際，聞き取りでもノルマと試験のことしか頭になかったと振り返る学生が一部存在する。

だがその一方で多くの学生は，心理的なゆらぎをおぼえながら自分の中で何かが変わる大きな体験であったと振り返る。その何かは言葉では自覚されておらず，変化は通常の講義や実験科目と異なり，意識のより深いところで起こっているに違いない。解剖実習は単に日常の延長で知識を付け加えていく学習ではなく，少なくともその前提をなす枠組み，すなわち情報の編成の仕方の学習，さらには適切な場面でそのまなざしに切り替える技術の学習を含んでいるといえる。そこで学ぶことの多くは個人の経験知として，また一部は仲間同士のやりとりを通した協働的な記憶として，意識下に沈澱し医学的まなざしの土台となる。しかしここで形成される医学的な知の枠組みの中には，自身の，あるいは遺体の主である故人への情緒的反応の入ってくる余地はあまりない。

(4) ゆらぐ心

解剖実習の前に，自分が解剖などできるのか不安にさいなまれる学生も多いが，否応なく開始の日は来てしまう。きたない，気持ち悪いといった素朴な感覚，死体が呼び起こす死への恐怖，人をばらばらに切り刻む残酷さへの嫌悪，献体への感謝の気持ちを保とうとする思い，こうした錯綜する感情を学生たちはどのように処理しているのであろうか。

初日の入室時には，目の前に広がる光景を異様に感じながら席に着く。袋に入った遺体の傍らで最初の説明を聞くときも落ち着かなかったという学生，袋のファスナーを開けるのが怖いと感じていた学生，思ったよりも平静であったと振り返る学生などがいた。最も緊張と動揺が感じられるのが，遺体と

最初に対面する瞬間である。袋のファスナーを開け，防腐液を染み込ませた布を剥がすと，遺体が現れる。この最初の対面について，医学生たちは「思ったより小さい遺体」，「人が死んでいると実感され変な気分」，「典型的なおじいさんの顔で，生きていたと思うと不思議」，「顔の黄疸が気持ち悪い」といったことを感じたと，フリートーキングの際に語った。

その一方で，実習室に入ると漠然とイメージしていた空間や遺体と実際のギャップにも軽く驚くことになる。うす暗い屍体置き場ではなく，明るく清潔を保たれた空間にまずは驚くのである。そして解剖台に目をやると，思い描いていた死体とは異なる，まるで人形のように見える遺体が横たわっている。血液は抜かれて，代わりにホルマリンが注入された標本体であるため，思いのほか生々しくないのである。そして開始の時間を迎える。

執刀前の観察を終えた後にまずやることは，剝皮である。教科書に示された図に従い，皮膚の厚さを予測しながらメスで切れ目を入れる。そしてメスの尖や背を使い，すでに堅くなっている皮膚を，本体を傷つけないように注意深く剝いでいく。続いて2本のピンセットで皮下組織・皮下脂肪を細かくより分けながら，皮神経をより見えるように剖出する。この最初の一連の手技は集中力を要する「重労働」であり，この時点で多くの学生は初期の動揺が消し飛んでしまうという。その後教科書に書かれた作法に従って，表面から深い層に向かって剖出と観察を繰り返しながら順序よく身体に分け入っていく。深い層に進むほど，日常接する人間の姿からは遠のいていく。肋骨をはずし内臓に至った頃には，もはや日常生活で目にする人間とはまったく別の存在になっている。このような過程を経て急速に解剖に慣れ，非日常と日常の段差はなくなっていく。逆に，いつの間にか平気になって，モノを扱うように作業している自分に気がついてショックを受けたという声もよく聞く。では，遺体をまったく人として意識する瞬間はないのか，学生たちに聞いてみた。

まず，身体の特定の部位についてであるが，顔面や指先など，普段自身や相手を認識する要となる部位を見たり，解剖したりするときには人であることに引き戻されるという。顔を解剖しなければならないときがくるまで，布を掛けている班は少なくない。「心臓をまっぷたつに切り分ける際に，痛みを感じた」という学生もいる。それから生殖器である。男子学生の一人は，「ちんちんはできなかった。だって痛いでしょう。だから自分のまわりでも

女子にやってもらっているところが多かった」と語った。

　遺体の個性も対象を人へと引き戻す一因となる。体格や病変などはその人個人を表現する意味を帯びやすい。どのように生き，どのように死を迎えたのか，ということを如実に示すからである。フリートーキングの際に，人形のようにしか見えなかったという学生数名と，頻繁に人であることに引き戻されたという学生数名にきれいに分かれたことがあった。なぜそのような違いが生まれたのかということについて話し合ったのだが，結論は遺体の状態の違いということに落ち着いた。人形のようにしか見えなかった班は，図版に近いすなわち標準的，かつ解剖を進めやすい状態の良好な遺体であったそうだ。それに対してもう一つの班は，脂肪や体液が多く扱いにくい遺体であった。ぬるぬるするその気持ち悪さは，それが死者の身体であることを絶え間なく思い起こさせ続けたとのことである。

　休憩も一瞬我に返る機会をもたらす。背伸びをして実習室を見渡したときに，あるいは煙草を吸いに外に出て，人びとが歩く平穏なキャンパスの景色を眺めながら，自分はすごい世界に身を置いていることに気がつかされたという。

　そして，実習の全過程を終えた後の納棺や火葬は，人間の死体を解剖するという非日常的な世界に自分がいたことを思い出させる，最後にして最大の契機となる。遺体を納める棺は出棺のときのものであるため，簡素なものから立派なものまでさまざまであり，そのことがすでに死者の人生を表現している。皆で花を手向け，教員が閉じたふたに石で釘を打って棺を封じる。学生は火葬には喪服で参列し，自分の班が扱った遺体の順番が来ると黙禱で送り出す。実習中，名前は知らされず番号札が足に掛かっていた遺体であるが，火葬に際してはじめてどこの誰かが分かる。やはり名前はその人が生きた証であり，名前を通して遺体は個人として認識される。そして火葬が終わると，班の皆で箸を使って遺骨を骨壺に納める。かくの如く，実習後は，日本のごく一般的な葬送儀礼を経て死者を送り出すのである。その際の典型的な学生の感じ方は次のようなものである。

　　　ご遺体に対して特に抵抗もなくなり何とも思わなくなっていたけれど，納棺のときに（故人もしくは家族の）写真を見せてもらったり遺品を見たり，火葬のときに名前を知ったときに，とてもその方の「生」を感じまし

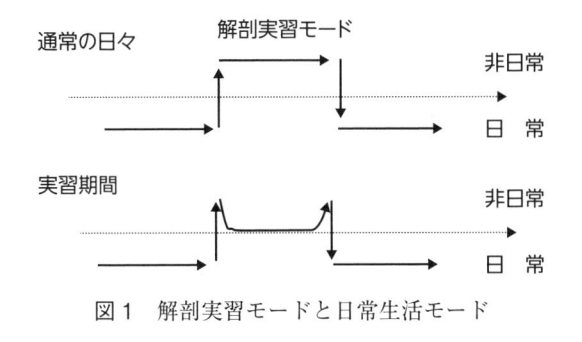

図1　解剖実習モードと日常生活モード

た。(括弧内，筆者の補足)

　このように解剖実習の日々は，日常と非日常の行き来の繰り返しであり，その段差は遺体との対面の瞬間をピークに一気にせばまり，小刻みにゆらぎつつもほとんど差を感じなくなる。そして実習そのものが限りなく日常化する。しかし，解剖を終えた後の葬送儀礼によってまた一気に日常と非日常の段差を実感する(図1参照)。あるいはそのような経験となるように，授業が仕組まれている。

　ところで葬送儀礼に関連するが，実習が自分たちの死生観に影響したかどうかを学生に訊ねたところ，大きな変化は見出せなかった。2000年のフリートーキングの際には，「解剖で魂の存在は証明されないけど，魂が存在しないということも証明されないよね」と男子学生が語ったのに対して，一人の女子学生が「死んだら私はどうなるのだろう」とつぶやいた。死んだらただの物体であり，それで終わりという考えには至らないようである。だから，近親者の献体には賛成できないし，自身の献体に抵抗があるという学生は多い。その一方，「解剖させていただいたのだから，自分も献体すべきだ」と思い直す学生もいる。要するに，学生個々人の死生観は，実習ではなく日常の側にあり，実習中のものの見方はあまり影響しないということなのだろう。

　ある男子学生は，「実習の場面では幽霊なんて嘘っぱちだと感じているのに，家にいて一人で心霊物の番組などを見ていると，幽霊はいそうで怖くなる。実習中は『解剖実習モード』という感じの別の自分に切り替わっている」と語った。以後この学生の表現に倣って，本章では解剖実習中の意識の

第6章　「ご遺体」は最初の患者である　181

状態，ものの見方を「解剖実習モード」と呼び，普段の意識の状態，ものの見方である「日常生活モード」と区別することにする。

　ここまで主に，意識が解剖実習モードにあるときに日常に引き戻される瞬間があるかどうかについて見てきた。ここで，日常にあって解剖実習モードにふいに切り替わることはないかについても少しだけ見ておく。少しだけというのは，死生観がそうであるように，感受性がひときわ強い一部の学生を除き，大多数の学生についてはあまり影響がないようなのである。あるとすればホルマリンの臭いが時折フラッシュバックすることぐらいであるという。また，実習開始から一時的に特定の食べ物，例えば解剖時の脂肪に似たスクランブルエッグなどが食べられなくなるということが話題になる。しかしそのようなケースは少なく，あってもそれほど長くは続かない。解剖に慣れて，解剖実習モードと日常生活モードの切り替えが自在にできるようになると，その気になれば目の前にいる人の身体を透かして身体内部までイメージすることができるようになるという一面もある。つまり暮らしの現場においても，解剖実習モードが，必要に応じて呼び出し可能になるのである。

(5) 解剖実習モードと切り替えの技術

　ここでは，解剖実習モードと日常生活モードの切り替えがいかにして可能になるかということに注目してみたい。この二つのモードの間には明確な線引きがあり，半ば意識的，半ば無意識的にその境界を越えることでモードは切り替えられる。実習室は外部から切り離された異世界であり，部外者の出入りは完全に遮断される。その中で着用する衣類も，二つのモードを分けるアイテムとなる。エレベーターが実習室の階に近づき，降りて実習室の前まで行き，そこで白衣を着てスリッパに履き替える。実習室のドアを開け，そこに入るまでの時間の流れのどこかで，モードの切り替えが起こる学生が多いようだ。実習の白衣は，他の衣類とは別に洗濯するという学生は多く，なかには白衣の下の普段着も，実習用とその他を分けているという学生もいた。ゴム手袋は，感染症を避けるなどの衛生上の目的もあるが，遺体と自分を隔てる観念的な境界でもある。手袋をせずに臓器の間に手を差し込む教授の姿を見て，「自分にはとてもまねできない」と言う学生もいた。

　解剖用の道具も解剖実習モードを構成する要素である。かつてはメスを研ぐことから実習は始まったが，最近は替え刃式のメスが一般的である。メス

やピンセットやのこぎりなどさまざまな道具群が，実習を日常から切り分ける。そして教科書やアトラス，そこで使われる日本語，英語，ラテン語が入り混じった専門用語群が加わる。頭蓋骨について，自分の中で日常用語である「ズガイコツ」から医学用語である「トウガイコツ」に入れ替わった瞬間，自分はもうこの道を引き返せないと感じたという学生もいる。

　人間関係にも境界線が引かれる。クラスメイトや医学部の先輩後輩とそれ以外の知人や友人では，実習について語るか語らないか，語るとしても何をどの程度語るかは，大きく異なる。医学部以外の友人に何気なく解剖の話をして気持ち悪がられたり，逆に妙な興味をもたれたりして，自分の特殊性に改めて気づかされたというケースもあった。

　そして，注目すべきは黙禱である。黙禱は遺体への敬意や感謝を目に見える形で表現する行為であると同時に，モードを切り替える最も有効な技術でもある。神社で手を合わせるのと同様に，どの程度黙禱に思いを込めているかは人によってさまざまだろうし，まったく形式的な行為だと考える学生もいるだろう。しかし思いの程度に違いがあっても，行為としての黙禱は遺体への敬意をとりあえず社会的に担保し，そのことで後に続く実習中は，遺体に対して敬意を払い続けることから学生たちは解放される。この意味で，黙禱に欺瞞を感じたという学生もいた。

　以上見てきたように，学生たちはモードの切り替えの技術の習得によって，科学的，客観的なまなざしで見る「私」と，遺体へ敬意を払う「私」の棲み分けが可能になる。そして二つのモードの併存に対する慣れによって，そのオン／オフがいつでも簡単にできるようになる。そこで気になるのは，医学的に再構成された人体は，はたしてモノとしてのみ認識されているのかということである。この点を踏まえつつ，次に今日多くの医学部・医科大学で使われる「ご遺体」という表現について考察してみたい。

4.「ご遺体は最初の患者である」

（1）なぜ本物の遺体でなければならないのか

　解剖実習に対して，二つの立場から批判を耳にすることがある。一つは，人体の構造と機能の三次元的な理解ということならば，精巧にできた人体模型やコンピュータ画像でも学習できるのではないかという医学的立場からの

意見である。もう一つは，解剖こそが人の人格を無視して機械として見てしまう元凶であるという倫理的立場からの批判である。

この二つの批判に対して，ほとんどの学生たちが，解剖は本物の遺体でなければならないという。その理由は，遺体の個性を認識する必要性，本物であるがゆえのモチベーションの高揚，医師としての責任感の醸成，献体者の遺志の尊重などである。では，指導する側はどのように考えているのだろうか。

小林は，カラーアトラス（人体解剖図版集），ビデオ，コンピュータ三次元構築などが整備されることで，「人体の各臓器の静的な三次元的理解」はある程度可能になるかもしれないが，そのような理解は「解剖学の一部にすぎない」とし，医歯学生にとって人体解剖実習が必要である理由を以下のように述べる（小林 1998: 276）。

まず「人体の各器官は，一つとして組木細工のように独立に抜け出せるものはなく，すべてが相互に連絡している」ことの学習を指摘する。「神経・血管を通じて，疎性結合組織で，あるいは強靭な靭帯や腱でつながり，あるいはすべすべした漿膜やぬるぬるした滑液を介して接している。これらは，曲げたり引っ張ったり剥がしたり，触ったりしてはじめて分かる」のである。あわせて，「人体の各器官は一つとして同じ素材・同じ組成ではない。弾力があったりなかったり，ふにゃふにゃだったり堅かったりすることは，触ってはじめて分かる」と述べ，頭ではなく五感を駆使して理解することの重要性を強調する。

次にあげるのが，遺体の個性についてである。解剖実習は，「一人ひとりの人間がまったく同じではなく，具体的に各個人について観察する必要があることを実感する」場であり，「他の実験系の実習と異なる点は，結果がいつも同じではない点である」とする。

最後に，「教育研究上の必要性に加えてさらに重要な役割」として，「書物やコンピュータ相手では絶対できない」ことは，実習を通して「人生の生と死について考えられること」であると主張する。実習で，はじめて人の死に直面する学生も多く，「医学のために自ら献体すると決意された故人の遺志を知るとき，学生は自己の使命を死体から学ぶことができる。死を乗り越えて医療に取り組む姿勢が生まれる」ということである。

以上，要するに，遺体でなければならない根拠は，解剖が五感を伴う経験

的な実践であり，普遍と個別の折り合いをつけつつ医学的なものの見方を習得する機会であることに加えて，「生と死」について考え，「献体者への敬意」を表明する行為と考えられているからだといえよう。医学的・科学的な理由に加え，医師としての心構えの醸成のために本物の遺体の解剖が必要だと考えられている点に注目すべきであろう。

(2)「ライヘ」から「ご遺体」へ

　解剖実習に使われる人体を，かつてはドイツ語に由来する「ライヘ」(Leiche) と呼ぶのが一般的であった。今では一部を除き，大半の大学では「ご遺体」と呼ばれている[5]。この呼称の変化は，献体制度が一般化する1970年代以降のことと推測される。

　日本の解剖体がそのときどきの時代状況に応じてどのように社会的に構成され意味づけられてきたかについて，歴史社会学者の香西豊子は，解剖体不足や臓器不足をめぐる「遺体の経済」に焦点を当てて論じている（香西2007：69-126）。日本では，西洋医療が制度化され，医学教育が始まった明治初頭から，解剖実習に用いる人体をいかにして確保するかは常に大きな問題であり続けた。「患者は無料で治療を受ける代わりに，生前には学用患者として，死後には解剖体として，医学の研究・教育に寄与する」という「施療」の制度は，明治維新後，御雇い外国人を通して紹介された調達制度であるが，結局，国の政策として大々的に定着するには至らず，限定的な供給源にとどまる（香西2007：71）。

　一方，「施療」と並行して，引き取り手のいない「無縁」の死体にも目が向けられた。それは「無縁」の刑死者から始まり，後には行き倒れの死体に拡大していく。「施療」と異なり，「無縁」は「もろもろの関係性が消失した

---

5) 1999年開催の日本民族学会第33回研究大会において，私は解剖実習についての最初の報告を行った。その際に祖父江孝夫氏から，「学生当時，解剖体はライヘと呼ばれ，ほとんどマテリアルとして扱われていた。『ご遺体』というようになったのはどのような事情か」という質問があった。その後，山口大学や名古屋大学の解剖学教室の教員に「ライヘ」から「ご遺体」に変わったいきさつを聞くが，正確な時期は特定できなかった。篠田教授によると，学会等で呼称についての指針があるわけではないそうである。
　一方，本書の執筆者でもある山上実紀氏によると，札幌医科大学で彼女自身が受講した1999年前後の解剖実習では，学生の間で遺体は「ライヘ」と呼ばれており，この言葉を使うことで「医学生気分」を味わえたという。現在は「ご遺体」と呼ぶ大学が大多数であるが，インターネット上でも「ライヘ」という呼称を使った投稿が時折見られ，解剖体をめぐる「言葉」のせめぎ合いは，今も続いているといえそうだ。

身体をからめとる機縁」であり,「身体と『習俗』との紐帯をしいて断つのではなく,すでにそれが断たれた身体を極力解剖体とすること」であり,これにより解剖体を確保する道は開かれていったとする (香西 2007:81)。

　第二次大戦後も,日本では,解剖体の確保を主に「無縁」に頼り続けるが,さらなる深刻な解剖体不足に悩まされることになる。そしてその状態を一変させることになるのが,1960 年代からさかんになる献体運動であった。死後自分の遺体を医学の発展や医学教育のために提供したいという篤志家たちの運動と,解剖学教室の解剖体収集活動とが出会い,1970 年代以降制度化の議論が進み,1983 年には遺族の承諾に先立つ本人の「献体の意思」という,新たな要件を主眼とする「医学及び歯学教育のための献体に関する法律」に結実する。かくして,「無縁」による確保を一部保ちつつも,献体登録者は増加し続け,今日では解剖実習の遺体のほとんどが献体によるものになった。

　さらに香西は,解剖体不足に始まった献体運動が,逆に解剖と死体との結びつきを強化する方向に変質しつつあることにも注目する。「死体をめぐる経済」の文脈において,遺体の供給源が「無縁」から「本人の意思」によるものに移行したことで,医学教育における解剖実習の意義にも変化が生じた。「いったん『篤志』として結実した言葉は,…かつて『生』を宿していた『ご遺体』と向きあう体験それ自体からくる価値」という新たな意味を遺体に付与するようになり,それとともに,解剖に「『医の倫理』という今日的な意義が見いだされはじめた」というのである (香西 2007:124)。

　「ライヘ」に代わって「ご遺体」という言葉が選び取られていった事情も,おそらくこうした「人体をめぐる経済」の変化の中に位置づけることが可能であろう。しかし実習室の外に身を置く香西の論考は,日々葛藤しながら遺体と向き合う当事者たちの現場にあって,一番リアルな響きをもつ,この「ご遺体」という表現の考察には立ち入らない。私の関心は,「死体をめぐる経済」よりもむしろ「ライヘ」から「ご遺体」への移行に見られるような,言葉と言葉がせめぎ合う,したがってまた献体に対する構えや思いが交叉するその時,その場所にある。それゆえここでは,「医の倫理」には回収しきれないこの言葉をめぐる意味生成の現場に視線を戻すことにする。

(3) ヒトとモノの狭間で

　解剖実習の話をするときに「ご遺体」という言葉を使うことを家族から指摘され、「医学生特有なものなんだね」と言われて驚いたという学生がいた。日常世界の延長で感謝と敬意を払うべき対象を前にしているという強い自覚のある解剖実習開始時、「ご遺体」という語は違和感なく受け入れられる。むしろ「死体」という言葉のほうが抵抗を生むことになる。しかし実習が進むと、「ご遺体」という呼称はそのまま維持されつつ、次第にそのニュアンスが異なってくる。実習室で「うちのご遺体はこうなっているのだけど、そちらのご遺体はどうなの」と口にするときの「ご遺体」は、紛れもなく医学的人体を意味する。そこで学生たちに、「ご遺体」をヒトとして見ているのか、モノとして見ているのか、何度も繰り返し問うてみた。その答えは、一人の学生が語った「モノでもヒトでもない、ご遺体としか言いようのない何か」という言葉に集約される。

　仮に「ヒトとしてのからだ」と「モノとしての人体」を区別するならば、「ご遺体」はそのどちらでもあり、どちらでもない何かとなる（表1参照）。つまり「ご遺体」は、当初の日常生活用語から、解剖実習モードと日常生活モードの両方にまたがる言葉となるのである。この点が、最初から医学的まなざしの対象たる人体を表現する「ライヘ」とは大きく異なる。もちろん、「ライヘ」という表現を使っていても完全なモノではなく、その切り替わりの向こうにヒトを引きずっているのかもしれない。しかしながら「ご遺体」のほうが、ヒトであることがはるかに意識の中に侵入しやすい表現といえる。

表1　「ご遺体」はヒトかモノか

身体（からだ）	人体	ご遺体
ヒト	モノ	モノ・ヒト
個別	普遍（教科書）	普遍・個別
統合・全体	細分化可能（名称）	細分化・統合
名前	匿名	うちの「ご遺体」
人格	非人格	人格を持つ何か
感情移入・共感	感情の排除	共感を感じる何か
コミュニケーション	作業	やりとり
日常的視点・態度	科学の視点・態度	科学的・日常的視点・態度

「ご遺体」という敬語表現が用いられることによって，学生各人の死者への思いが実際どの程度のものであるかにかかわらず，とりあえず死者に対する敬意の態度表明は社会的に担保される。実際，科学としての解剖実習の性格上，遺体を常にヒトと捉えて向き合い続けることは不可能である。だから，かつては「ライヘ」という特別な表現が用意されていた。解剖体が献体によるものとなり，モノのような響きをもつ「ライヘ」という呼称がためらわれるようになった今日，黙禱と同様，「ご遺体」と呼ぶことによって，学生たちは，実習中遺体に終始感謝と敬意を払い続ける重荷から解放され，同時に，遺体をモノのように扱うことへの抵抗も消失していくのであろう。しかし「ご遺体」はどこかに日常的なニュアンスを引きずっており，必要な場面では，いつでも感謝の思いを表現する言葉の一部として思い起こされる。このように，解剖実習で使われる「ご遺体」は二重の意味を帯びており，この特殊な意味をもつ「ご遺体」という表現を用いることによって学生は，日常的身体と科学的人体を行き来するモードの切り替えができるようになる。つまり解剖実習モードの形成過程において，学生は遺体がヒトかつモノであるという矛盾する二つの捉え方の板挟みになりながら，どちらにも向かい得る中間的／両義的なカテゴリーを見出し，これを「ご遺体」と表現することになるのである。

　こうして学生たちにとって，「ご遺体」は医学的な学びと精神的な学びの両方を提供してくれる最大の「師」となる。学生は「師」に対する感謝と敬意を忘れてはならない，ということを知る。少なくとも実習指導者は，学生がそのように思いと態度をもつことを期待しており，多くの学生はそれに応えている。

　さて以上を踏まえて，最後に問題にしなければならないのは，「ご遺体は最初の患者である」という隠喩の意味である。

(4)「ご遺体は最初の患者である」

　肉眼解剖実習は，これと並行してあるいは引き続いて学ぶ基礎医学の出発点となり，学生たちは生理学や病理学などの講義および実験実習科目を通して，科学の対象たる医学的人体の部分に分け入っていく。それら病態生理の科目群には，人格を有し，共感の対象たるヒトはほとんど登場しない。科学的な立場から，生物としての人体や病理を説明する標準化された知識を学び，

医師免許取得のための国家試験でもそれが問われる。この意味で医療の対象となるヒトについては、医療倫理やコミュニケーション関連のわずかな科目群で学ぶしかない。それはさておき、ここでは、解剖実習がどのように基礎医学を越えて、その先にある臨床に直結しているのかを考えてみたい。そのヒントになるのが、「ご遺体は最初の患者である」という暗喩である。以下、その意味を考えてみたい。

　モノでもヒトでもない、あるいはそのどちらにも切り替わる「ご遺体」としか言いようのない存在と、医学的対象（モノ）であると同時に、個性や心に配慮しつつ接する対象（ヒト）である「患者」という存在は明らかにアナロジーをなしている。臨床にあって医師は、患者のサファリングへの共感を排除した医学のまなざし（モノ的まなざし）に基づいて、知識や技術を行使しなければならない。その一方で、次の瞬間にはその人のサファリングへの共感と配慮を態度として示すこと（ヒト的まなざし）が求められる。「解剖実習モード」のオン／オフと同様に、「臨床モード」のオン／オフが必要なのである。そして、そうしたモードのオン／オフによって相手のサファリングへの共感を態度として表しながらも（臨床モードのオフ状態）、共感しすぎることによって平静を失う危険を回避できる（臨床モードのオン状態）。メスで患部を切り開く外科医はもちろんのこと、内科医であっても、そのような臨床モードのオン／オフを駆使することによって診断や治療を行っているといえよう。こうして、医師の目の前に佇む病者は、医師にとって、モノでもありヒトでもありそのどちらでもない、「患者」としか言えない存在になる。すなわち医師が専門性を身につける過程は、日常生活モードから臨床モードへの切り替えの技術を身につけ、対象を「患者」という両方のモードが重複する概念で捉えて対応できるようになることなのである。

　医学生の学びのあり方についても、解剖実習と臨床には連続性が認められる。卒前教育において基礎医学を学ぶ２年次から３年次にかけては、臨床は基礎医学の応用と位置づけられる傾向にあるが、高年次の病院での実習、続く卒後の研修に入ると基礎医学と臨床の関係は逆転する。すなわち、臨床医学を学ぶ学生や研修医たちが具体的な疾患のケースについて医学的判断を組み立てていくにあたって、基礎医学の知識は、必要に応じて部分的に参照される知識群に退く。そして不確実で多様な臨床現場にあって、医学的（身体的）にも人格的にも個性ある患者とのやりとりを通して、また先輩医師や同

僚，他の医療専門職との協働を通して，新米医師は自分なりの診断や治療スタイルを試行錯誤しながらつくりあげていくことになる。このような経験と協働による実践的な学びの現場において，医師にとって患者は最大の「師であり真の教科書」であり続ける。

篠田教授に「ご遺体は最初の患者である」という文言に込めた思いを聞くと，次のような内容のことを語った。

> 病気の先には死がある。その意味で，ご遺体は患者の最終型である。だから将来，医師となり死への恐怖を抱える患者と接することになる学生たちには，ご遺体から逆に生きていたことを回想してほしい。とりわけ，献体は闘病時から自らの死を想定し，お世話になった医療への気持ちから提供された方たち（の遺体）である。それゆえ，学生たちには（単に遺体としてではなく）患者として接してほしい。(括弧内，筆者の補足)

献体された遺体（解剖の対象）から生前の患者（臨床の対象）を想起すべきであると主張する篠田教授の思いは，基礎医学の出発点である解剖実習こそが臨床の出発点でもあるということを意味している。医学生にとって，まさに「ご遺体は最初の患者」なのである。

5. 結び

本章では，医学部のイニシエーション儀礼ともいうべき肉眼解剖実習において，医学生たちが，どのように医師に求められる知の枠組みと職業的アイデンティティを形成していくかについて検討してきた。その結果，客体化し科学的にアプローチすることと，人として敬意をもって接することという，解剖体に対する一見矛盾した学習上の要求に対して，「ご遺体」という語彙を通常とは異なるニュアンスで媒介させることによって，解剖実習モードと日常生活モードを切り替える技術を身につけ，二つの要求が折り合う視点・態度・立ち位置を体得していく過程を明らかにした。さらには，「ご遺体は最初の患者である」という一見奇妙な文言のもつ意味も明らかにした。

医学史上，解剖は西洋近代医学の心身二元論的・機械論的な人体観が形成される原点，あるいは分岐点であったとされる。そしてこの西洋近代医学的

人体観こそが，疾患や臓器を診て病者を見ない医療の元凶となっているといわれることもあった。しかし，現在の日本における解剖実習は，実際に遺体を解剖する体験であるという点で，他の基礎医学科目よりもはるかに，将来の臨床でヒトとしての患者と向き合うことを意識させる機会となっている。解剖実習はまた，心身二元論的西洋医学が捨象した人格を持つものとしての人間の見方，さらには西洋近代医学として分岐する以前のより総合的なヒトとのつながりをもった医療の原型を保持しているといえるだろう。医師が日々の臨床において，モノとヒト，科学と日常，確実と不確実，抽象と具体，標準と個別の界面に立ち，その折り合いをいかにつけるかに悩み，試行錯誤しながら生涯学び続ける実践者であるとするならば，それらの界面を内包し，臨床の出発点とでもいうべき解剖実習は，医師養成過程の入り口において，きわめて有効な学習方法であるといえる。

　しかし，解剖実習が臨床への入り口であるとしても，対象が死者の人体である以上，解剖を通して学ぶことができないことがある。それは言うまでもなく，「生きている」，実在の人間についての理解である。解剖実習においては，遺体の主であった故人がどのような人間関係を生き，どのような人生を歩んできたかを直接知ることはできない。わずかな手がかりから生前を漠然と思い描きながら，実習の機会を提供してくれたことに感謝と敬意を示すことしかできない。納棺，火葬，名前の判明で発生する対人関係が限界なのである。このように考えると，実習におけるヒトとしての「ご遺体」は，故人の「仮想の人格」であるともいえる。解剖実習は，ヒトとモノ，個と標準，日常的視点と科学的視点の折り合いをつける機会ではある。しかし，その個が暮らしの現場においてはさまざまな人間関係や社会関係，生態系といった関係性の中に存在する全体の一部であること，さらには解剖を実践する医学生自身もその関係性の一部をなしていることを，医学生が遺体から直接学ぶことは難しい。そうであるならば，解剖実習に続く他の科目で，その点を補完する教育の機会が必要となるだろう。しかし，解剖実習から離れて現在の医学教育全体を俯瞰するとき，このことを学ぶ機会がきわめて少ないことに気がつく。

　近年，医療倫理や行動科学が重要視され医学教育カリキュラムの一角を占めるようになった。しかしながら，そこに登場するヒトは基本的に近代的な個人であり，それも暮らしや人間関係の文脈から切り離され，抽象化・標準

化されたところの「仮想の人格」である。患者の自己決定権，障害受容や行動変容，QOL（生活の質），接遇技術といった概念や方法の教育が先行し，医師と生身の人間である患者との間に新たなズレが生じている。なぜならば，実社会において人は標準との差異を生きているのではないからである。それゆえ医療専門職は，倫理やコミュニケーションに気を遣い患者中心の医療を実践しているつもりなのに，いっこうに埋まらない溝にいっそう苛立ちをおぼえることになる。このズレを認識し解消するには，抽象的な概念や統計的標準と対面する人物との差異に過度に囚われることをまずやめなければならない。常に焦点として見据えるべきはサファリングである。そして医療がサファリングの軽減・解消を目的とするケアリングの部分を担当する一専門領域であるという原点に立ち戻り，目の前でうずくまる生身の人とあるいはそのケースと適度な距離を保ちつつもじかに向き合うしかない。そしてきちんと向き合うことができたならば，多くの場合，互いに二次的なサファリングをもたらす不幸なすれちがいを減じることができるはずである。

　今日の医療および医学教育の問題は，巷間で喧伝されているように科学的・医学的なまなざしに由来するというよりも，この「仮想の人格」と「現実の人間」の間のギャップに由来することのほうが深刻に思える。そして両者のギャップを埋めることこそが，私のような社会科学の立場で医学教育に関わる人間の大きな役割の一つであろう。社会科学者として，解剖実習と同じく経験知に重きを置き，社会的存在としての人間が生きる現場のリアリティを学生が五感で感じ取る体験を通して学んでいく学習機会を提供する必要性を強調することになろう。

参照文献

樫田美雄・岡田光弘・中村和生・福井義浩・坂田ひろみ・澤田和彦 2001「解剖実習のエスノメソドロジー――社会的達成としての医学教育」『年報筑波社会学』13：96-127.
グッド, バイロン・J. 2001『医療・合理性・経験――バイロン・グッドの医療人類学講義』江口重幸・五木田紳・下地明友・大月康義・三脇康生(訳)，誠信書房.
香西豊子 2007『流通する人体――献体・献血・臓器提供の歴史』勁草書房.
小林邦彦 1998「医療技術者養成における人体解剖実習の重要性とその条件整備への提言――医療技術者教育にルネッサンスを――」『解剖学雑誌』73(3)：275-280.
寺田春水・藤田恒夫 1991『解剖実習の手びき(第9版)』南山堂.
名古屋大学医学部 1998『第18回人体トレーニングセミナー(1998年)報告書』名古屋大学医学部.

星野晋 2013「『ご遺体』は最初の患者である—日本の医学教育における肉眼解剖実習の今日的意義」『文化人類学』77(3):435-455.
山口大学医学部解剖学教室 1997『肉眼解剖学実習』山口大学医学部解剖学教室.

第7章
葬儀業の仕事にみる専門家のケアとサファリング
死と葬儀をめぐる職業的機制の観察から

田中大介

1. 問題の所在

　本章は，現代日本における葬儀業の活動と，その業務の諸局面を主な題材とした事例研究である。筆者はそれらに関する経験的描写の提示と，人類学のアプローチに寄り添った視座に基づいて，次に掲げる問いの探究を試みる。葬儀業の仕事におけるケアの文脈（以下，ケア文脈）と，葬儀業の従事者に生じるサファリングとは，いかなる相互関係のもとにあるのだろうか。

　この問題設定から分かるとおり，本章はケアとサファリングという各々の事象を単子論的に捉えることよりも，むしろ双方を結びつける機制そのものに最終的な説明を与えることを目的とする。同時に，ここで葬儀業の仕事とサービスをめぐる今日的状況と，その端々を覆うケア文脈への着眼は，独特の意義を内包しているともいえよう。ケアやサファリングを語る際の常套的な題材であった医療実践ではなく，本章のように非-医療の現場を題材とすることが，従来の観点を相対化し得るからである。それはまた，より良く「生きる」ための営みという印象に捉えられてきたケアと，その実践を請け負う専門家に生じるサファリングを，生・老・病・死というライフコース上の各局面にまたがる多角的・多元的な事象として再布置することにもつながると考えられる。

　一方，このような着眼の背後には，さらに別の狙いも内包されている。その狙いとは，何がしかの活動・実践をケアにしようとする変化，すなわちケア文脈に包摂しようとする力学と，その動態から生み出されるサファリングという図式を，我々の思考の内に仮構しつつ検証するという目論見である。もちろん，この仮構は焦点を明瞭にするための便法に他ならない。しかし我々が題材とする現代の葬儀，そして葬儀業の仕事という事柄は，後掲の諸

事例で示すとおり「ケアとみなされていないものを，ケアにする」という胎動の営みとしても捕捉できるものであり，その視点を通じて我々は「ケアである／ない」という境界の問題を考察の中に含むことができる。

議論の先取りとなるが，このような視点は，現代の葬儀業がもたらす多様なサービスをケア文脈が緩やかに覆い始めているという，いわば過渡的状況で生起している事象に筆者が注目したことによる。今日の葬儀サービスは単なる物品・設備・マンパワー・ノウハウといった区分に属するものだけではなく，一種の精神性が求められており，その点で「我々が提供しているのは，あなたへのケアなのです」という語り口で示されるような，商業的行為と献身的奉仕を取り結ぼうとする取り組みが，彼らの日常的実践の中に多く見受けられる。つまり，現代の葬儀業はケア文脈を積極的に摂り込み，自らをケアの供給者であると標榜しつつあるのだが，本章ではとりわけこのような「ケア産業」としての葬儀業の性質を，また彼らの取り組みの現代性と重層性を描出することを通じて，ケアとサファリングをつなぐ結びつきに光を当てていくこととしたい。

2. 予察

(1) 葬儀業の概要

具体的事例を示す前に，まずは本章が対象とする葬儀業についての概要を予備的考察として述べておこう。葬儀業とは言うまでもなく葬儀の請負に際しての種々のサービスを提供する職種であるが，実際にはその内部においても専門葬儀社・冠婚葬祭互助会・協同組合など，経営様態に基づく類別が存在する。だが，いずれも葬儀サービスを扱う事業者である点に違いはないため，本章では「葬儀業」または「葬儀社」という名称で概括する。

ところで，特定サービス産業実態調査（2012年2月発表）[1]によれば，2010年11月時点で集計した葬儀業の年間規模は売上高1兆4,887億円，事業所数8,262社，就業者数144,607人，取扱件数1,137,888件であった。また，葬儀業以外の関連業種を合算した市場規模に関しては，民間機関の参考数値

---

1) http://www.meti.go.jp/statistics/tyo/tokusabizi/index.html を2012年9月24日付にてインターネット上で参照。

ではあるものの2005年度で約3兆4,119億円という推定値が算出されている（ボイス情報株式会社2006：44）。最近5年間の実質国内総生産が約500兆円／年で推移していることを考えれば，葬儀業の市場規模はまぎれもない巨大市場といえよう。このように，量的側面からも現代において葬儀社のサービスが葬儀に半ば必要不可欠となっている状況が察せられるが，その一方で，すでに葬儀を「多彩な民俗や慣習が織り成す局地的な実践」という観点から把握することが困難になり始めているのも事実である。

とりわけ1960〜1970年代の高度成長期以降，葬儀社と葬儀サービスの浸透はまさに津々浦々への普及という表現を与えるのがふさわしい。重要なことは，この普及とは単なる量的趨勢の拡大だけでなく，葬儀業に求められる役割が単なる便宜供給から総合的・中心的な差配へと移行するという質的変化の側面も有していたことである。言いかえれば，それは死の発生から葬儀社への依頼までが一連かつ当然の手続きとして人びとに受け止められるようになる，という変化でもあった。

この状況は，産業化の構図のもとに捉えることができよう。なぜなら上述の「一連かつ当然の手続き」は，売買・契約・供給・消費・職業労働・専門性・イノベーションといった種々の事象，すなわち産業的機制に含まれる諸事象と密接に結びついているからである。とはいえ，この構図を「厄介な手間が業者のサービスや商品によって代替されている」と素朴に捉えるのは，現況把握としては不十分といわざるを得ない。確かに，過去において葬儀業は代行業者の性質が強いものであったが，現在ではその範疇をすでに超えている。葬儀業に限らず，現代のサービス産業は消費者の嗜好を汲み取ることに多大な経営資源を注ぎ，その末に苦心して打ち出した新たなサービスが陳腐化すれば，また新機軸の創出に力を注ぐという循環にますます重きを置くようになった。すなわち，葬儀を葬儀社が請け負うという見慣れた光景の中には，「新しい付加価値」や「消費者の嗜好」が葬儀サービスのやりとりを通じて具現化されるという回路が埋め込まれているのであり，それはまた葬儀＝葬送「儀礼」を産業的実践としても成り立たせる回路でもある。本章が示す諸事例の通奏低音には，このような回路が存在していることを，まずはこの予察の段階で確認しておこう。

(2) ケア文脈の浸透

　本章における問いの性質を踏まえれば，上述の葬儀業全体の概要に加えて，ケアと葬儀サービスとの結びつきをめぐる現状に関しても準備的な俯瞰を与えておく必要がある。

　今日におけるケアのもつ意味合いは，ごく一般的な対人関係上における「配慮」や「気遣い」，育児や介護における「世話」，医療ならびに看護領域における「職業的技術」や「専門的知識」，政治・経済的な制度問題における「社会的配分」，そして臨床哲学や倫理学の領域では「身体を介する相互行為」に至るまで，多様な文脈を包摂している（浮ヶ谷2009: 18）。その多様性の中から本質主義的にケアの中核的性質を紡ぎ出すことは，おそらく恣意的にならざるを得ない。だが，その社会的浸透の過程に注目するならば，広井良典が指摘するように「現代におけるケアということの大部分は，もともと家族や共同体の内部でおこなわれていたものが『外部化』されたものである」（広井2000: 21）という背景を共通項として考えることができる。

　このケアの外部化という現象について，まず思いつくのは医療・看護・介護などの分野における専門的職能と制度の拡大であろう。そして，これらの動向は葬儀業の活動にも大きな影響を与えている。医療の社会化[2]と並行して，死と遺体の発生現場が自宅から外部施設へと移行し，そのことによって彼らの仕事の段取りや，折衝を要する相手にも変化が生じたからである。一方，この動向を巨視的な社会変化として捉えると，死者を看取る場が「医師・看護師ら専門家のリードするところとなり，家族は後方へと退かされ」（新村1999: 43）るようになったという推移を見て取ることができる。例えば図１に見られるように，病院や診療所などの「施設内」で死を迎える者の割合は1950年代には全死亡者数の約10～20％であった。しかし現在ではその割合は完全に逆転しており，ほとんどが自宅として考えられる「施設外」での死亡者は，2006年度時点で約15％にまで減少するに至っている。このことからも，「ケアの外部化」の過程がかなり大規模な社会変化であったことが察せられよう。

---

2) ケアの社会化という概念について，市野川容孝は特に介護分野において「原型をとどめないほどに大きく変わってしまった」（市野川2008: 139）と指摘しているが，いずれにしても「脱-家族化」という現象に向けられた概念であることには同意している。本章でも，その意味において社会化の語を用いた。

[単位：人]

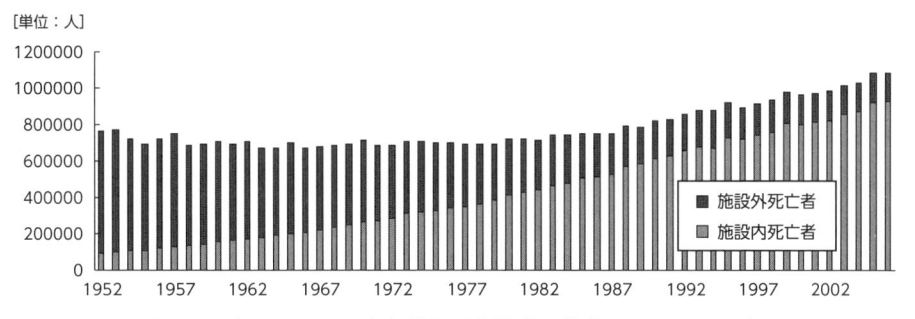

図1　日本における死亡者数と死亡場所の推移：1952～2006年
※出典：厚生労働省「人口動態調査」

　ところで，この「死に場所のあり方」をめぐる現象に関しては，次の2点に留意する必要がある。第一に，過去において死という出来事が近親者や地域の人間関係の中で受け止められていたのに対し，外部化の過程によって「よい死」をもたらすための専門家という存在が出現してきたこと。第二に，その専門家の中核は現在でも医療および福祉の領域に存在すると考えられるが，例えば相続に関する税務や，あるいは成年後見に関するコンサルタントまで，多岐にわたる非-医療の職能も「死のケア」において一定の役割を担うようになったこと。これらの内容は，まさに葬儀業が経てきた過程にも如実に当てはまる。だが，ここではむしろ葬儀業が請け負うケアの特質に注目しなければならない。それは，彼らがケアの対象としているのは「生きている者」だけではないということである。

　この点で，今日広がりつつある「グリーフケア」という語は，しばしば現代的葬儀サービスを説明するものとして用いられるが，葬儀業におけるケアの全体を包摂しているわけではない。グリーフ＝死別悲嘆とは文字どおり近親者を失った「生者」の苦しみや混乱のことであるが，葬儀業の仕事においては死者も人格的存在として配慮の対象となるからである。一方，対象（本人／遺族），時間軸（生前／死後），様態（心理的／身体的）など，さまざまな対立軸に固執しない包括的な「死のケア」を指すものとして，デスケアという用語がある。このデスケアは，未だグリーフケアほど国内での浸透を勝ち得ているわけではないが，業界関係者を中心として徐々に広がりを見せつつある。そして葬儀業の仕事に関する各種のジャーゴンと同様に，デスケアという用語も米国での浸透・拡大を経て輸入されたものであるが，例えばロ

ナルド・スミスはデスケアの概念を以下のように措定している。

> （前略）多くの社会において，葬儀社や火葬場，または他の関連企業から供給されるような，死に関連した広汎な種類の物品やサービスが，これらの内のひとつのセクターを構成している。（中略）ここで我々は，このような特定の物品およびサービスの生産と消費に結び付く諸々の活動をまとめて，経済におけるデスケア・セクター，もしくは単純に「デスケア経済 death care economy」と呼ぶ。（Smith 1996: vii, 筆者訳）

ここからも理解できるように，実はデスケアという枠組みは本質的な内容規定から出発しているというよりも，「デスケア産業」という産業区分を想定し得る，という考えから出発している印象が強い。つまりデスケアという用語・概念は，ある何らかのサービスをケアという枠組みに包み込むための，供給者側の自己標榜という側面をもっている。だが，これまでの議論でも見受けられたように，葬儀業において「自己を説明する」ことは仕事の根幹をなすものである。また，仕事の諸局面に応じて自らの立場や役割を使い分けなければならないという彼らの仕事の性質を，本論文では「偽りの自己を相手に提示する」という詐欺師的な印象のもとに捉えているわけではない。この点については考察において再度吟味するが，葬儀業者が自らをケアの供給者と語ることもまた，葬儀の仕事の随所に観察できる自己規定・自己演出の一端なのである。さらにいえば，現代社会においてケアを標榜するサービス業は，葬儀業だけではない。それはおそらく，ともかくもケアという行為が「ケアする者とケアされる者とのあいだの『相互行為 interaction』であって，複数の行為者 actor の『あいだ』に発生する」（上野 2011: 39）ものだからであろう。そして，この「相互行為」のことを，清水哲郎はケアにおける「看る」ことの一連の過程として，図２のように図式化している。

この過程を清水は，それぞれの局面が独立に意味をもつのではなく，あくまで一連の流れの中ではじめて意味をもつという趣旨を込めて「ケアの言語ゲーム」と名づけた。だが清水も洞察しているように，これはきわめて一般的な対人関係が築かれていく過程でもある（清水 2005: 107）。つまり，ケアという事柄がもつ多様性や広汎性は，請け負う仕事の類別が多岐にわたるといったことよりも，むしろこのように何らかの「望ましさ」の提供を目して人

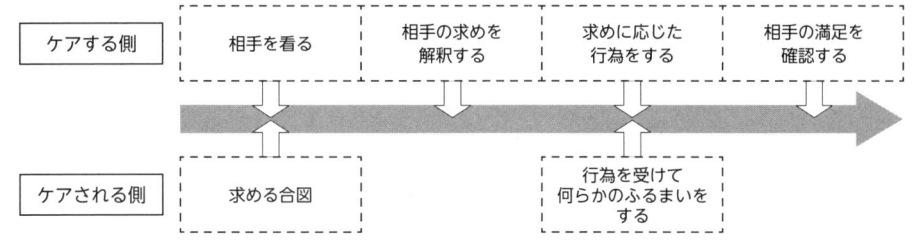

```
ケアする側  [相手を看る]  [相手の求めを解釈する]  [求めに応じた行為をする]  [相手の満足を確認する]

ケアされる側  [求める合図]              [行為を受けて何らかのふるまいをする]
```

図2　ケアする側からみた「看る」ことのプロセス
※清水（2005：106-107）に基づいて作成。

間関係が築かれていく過程の多くが「ケアとして」みなすことができてしまうという点による。だからこそ我々は，対人サービスを基幹とする各種の職業が「わたしたちの仕事はお客様へのケアなのです」といった自己標榜的なセールストークを用いている光景を，往々にして目にするのである。したがって，サービス産業化に伴ってコンセプト重視の業態へと緩やかに推移してきた葬儀業にとっても，業務の中核が対人サービスであることは変わらない以上，自らの仕事を「ケアとしてみる」ようになるのは特に不自然なことではない。

　加えて，そのような葬儀業のケア産業化（あるいはケア産業の自己標榜化）は，サービス産業全体の大きな流れであったこともさながら，より広範な社会的潮流への呼応でもあった。例えば，1960年代の欧米を中心に広がりを見せた「死の認知運動（The Death Awareness Movement）」，あるいは社会学者トニー・ウォルターが「死の復活（The Revival of Death）」と呼んだ言説の広範な浸透は，葬儀業にも強い影響を及ぼして今日に至っている。澤井敦の指摘に従えば，ウォルターが「死の復活」と称した現代的潮流とは，私的経験や個人的選択が祝福されるという態度が，死をめぐる公的な言説や処理の中にも入り込むという社会変動のことであった（Walter 1994: 26-38; 澤井 2005: 108-109）。それはまた，葬儀においては消費者主権運動としての性質を帯びるものであり，医療臨床の領域における意識変遷とも密接に連動しつつ，海外から時間差を伴って日本に輸入された潮流でもある。したがって，葬儀社がデスケアという米国発の概念を用い始めたり，あるいは和製英語的なグリーフケア[3]という語用で自らの仕事を唱道したりするというような，ケアの文脈を旺盛に摂取するという現代的傾向は，裏返せば葬儀業

の社会的認知が一定の成熟を見せた現在における一種の「気づき」でもある一方で,「よい葬儀＝よいサービス＝よい死」という等式を成立させることで葬儀業の仕事に新たな価値を付加しようとする取り組みともみなすことができる。

3. 事例

(1) 死と遺体

　それでは，その取り組みはどのように展開されているのであろうか。まずは，葬儀業という職業の枠組みを形成している重要な事柄として，遺体の扱いについての事例から把握してみたい。

　葬儀業においては多様な手練や能力が葬儀サービスの提供に結びついているが，先述のとおり，なかでも対人折衝は決定的な重要性をもつ。というのは，葬儀業が自らのサービスをアピールするということは，他産業にはない独特の困難を伴うからである。端的にいえば，それはカネの匂いを巧妙に隠しつつカネを稼がねばならないという，きわめて矛盾した局面をどのように扱うかという問題と言いかえられよう。

　そして，その局面の最たるものが，遺体を扱う際のふるまいであるといえる。遺体の取り扱いだけが葬儀業の特質を構成しているわけではないが，葬儀社従業員が死を最も意識するのはやはり遺体を前にしたときであり，それ

---

3) 筆者が海外の研究者に照会した限りにおいて，即興的造語として意味は通ずると思われるものの，英語圏ではグリーフケアという語用は一般的ではない。日本でグリーフケアと呼ばれる事柄に対応する語は，おそらくグリーフワーク（grief work）またはビリーヴメント・セラピー（bereavement therapy）である。そもそも，死別悲嘆を意味するグリーフという通俗的語彙がジャーゴンの地位に押し上げられたのは，エーリヒ・リンデマンによる論文 "Symptomatology and management of acute grief"(Lindemann 1944) を嚆矢とすると考えられるが，その元来の内容は終末期から死亡直後にかけての段階で周囲の人間に生じる悲しみのことを指しており，したがって必ず死別喪失体験とセットになった概念ということになる。また，この論文においてリンデマンが示唆した内容のひとつは，いわゆる「悲嘆機能」と呼ばれる図式に即して正常な悲嘆と異常な悲嘆を峻別し，後者を臨床心理的な療法によって対処されるべき異常な疾患とみなしたことであるが，現在においてはそのような正常／異常といった素朴な分類が無批判に受け入れられているわけではない。しかし，そのようなグリーフという語に内包される「治療的（therapeutic）」という語感はそのまま残存していることが，前述のグリーフ・「ワーク」やビリーヴメント・「セラピー」といった語用につながっていると察せられる。なお，グリーフという概念がもつ諸側面と，その広がりについては，グレニス・ハワースとオリヴァー・リーマンの編による Encyclopedia of Death and Dying における各寄稿者の説明と考察が参考の一例となるであろう（Howarth and Leaman eds., 2001: 216-226）。

は例えば次のような光景として立ち現れてくる。次に掲げる事例は，東京都に本社を置く葬儀社「ニチリョク」における調査中に，同社社員Ｓ氏の補佐として筆者が遺体搬送を手掛けた際の展開をフィールドノートから抜粋した記述である。

　　遺族はＴ団地の８階に住んでいる。既にＮ寝台[4]の担当者が病院から自宅に遺体を搬送して現地で待機しているとのことだった。だが，現地に着くとすぐにＳさんは何かハッとしたような表情になり，待ち受けていたＮ寝台の社員と口数の少ない会話を交わす。その瞬間では私は分からなかったのだが，ニヤリとＳさんが私に向かって表情を向けて，「ちょっと辛いよ？」と語りかけたことで全て察することが出来た。エレベーターの奥行きと幅が狭く，遺体運搬用のストレッチャーが入らないのだ。したがって我々は，遺体を担いで階下まで運ばなければならない。
　　遺族と打ち合わせた到着時刻まで時間を潰し，定刻になると我々はエレベーターで８階の部屋に向かった。中に控えていた遺族に一礼して，奥にある８畳ほどのリビングルームに向かうと，遺体が見える。病院にあるような鉄パイプ式のベッドに安置されて布団を被った遺体の脇には，大小の様々なチューブ，そして人工呼吸器などが置いてある。遺体は痩せ衰えて浮腫が点在し，パジャマの随所に膿みが黄色く浮き出していた。８月の猛暑のせいもあり，部屋に遺体の，あの独特の匂いが充満している。とりあえずは部屋から階段までの間だけでもストレッチャーに載せることを試みて，Ｓさんがベッドに横たわっている遺体を少しずらした。だが，それだけでもシーツに黄色い体液が染み出しているのが分かる。
　　Ｎ寝台の従業員が「あ……これは相当，お体にお水がたまっていますね」と呟いた。遺族もそれを聞いているが，恐らくは故人の妻であろう女性は「そうなんです……その……こんなに膨らんできて…」と言うだけで，どうにも手の施しようがないというような表情で他の遺族と顔を見合わせている。その内にＳさんが「持ってます？僕らも持ってますけど」と，そ

[4) 霊柩車ではなく，遺体搬送のみを行う車輌のことを業界内では「寝台車」と呼ぶ。そのため，遺体搬送・保管を専門とする業者は「○○寝台」という社名を冠するものが多く，Ｎ寝台もその一つである。

の従業員に尋ねると,彼は別の従業員に向かって「おい,ちょっと下に戻って,持ってきてくれないか？」と指示した。その従業員は,この部屋にいる時は遺族のなかを搔き分けるように「ちょっとすみません」と言って静かに歩んでいたけれども,外に出ると猛然と駆けていったことが靴音から分かる。そして数分後,彼が持ってきたのは遺体搬送用の防水シートだった。病院では少なくとも清拭[5]はしてくれたと思われるが,肛門などに綿を詰めて体液の流出を止めることまではしてくれなかったのかもしれない。そのため,N寝台が遺体を搬送する際には気付かなかったのだろう。

　Ｓさんは,それを受けて何も言わずにベッドの脇にシートを敷いた。その後,Ｓさんは厳かな口調で,「田中,おみ足を持ってくれないかな？」と言って,私と2人で細心の注意を払って遺体をシートの上に置く。遺体は痩せ衰えているが,この作業だけでも私は重さを堪えるのに必死だった。そしてＳさんとN寝台の担当者は,キャンディの包み紙のようにして遺体をシートで巻く。体液が漏れ出ているのか,タプタプと水音がする。暑さのせいか,体内の腐敗が我々の予想以上に進んでいることが分かった。シートに包んだ遺体を何とか室外に担ぎ出し,後はストレッチャーで8階のエレベーターホールまで運ぶ。

　階段を降りるという選択肢もあったのだが,結局遺体を直接担ぎながらエレベーターに乗って降ろすということになった。見送る遺族はＳさんに別のエレベーターで案内してもらうこととし,N寝台の担当者2人と私の3人,そして遺体を含めて4人で,狭いエレベーターのなかで遺体の姿勢を何とか斜めに保つ。垂直にしてしまうと遺体の足先が地面に付いてしまうということもあるが,何よりも体液が漏れてエレベーターの床を濡らしてしまいそうになるからだった。8階から1階までエレベーターで降りる時間が異様に長く感じられたのは,遺体の重さを渾身の力を振り絞って耐えていたからだった。そしてやっとの思いで1階に着くと,既に遺族が取り巻くなかでストレッチャーを用意して待ち受けていたＳさんとともに遺体を載せて,我々が運転してきた霊柩車の後部から丁重に遺体を載せる。Ｓさんも私も,そしてN寝台の担当者も恐らくこの時点で息が切れそうなほどになっていたが,そのような姿は決して遺族には見せられない。

---

[5] 清拭（せいしき）とは,遺体に限らず,病院などの医療施設で患者の体を拭くことを指す。

そして我々は見送る遺族に対して、「それでは○○様（故人の名前）を先に式場の方へお送りしておきますので」と、あたかも生きている人間を送るような言葉で挨拶をして、式場へ向かった。私が運転する傍らでＳさんは死亡診断書を見ながら次のように言った。「えーっと、筋……萎縮……筋……性……で[6]、17年間ベッドの上で生活してたんだってさ。後で遺影も見てみろよ。ものすごく若い顔。まるで別人だから」。その意味を解しあぐねていた私に対して、Ｓさんは窓の外を向きながら呟いた。「なんでかって？だって17年間、元気な姿の写真なんか撮れるわけないんだから、写真も17年前のものしかないのさ。入院してた時期もあったんだろうけど、あの部屋で17年間過ごすっていうのは…たまんないよな、多分……。」

　　　［フィールドノート１　Ｓ氏との遺体搬送：2004年8月］
　　　※筆記録からの抜粋・再構成。なお、このエピソードは田中（2008：98、2013：141-143）においても記述されている。

　この事例は、遺体の醜悪さと死の悲痛を誇示するためのものではなく、あくまで葬儀社の日常労働における典型的な風景をあげたものである。つまりこの描写には、遺体との接触という通常の生活上では特殊な状況が、葬儀社の仕事においては日常業務の一つであり、かつ彼らの専門性を形成しているという事柄が顕現されているのである。したがって、「遺体を床に落としてしまう」、「防水シートを用意しておらず、あるいはその使用を思いつかず、漏れた体液でカーペットを汚してしまう」、「強引な扱いによって遺体を傷つけてしまう」、「それらの光景を遺族に見られてしまう」といった出来事が仮に現実となった場合、葬儀社側は会社として最大限の謝罪を行い、最悪の場合は無償で葬儀を行う状況にもなりかねない。それらのミスは専門家としての仕事の失敗であり、加えて死者と遺族の尊厳に対する侮辱になるからである。

　一方、この描写からは、より端的な事実として、遺体を扱うという状況が

---

[6] Ｓさんが言おうとしていたのは筋萎縮性側索硬化症、または通称でALS（Amyotrophic Lateral Sclerosis）と呼ばれる神経変性疾患のことであり、その病名のとおり筋肉の萎縮を主な発症様態とする。このALSに関するより詳しい情報については、例として立岩（2004）を参照されたい。

精神的にも肉体的にも圧迫感のある雰囲気で覆われているという点をうかがうことができる。それにもかかわらず，葬儀社の従業員は淡々と，それでいて礼儀を尽くした所作で死者と遺族に接することが求められる。実はこの時点で未だ遺体を扱った経験の少なかった筆者は，部屋に入って遺体を目にすると同時に，その臭気に一瞬手で鼻を塞ぎ，目を背けてしまっていたのだが，その瞬間，遺族に見えないように私の脛をＳ氏が思い切り蹴り上げた。顧客である遺族や近親者が遺体を前にして感情を露にする限り，まったく問題は生じない。しかし葬儀社従業員が遺体に動揺することは断じてあってはならず，死という出来事を前にして静かに悲しみに共感するという「ふるまい」と「礼儀」を遺体と遺族に対して示すことが，少なくとも現場で作業をする者には必ず要請される。したがって，他のあらゆる面でどんなに有能な資質をもっていても，遺体を前にして自らの感情を剥き出しにしたり，あるいは遺体に触れたりすることのできない人間は，現場業務に関与することはできない。

　これらの点を踏まえると，葬儀社の仕事は，アーリー・ホックシールドが定義する「感情労働」，つまり顧客の満足度を高めるために自らの感情を恣意的に操作あるいは抑圧することが埋め込まれている労働（ホックシールド 2000：7）という事柄と，部分的には重なっている。しかし，遺体への恐怖や嫌悪感を抑圧することと，仕事を遂行することの軋轢から生じる心理的重圧が，常に葬儀社従業員の桎梏となっているという拙速な見立てを与えることはできない。というのは，確かに遺体を扱うことは個人差があるにせよ一定の忌避感・嫌忌感を生じさせるものだが，そこで生じるのは嫌悪や恐怖だけでなく，従業員の個人的な仕事の経験や思想信条も入り混じっているのであり，それを端的に「感情の抑制・抑圧」と表現するのは妥当ではない。むしろここでは，日常労働の中で死と遺体に接するという点こそが葬儀業における職業意識の大部分を構成している点に注目すべきである。

　葬儀業における職業意識の性質について社会学者グレニス・ハワースは，ジェフリー・ミラーソンの考察（Millerson 1964）を援用しながら「知識に根ざしたスキル」，「訓練と教育」，「試練の通過による適性能力の顕示」，「行動規範の厳守による（組織的）統一性の維持」，「専門的組織形態」，「公的善に資する奉仕の提供」という６つの要素がその源泉にあると指摘した（Howarth 1996：18）。だが，これらはいずれも妥当な表現ではあるものの，総

花的な印象を免れ得ない。葬儀社従業員の職業意識の最大の源泉は，おそらくは死の仕事＝デスワークの意義を成立させている最も単純な事情，つまり「死と遺体に接する」という責務の中に存在している。葬儀社の従業員たちは，自らの職業的役割を時として「死を扱う"ような"仕事」と半ば自嘲気味に位置づけつつ，一方ではまさにその点に職人気質を見出す。そのような矛盾を抱えつつ，また自分たちに対する社会的偏見[7]にも反発をおぼえるというサファリングの経験を通じて，彼らは「霊安室以降の局面で遺体を適切に処置し，遺族に対して適切なサービスを提供し，それによって死という出来事を統御できるのは我々しかいない」という，統制者としての自負を感じ取っているのである。

(2) 対人折衝の技法

前節で示した内容は，ともすると葬儀社の従業員は特段にケアという語彙・概念を意識するということなく，いわば意識化・言語化されないまま「ケアということを語らずにケアをしている」かのような印象を与えてしまうかもしれないが，そうではない。

例えば筆者が調査を実施した葬儀社の従業員たちは，ほぼ例外なくケア，ないしは予察において触れたグリーフケアという用語を業務上の知識として有していた。同時に，葬儀を行うこと自体が，近親者を失った悲嘆に対処するための有効な方策であり，だからこそ葬儀業の仕事には間違いが許されないのだという内容を，それらの語りの共通項として把握することができた。この点について，ニチリョクの社員であるO氏との会話を参照してみよう。

---

[7] 近年では葬儀業が各種メディアにおいて宣伝活動を行ったり，あるいはその仕事が映画や小説などの題材に取り上げられたりすることも珍しくなくなってきた。例えば2008年に公開された日本映画『おくりびと』がその代表例である。しかしながら同作においても，チェロ奏者である主人公が地方の納棺業者（葬儀社ではない）に転職するという物語の展開が半ば「都落ち」のように描かれるなど，その職業的地位の社会的印象が未だある種の特殊性をもって受け止められている面も否定できない。この事実を示唆するものとして，筆者が調査中に出会った次のエピソードを付言しておく。筆者が調査を行っていたニチリョク社は，多忙で人員が足りないときに近隣の葬儀社であるH社に応援を頼んでいた。そのH社に勤務するN氏（男性・30代）は，社交的であるだけでなく周囲からもその能力を認められている人物であったが，突然H社を辞めることになった。聞けば，数年間交際している女性に意を決して結婚を申し込んだところ，その両親から「葬儀屋で働いている限りは許さない」と強く反対されたとのことであった。N氏自身も葬儀の仕事を天職と考えており，できるならばこのまま続けたかったのだが，悩んだ末に職を辞する決断をしたのだという。ここにもまた，本文中で述べた葬儀業におけるサファリングの一形態を見て取ることができよう。

筆者：グリーフとか，グリーフケアって（知っていますか？）。

O：グリー……フ。ええと（笑いながら）。え，要は。なんていうか。

筆者：しゃちほこばった（杓子定規な）言い方すれば……って言えば，なんていうか……。

O：いや……っていうか，まあ知ってるっちゃ知って（いる）。なんとなく葬儀屋になれば，ほら……今のある程度のさ，ディレクター試験とか，そういうのやってる年（世代）から下はさ。俺もだけど。

筆者：（前略）ああ……なんていうか，そういったものに引きずられて（影響されて）。

O：でもないっちゃ，ない（そういうわけでもない）。そういうのもあるんだけどさ，だいたい会社によったらさ，きっちり研修するところもあるしさ，そんなところでなに，覚えることもあるっていうか？あとはたしかガイロン（下述参照）とかそういうのにも，あるんだよ。覚えて（なければならない）。

筆者：Oさんって，ええと……ええと……何級でしたっけ。ごめんなさい。

O：2（葬祭ディレクター技能審査2級）だよ。1級だと，もっと，そういうの勉強しなきゃいけないの（笑）？まあ，あるかもね。そういうの。しかしだなあ（大仰に），俺らって結局お客さん商売じゃん？ええと。

筆者：ケア。

O：うん，そういうの……ないと，だめじゃん。見抜かれるって。田中っちも，散々（仕事を）やったべ？っていうか，分かるっしょ。ご遺体なりさ，お客さんなりさ……やり方はあんだろうけど，結局グダグダになんて（＝ぞんざいに扱うなんて）絶対できっこないし，やっちゃいけないし。死んだお方なんだから。あと，俺らがそういうの助けてあげないとって。距離のとり方は大事だけど，葬式自体が……なんていうか。

筆者：慰めになるというか？

O：（前略）だからケアって言うんじゃないの。そういう意味でしょ。俺らの仕事で言えばさ。

［聴取録1　O氏との会話：2007年10月］
※音声記録と筆記録の併用。括弧内は筆者による追記補足。

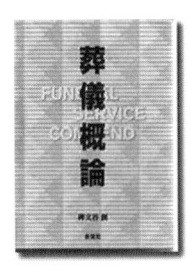

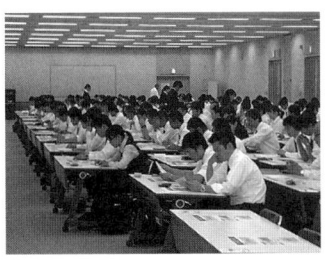

図3 『葬儀概論』、および葬祭ディレクター技能審査試験における「学科試験」
※左：出版元である表現文化社ホームページからの画像。右：筆者撮影。2011年9月22日に実施された同試験の埼玉会場（大宮ソニックシティ）における光景。

　まず，この会話の中で出てくる「ガイロン」という言葉について補足説明をしておきたい。これは『葬儀概論』（碑文谷2012：図3左)[8]のことを指しており，葬儀実務を概説した一種のマニュアルとして業界内で捉えられているだけでなく，葬儀業の業務における技能と知識を審査する葬祭ディレクター技能審査[9]においても半ば必携参考書として位置づけられている。その中ではグリーフワークに関する記述にかなりのページ数が割かれ，遺族が抱える悲嘆の解消に資するための方策と心構えについて述べられているが，さらに各々の葬儀社が独自で作成した，もしくは公刊されている他のマニュアル類でも，「葬儀業はケアの担い手である」という自覚を訴える内容が非常に重要視されている。

　だが葬儀社で働く者は，最初のうちこそ「試験を通過するために勉強した教科書の内容」といった制度的・教条的内容としてケアを認識することがあったとしても，おそらくはすぐに自らの仕事を説明する枠組みとしてケアやグリーフケアという概念にある種の有用性を見出すようになる。上述の会話にある「結局お客さん商売じゃん？」あるいは「距離のとり方は大事」とい

---

8) 初版は1996年。以降，2003年に改訂版，2011年に増補三訂版第1刷と更新され，2012年刊行の増補三訂版第2刷が最新となる。なお，2011年の内容から，筆者も執筆および校正などに加わっていることを付記しておく。

9) 技能審査とは，国家検定としての「技能検定」を補完する制度である。葬祭ディレクター技能審査の場合，この制度を運営する「葬祭ディレクター技能審査協会」を厚生労働大臣が認定し，同協会が実施する試験に合格したものに葬祭ディレクター技能審査1級または2級の称号が授与される。なお，1級の場合は「葬祭実務経験5年以上，または2級合格後より2年以上の実務経験」，そして2級の場合は「葬祭実務経験2年以上」が受験資格となる。

う言葉に表れているように，いくらかは顧客との関係が作為的なものにならざるを得ないことを自覚している裏側で，O氏は「俺らが助けてあげないと」や「だからケアって言うんじゃないの」という言葉のとおり，自分の仕事を援助や奉仕の理念と結びつけていることからも，その一端を察することができよう。すなわち，すでに一定の経験を得ているO氏の意識の中では，「仕事」・「サービス」・「ケア」という言葉は親和性をもった一つのカテゴリーとして重なっているのだ。そしてまた，同種の事例はニチリョクだけでなく調査対象となった他の葬儀社においても多く見受けられた。

　　あなた（筆者）は「葬儀屋さんのやりがいって何でしょうね」って聞くけれど，そういうのを感じる時は……やっぱりこう，ひとつのね，お葬式を終わった時のホッとした感じ……それになりますね。ものすごい緊張感なんだ。やってる（請け負っている）側にしたら。失敗は，許されない。二度と繰り返せない。（中略）葬式をできるのは葬儀屋だけで，お医者さんも病院も死んだ後のことは，ほとんど関知しないですよね？じゃあ誰が，って言うと……僕ら（葬儀社）が，ってことになりますよね。それも存在意義だと思うの。だって，誰もケアしてくれないでしょう？死んだ人も，家族（遺族）も。やっぱり，それに尽きる……尽きるんじゃないかな。
　　［聴取録2　福島県田村郡三春町「菊川屋」代表取締役 内藤忠氏（男性・67歳）との会話：2008年3月］
　　※音声記録と筆記録の併用。括弧内は筆者による追記補足。

　　高齢化，高齢化ってよく言われるけれど，やっぱり，それはあるんだ。それに「少子」高齢化だろう？どう思う？昔はさ，平均寿命が低い。だから定年からちょっと過ぎた時ぐらいに，なんとなれば，下手をすると勤め上げる前にもう……亡くなっちゃうのも珍しくはないと。そうするとさ，もう（中略）「家族葬」なんていうのは，あり得ないんだよ。でも今じゃあ，会葬者も減って，しかも軒並み「小ぢんまりとしたいんです」っていうお客さんが増えている。それはさ，色々と（事情）あるけれど，まずもって面倒をみないんだ。子供が。あるいは（子供が）いないんだ。そういうこと（背景）もあるんだ。何度も言うけれど，少子高齢化だと（死者を）見送る人もお爺さんやお婆さんになっているって，そういうことなんだ

よ。じゃあ，誰が年取ってケアしてくれるの，誰が葬儀のことまで含めて面倒みて，ケアしてくれるの……そういうことには，なるよね。(中略)それだけじゃない。ドザエモン（水死体）さんは？君（筆者）が言う，孤独死っていうか，誰にも気付かれないで2ヶ月後に発見なんていう場合は？キツい（辛い）仕事と思った時も，当然あるよ。でも，そこまで含めて（葬儀社の）仕事じゃない？面倒をみる。ケアする。生きてる人も，死んだ人も。

　　［聴取録3　福岡県北九州市「中村組葬儀社」専務取締役　角田千秋氏（男性・66歳）との会話：2008年3月］
　　※音声記録と筆記録の併用。括弧内は筆者による追記補足。

　これら二つの聴取録からは，ともすると「葬儀社の仕事がケアなのかどうかと聞かれれば，相手はそう答えざるを得ないだろう」という推測ができよう。しかし，これらのインタビューは「葬儀社の仕事についてどう思いますか」，「葬儀社の仕事において，どのような"やりがい"を感じますか」という，自由度の高い形式の発問に対する回答であり，ケアという概念が事前のやりとりの中で設定されていたわけではない。
　同時に，我々は「いったい何をもってケアとするのか」という具体性が見えにくいという点にも気づくであろう。例えば先述の遺体を扱う局面にしても，そこで何を行えばケアになるのかということは実は明確化されていない。他の局面についても同様のことがいえる。この点について，ニチリョクの社員であるY氏が，遺族との打ち合わせに際して交わしていた次の会話を参照してみたい。

　　Y：いくつかコースがありまして……どれに（しますか）。（パンフレットを提示しながら）
　　遺族：そうね……あの，実はちょっと，それほどお金も（掛けられない）。
　　Y：あ，大丈夫です。ご予算の問題はそれほど気になさらずとも。
　　遺族：どうやって決めれば……いいのかしらって（思う）。お任せにすることも出来ないわよね。
　　Y：ええ。色々とここ（パンフレット）にありますけれど，例えばお花の種類を変えたりとか，形を変えたりとか，そういうことはできるんで

す。一番大事なのは，たとえばお亡くなりになったＸ様（故人）が，どのようなお花が好きだった……あるいは喪主様（が，どのような花の種類が好きか）でも。
　遺族：そうね。
　Ｙ：そうですね。ちょっと（打ち合わせの）お時間を頂くことにはなりますけど，やっぱりお亡くなりになられた方のために何がしてあげられるかということでお考えになるのが本筋ですし，それをこちらが決めてしまうのは（よくない）。お好きなもので，よろしいんですよ。お値段の高いとか低いとかはありますけど，低いとダメだというわけでは全くないんで。どうしたらＸ様が喜んで，（Ｘ様の）ためになるか。あとは，喪主様が…（葬儀が）終わった後に「ああ，よかったな」と，少しでも気分が安らぐような。それでいいんです。僕らもそれが仕事ですし。

　　　　　　［聴取録４　Ｙ氏と遺族（女性・60代）との会話：2004年９月］
　　　　　　※筆記録からの再構成。括弧内は筆者による追記補足。

　ここではケアという言葉こそ持ち出されてはいないが，「お亡くなりになられた方のために何がしてあげられるか」，「喪主様が…（葬儀が）終わった後に『ああ，よかったな』と，少しでも気分が安らぐような」，そして「僕らもそれが仕事ですし」という言葉に見受けられるように，この会話でＹ氏は供給者－消費者間で当然に発生する金銭のやりとりをめぐる空気，すなわち「カネの匂い」とでもいうような雰囲気を和らげ，ある種の献身的奉仕の文脈に自らの仕事を重ね合わせることによって，顧客の意向を引き出そうと試みていることが分かる。このように，葬儀サービスにおけるケアというものは，顧客との関係醸成における対人折衝上の流儀とも捉えることができるだろう。また，その内容は特に定められている必要はないのであって，裏を返せば対人折衝的なやりとりのすべては，ケア文脈に帰着させることができる。ここからも，それを顧客に対して直截的に用いるかどうかは時々の状況判断によるものとはいえ，葬儀社従業員たちがケアという言葉を一種の魔法の言葉として，つまり顧客との円滑な関係を構築したり，自らの職業を言語化したりするために用いていることが察せられよう。
　一方，ここで重要なことは，ケアという概念・用語の曖昧さが彼らにとっ

て業務上の、つまり仕事を円滑に進めるための「自己標榜の技法」という有用性を提供しているだけでなく、その曖昧さゆえに彼ら自身にケアである／ないという境界規定を常に強いるという精神的圧力としても作用している点である。先述の聴取録3における角田氏の言明にも明らかなように、ケアという概念によって葬儀業に携わる者は否応なく、商業的な「ヒト・モノ・ノウハウの代行業者」から、全人的な「相手の困難を引き受ける者」という奉仕者の次元へと引き寄せられて（あるいは自ら引き寄せて）いく。しかしながら彼らがその相手と接しているのは、あくまで自らが葬儀業という職業に帰属し、対価に応じたサービスの提供というやりとりの中で行われるものなのであって、そこから自らの行為が逸脱しているのか否かという循環的な苦悩が、「ケアの専門家」を標榜することによって生じているのだ。

(3) CSR、および高齢者向け包括ケア事業への胎動

これまでの記述で示したとおり、葬儀業におけるケアとは、現在では単なる葬儀の代行請負ではなく、顧客の「ライフコース上の困難」を引き受けるという次元にまで達していることが理解できたであろう。そしてまた、その状況が職業上のサファリングを生産し、さらにそのサファリングが顧客にとっての「望ましいケア」とは何かということを葬儀社従業員たちに意識させるという循環を成立させていることがうかがえる。つまり、サファリングとはもちろん個人の内面に生じる苦悩であるが、そのことがまた新たなケアの形態を生み出す方向性も考えられるのである。この点を踏まえ、事例の最後として本節では葬儀業における「新たなケアの形態」と考えられる各種のCSR（Corporate Social Responsibility＝企業の社会的責任）活動、および高齢者向け包括ケア事業について触れることとしたい。

まず、CSR活動について述べていこう。前節までに述べてきた内容は、どちらかといえば種々の労働実践を「ケアとして」という文脈に包摂させるという意味合いの強いものであった。だが、いうなればCSR活動とは「ケアとして」というよりも、直截にすぎるほどケア実践としか言いようがない取り組みといえる。というのも、この活動そのものは業者側に利潤を生じさせないからである。

その代表的な取り組みとして、遺族同士の自助グループ（セルフヘルプ・グループ）の結成や運営管理を葬儀社が主導したり、あるいは側面支援をし

たりする動向が緩やかに拡大している点があげられる。死別の悲しみを他者と分かち合い，心理的な負担を緩和させることを目的とした遺族の自助グループは，主としてNPO組織の形態で各地に存在するが，それらの運営母体や主要な運営者として葬儀社が関与することは，従来ではきわめて稀であった。その背景には，葬儀社が自助グループに参画することに対して，「結局は顧客の囲い込みに結びつけるのではないか」という商業性への嫌忌感が抱かれていたという事情がある。この点を考えると，葬儀社による自助グループへの関与が高まりを見せているという近年の現象は，産業界全体における企業倫理および社会貢献への関心の増大に加えて，長らく「悪い葬儀屋」的な社会的イメージがつきまとっていた葬儀業界に，より洗練された自己像を与えようとする大局的意図が通奏低音として存在することをうかがえる。

そして，現時点における葬儀社主導の遺族自助グループの代表的事例であり，また試金石として注目されているのが，大阪府に本社を置く公益社が2003年12月から実施している「ひだまりの会」である。その活動内容の中核となる催事は今のところ毎月第3日曜日に開催される「月例会」であり，講師を招いた講演会や，会員による体験者対談，そして小グループごとに分かれた対話などによって構成されている。その他には会員が自主的に運営する「分科会」や，年2回行われる日帰りバス旅行，そして会報誌の発行などが実施されており，それらに対する公益社の関与はあくまで葬儀社による遺族ケアの機会提供として，そして社会貢献活動の一環として，事務所や事務局人員，そして資金の提供などの支援を行うという形式を採っている。

この「ひだまりの会」の活動について，同会の調査および評価に取り組んだプロジェクトの研究代表者である恒藤暁は，外部との交流の少なさや，ノウハウの欠如，そして遺族ケアを葬儀社が行うためのモデルが確立されていないといった問題点と課題を指摘しつつも，「(同会は)日本のグリーフケアの新たな第一歩であると考えている。ホスピス・緩和ケア病棟でのグリーフケアは充実されつつあるが，そのようなケアを受けられる遺族はまだ一部に過ぎない。地域におけるグリーフケアの担い手として，市民活動であるセルフヘルプ・グループに加え，葬儀社は大きな役割を果たすことができると期待される」と肯定的評価を与えている (恒藤2007:71)。いずれにしても，このようにケア意識を前面に打ち出したCSR活動に業界でも最大手の部類と

なる葬儀社が乗り出したことは業界のみならず社会的な注目も集めており，ケア産業化に向けた葬儀業の取り組みを広く知らしめている。

　また，より包括的な事業，すなわち介護事業やカルチャー事業を包摂した「高齢者向け包括ケア」を目指す業者も各地に出現してきた。それらの業者は，ある程度の事業規模と商圏に基づいて営業展開をしているという共通傾向があり，そのため都市部よりは地方都市や島嶼部といった場所において地域密着型の営業を行っている業者，すなわち「地場の有力業者」に多いという特徴が見受けられる。例えば種子島の西之表地区で営業をしている「たねがしま平安閣」は，90年代までは葬祭会館を有する業者（互助会）として通常の葬儀サービスを地域に提供していたが，2000年代以降に介護事業へと進出し，現在は介護支援センター「つばさ」と，小規模多機能型居宅介護サービス施設「いなほ」という2つの介護拠点の経営を手がけている。その経緯を，同社社長は次のように語った。

　　もともと，それほど介護（事業）といったものを考えていた，ということはなくてね。（中略）でも，だめなんだ。（「何がだめなんですか？」という筆者の問いかけに対して）だめってさ，みんな，みんな年寄りになっちゃって。そりゃ今でも，どこかの大都市とは違って，まだまだこの種子島では地域のつながりってのはえらい強いんだ。だから200人ぐらい（葬式に）来るんだよ。今でも，ね。でも，いかんせん高齢なんだ。高齢化。高齢者ケアが（必要だ）。えらい勢いで，ほんとに進んでるんだ。そうしたら，この先どうなる？もう，すぐそこまで来てるよ。誰かが，この島で年寄りを受けとめないといけないんだ。けれど，なかなかそうは（ならない）。農協があるけど，でも……農協じゃ，どうにもなんない。昔ならいいさ。子供が帰ってくるから。でも，今はそうもいかない。爺ちゃん婆ちゃん達が，ほんとに体が動かなくなったらさ…。いや，あなたの言いたいことは分かるよ。こういう介護施設をつくって，そこで死んだ人がまたお客さんになってと。そういうことを考えているんじゃないかと。結果として，そういうことがあるかもしれないよ？でも，そこまで考えていないというのが実情で。採算度外視とまではいかないけど，なんていうか，高齢（者）ケアにして地域ケアなんだよ。だから最初は赤字でもいいと思っているぐらいなんだ。本当に。（高齢者の）受け皿づくりなんだからね。

［聴取録5　鹿児島県西之表市「たねがしま平安閣」代表取締役P氏（男性・50代）との会話：2008年2月］
※音声記録と筆記録の併用。括弧内は筆者による追記補足。

　たねがしま平安閣のP社長の言葉から垣間見えるように，いわゆる「ムラ」や「シマ」に属する地域では，「マチ」の住民が想像する程度をはるかに超えて，高齢化・過疎化の危機感が生活の端々を覆っているが，その状況を受け止める事業者がどこにもない，という状況が多く存在する。介護事業をはじめとする高齢者向け包括事業への進出はこうした状況への呼応でもあるが，それは先ほどのCSRに関する言及で触れたように，ケア産業化による「葬儀業の社会的認知」に向けた取り組みを企業単位で行っているものとも解することができよう。
　さらに別の事例として，政令指定都市の中で最も高齢化率[10]が高いといわれる北九州市で営業しているサンレーでは，公的年金ですべてを賄えると銘打った有料老人ホーム「隣人館」を開設し，さらに各種のカルチャー事業を葬祭会館の中で展開している他，フランスから始まった「隣人祭り」[11]の取り組みを自社敷地内で定期開催している。それでは，そのような経営戦略を次々に採る背後には，どのような考えがあるのだろうか。同社の佐久間庸和社長は，次のように語っている。

　　僕自身はこの小倉を，北九州を……「高齢者福祉特区」にしたいって，そう思っていて。つまりね，「お年寄りの安全地帯」にしたいと。たとえばね，この小倉紫雲閣（サンレー社が保有する主力の葬儀会館のひとつ）の目の前にある貨物線路を見てよ。（窓の外に広がるJRの貨物集積場を指差して）こんなに広いんだよ？でさ，ほとんど有効利用されていない。

---

10) 65歳以上の高齢者人口が総人口に占める割合。北九州市の高齢化率は2012年3月末時点で25.5％であり，全国平均の23.3％（2011年10月時点，『平成24年版高齢社会白書』による）を上回っている。

11) 1999年にパリの区議会議員アタナーズ・ペリファンが始めたといわれている。ペリファンは，隣のアパートで死後1か月が経過した高齢者の遺体を発見し，住民の相互接触があればこのような事態は回避できたと考え，近隣住民に声をかけてアパートの中庭でささやかなパーティーを開いた。その後，同様の取り組みはパリからフランス全土，そして欧州各国へと広がり，現在では日本各地で「隣人祭り」と銘打った催しが各種団体によって開かれている

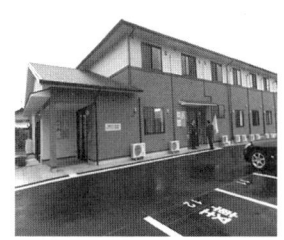

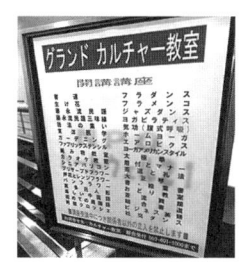

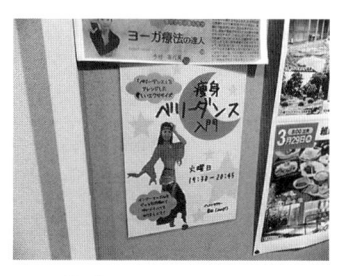

図4　サンレーが運営する「隣人館」(左)、および同社「北九州紫雲閣」の高齢者向けカルチャー教室(中・右)
※筆者撮影。

　もったいないし，信じられないというか…。ゆくゆくは，ここに隣人館(サンレー社の有料老人ホーム)をどんどん建てて，「老福都市」にしたいぐらいに……それぐらいに思ってる。北九州にくれば(高齢者は)大丈夫だ，というようにしたい，と。
　その上でね，その「ケア」だけど，やっぱり究極的には「お世話」っていうことになると。以前に僕も，我々の仕事って要するに「魂のお世話業」であるという，そういう表現もしました。ケアなんだよね。一事が万事。で，そういうことで言えば，私は「ケア」でも「グリーフケア」でも，あるいは「デスケア」でもいいんだけど，それっていうのは一種の「怪談」，あるいは「幽霊づくり」だと思ってるんです。分かります？どういう意味かっていうと……要するに，「死んだ後も，生前のその人を思い浮かべられるだけの想像力をつくる」と，そういうこと。死者と生者の交流っていうのかな。(中略) でもさ，これって，もともとお坊さんの，宗教者の役割だったでしょう？そして今，僕らがその役割を担っていると。そういう……そういう側面もたしかにあると思うんだよね。にもかかわらず，この社会的評価とのギャップはナンなのかと。そういう点が，こう……非常にもどかしいのはある。だから，これだけスピード感を持ってバンバンと(事業を展開していく)。

　　［聴取録6　福岡県北九州市「サンレー」代表取締役 佐久間庸和氏(男性・50代)との会話：2012年3月］
　　※音声記録と筆記録の併用。括弧内は筆者による追記補足。

第7章　葬儀業の仕事にみる専門家のケアとサファリング——死と葬儀をめぐる職業的機制の観察から　217

本節冒頭において，筆者は「サファリングとはもちろん個人の内面に生じる苦悩であるが，そのことがまた新たなケアの形態を生み出す方向性も考えられる」と述べた。これらの諸事例から，まず我々は近親者との死別体験や，高齢化による生活上の困難，そして自らの死を担ってくれる者の不在という個人的なサファリングが外部に向けて開放され，それを受け止める「担い手」の存在自体がケアに結びついているという状況を垣間見ることができるであろう。

　その一方で，それらのサファリングの受け手となっている葬儀業の側は，これまでの事例とは異なって自分たちの仕事の相手を「顧客」という概念だけで捉えてはいない。そのことは特にセルフヘルプ・グループに関する事例が典型であるが，仮にその実践の場で葬儀社の側が参加者たちを「対価を受け取り，サービスを提供する相手」という枠組みで概念化してしまうならば，おそらくはその活動は一挙に瓦解するであろう。貢献や奉仕の名を借りただけの，客集めの商行為としかみなされないからである。その意味では，上記(2)で述べた「カネの匂い」にまつわる葬儀社従業員の困難，つまり「自分のやっている行為が商業的サービスなのか，それとも献身的ケアなのか」という自己定義の問題が，ここにも見受けられる。

　また，地域社会の中で高齢化をめぐる諸問題を受け止められるだけの余力を持った民間事業体が，この不況下ではそれほど多いものではなく，とりわけ大企業の手が及ばない地域においてその傾向は顕著であるという事情も，この「カネの匂い」の問題に絡む背景動向として理解しておくべきであろう。その業態上，葬儀社（互助会等を含む）は単体の企業が全国に展開することが難しい。したがって，営業範囲の広狭には違いがあるものの，多くの場合で葬儀社は基本的に地域重視型の経営戦略を採ることになる。これらの事情を踏まえると，死と葬儀というライフコースの終着点に関する局面においてサービスを提供してきた葬儀社は，まさに「地域社会における高齢者の終末期」をめぐるサファリングの諸様相をつぶさに観察してきた存在なのでもあって，聴取録5および6の内容からも察せられるように「受け皿」の不在を嫌でも認識させられる立場に置かれている。つまり，個人の微視的な次元におけるサファリングを，地域社会という半巨視的な次元にまで回収しつつ，そのあまりの悲痛な状況から「やむにやまれず」行っているという側面もあるのだ。いわば，相手のサファリングを受け止められるかどうかという，

専門家の側のサファリングないしは職業的葛藤を，本節であげたCSR活動や高齢者向け包括ケア事業の展開から垣間見ることができるのである。

4. 考察

　本章が取り組む問いは，「葬儀業の仕事におけるケア文脈と，葬儀業の従事者に生じるサファリングとは，いかなる相互関係のもとにあるのだろうか」という内容であった。その問題意識に基づき，我々はこれまでに「死と遺体」，「対人折衝」，「CSR，および高齢者向け包括ケア事業」という三つの峻別を施した葬儀業の主要な仕事を抽出し，各々の題材に小括的な考察を加えてきたが，それらを再び本章全体の問いに収束させていきたい。

　まず，事例を通底するものとして我々が汲み取ることができる重要な事柄は，サファリングが生起している局面で「この実践は商業的サービスなのか，献身的ケアなのか」という境界線が曖昧になっているという点である。それはすなわち，仕事に携わる者自身が「この実践は仕事＝利潤の創出活動なのか」という葛藤を抱えていること自体が，サファリングの主要な源泉となっているという表現にも置きかえられよう。

　しかしながら，「3.」の (1) における事例でも明らかなように，その葛藤はネガティヴな自己否定の方向にのみ作用しているわけではなかった。同時に，「この仕事は我々しかできないのだ」という職業的な自負をも生み出しているからである。加えて，その自負は，細分化された作業を着実にこなして一つの案件を完遂することの達成感と密接不可分のものであるが，それは個別の従業員の中で自律的に構築されていくものというよりも，従業員と顧客との対人関係の中で築かれていくものであり，それらのすべてが「この顧客のために何ができるか」という目的意識によって束ねられている。ともすると，この見立ては，ある種の美談的な雰囲気，あるいはサービス供給者側の空虚な建前といった印象を与えてしまいがちであるが，決してそうではない。なぜなら彼らの日常労働においては，死の出来事および遺体と対峙すること，そして顧客である遺族との円滑かつ友好的な関係を醸成することが不可避なのであって，そのため仕事の成功／失敗の評価は，いかに死と遺体の尊厳を保持しつつ，遺族の不安定な心理状況を和らげるかという目的と切り離せないからだ。つまり，「お客さまのために」といった献身的ケアの標榜

をサービス供給者としての商業的戦略とみなすか，または供給者と消費者の関係から半ば逸脱した共感的関係の構築として捉えるかという対立的図式を，少なくとも葬儀業の現場に当てはめることは，妥当なやり方とはいえない。それらの事柄は，彼らの仕事においては必ずしも相反しないからである。

このように，商業性とケアという双方の文脈とが必ずしも相反するものではなく，むしろ「サービスがケア的性質を帯びる」ということそのものが現代的な葬儀サービスにおける様態の一つとなっている点に我々は注目できよう。ところで，このケア的性質を「帯びる」ということは，これまで繰り返し用いてきた自己標榜・自己規定・自己演出・自己説明といった言葉のもとに，つまり「相手に自らを提示する」ないし「自分自身の仕事を言語化する」ための技法としても捉えることが可能であり，そのため「3. 事例」の(2)で筆者も「対人折衝の技法」という表現を用いた。そして人類学の分野において，このような実践は多くの場合，ゴフマン流の相互行為論および演劇論の図式 (Goffman 1959, 1967) のもとに語られてきたという系譜があり，葬儀社の仕事を観察してきた先駆的研究者たち (例として Turner and Edgley 1976: 378-379; Pine 1975: 8; Unruh 1979; Howarth 1996: 4-7) も，この図式の援用によって葬儀業の職業的特質を記述してきた。その図式とはつまり，状況に応じて自らの仕事を何らかの文脈——例えば「伝統の守護者として」・「親密なアドバイザーとして」・「便利屋的存在として」など——に沿って定義し，それを顧客に提示するという演出的行動のことを指している。仮に本章もその図式を援用するならば，今日の葬儀業には「ケアとして」あるいは「ケアを請け負う人間として」といった文脈が，過去に蓄積してきた文脈の重層的ヴァリエーションに新たに加わった，ということになるのであろう。だが，この図式を端的に援用することが本稿の終着点ではない。我々の問いである「ケア文脈とサファリングの相関」という事柄からすれば，その図式にも批判的考察を与えつつ，新たな自己演出のヴァリエーションとしてのケア文脈が葬儀業従事者のサファリングといかに結びついているのかという点について，さらに説明を試みる必要がある。

ここで，より根源的な「ケアを与える／受ける」という関係について，そしてそれを本章の題材である「葬儀業の仕事」の今日的傾向という次元に立ち戻って考えてみたい。諸事例から確認できるとおり，今日における葬儀サービスは，あらかじめ供給者側から一定のパッケージ化（平準化）を施さ

れるにしても，そのサービス種別を問わず人的な関係構築を主軸としている点では共通している。つまり，「2. 予察」の (1) で「『新しい付加価値』や『消費者の嗜好』が葬儀サービスのやりとりを通じて具現化される」と論じたとおり，現代の葬儀業は単純なマンパワー・物品・設備・ノウハウの代行業者なのではなく，そのサービスに何らかの共感を獲得できる要素を埋め込むことが重要性を増しているのである。だからこそ，聴取録4にその一端が見受けられるとおり，葬儀業の従事者は葬儀遂行にまつわる仔細な選択肢を用意し，それらを顧客に圧迫感を与えない程度に逐次選択・決定・消化させていくという過程を円滑に進めていく必要があるのだが，このような過程はすなわち「このサービスはあなた（あるいは故人）へのケアになり得るかどうか」という基準を葬儀社従業員の側から示唆し，確認し，サービス内容に具現化することを通じて「親密さの醸成」と「顧客満足の獲得」の双方を同時に成し遂げようとする一連の流れともいえる。これはまさに，「2. 予察」の (2) で示した清水による『「看る」ことの過程』と合致しているとはいえないだろうか。

　しかし，先ほど示したゴフマン流の演劇論的図式と，この清水の図式を無批判に接合してしまうと，葬儀社従業員が「ケアの与え手」や「ケアの専門家」を標榜するという立場は，単なる業務上の便宜として矮小化される危惧を孕む。筆者は葬儀業の仕事でそのような作為が生じる局面も存在するであろうことを否定するものではないが，「3. 事例」の (3) で見たように，その見立てだけでは葬儀業従事者の側が個人のサファリングを社会的な次元にまで引き寄せつつ「受けとめ」たり，あるときには採算を度外視して「やむにやまれず」事業を展開するという事態を説明するのは困難である。この点を踏まえると，今日における葬儀業のケア文脈の摂取は，確かに商行為として見れば利潤獲得という利己的要素を含むものではあるが，同時に（裏側で法外な料金を請求するなどという行為がない限りは）利他的でもあるのであって，偽りの自己を騙る・装うというニュアンスとはほど遠い。むしろ従業員個人としても，あるいは会社組織全体としても，ケアの精神を能動的に打ち出すということは，葬儀業の側にとっては自らの職業的意義を好適な言葉に置きかえることであり，そしてまた顧客にとっては自身が契約・購入したサービスをケア文脈に乗せることによって満足感・達成感を得ようとする，ひとつの人間関係上の回路を成立させるのである。

例えば，先ほど引き合いに出した聴取録4の局面にしても，単に「祭壇を花で飾ることができますが」と言えば，それは単にそのようなサービスの存在を報告し，その選択を相手の意思と事情に委ねていることでしかない。しかし，「お亡くなりになったX様が，どのようなお花が好きだった……あるいは喪主様でも」，「お亡くなりになられた方のために何がしてあげられるかということでお考えになるのが本筋ですし」，「喪主様が『ああ，よかったな』と，少しでも気分が安らぐような」といった言葉でケアの相互行為を想起させれば，供給者－消費者関係（または遺族－死者関係）はケアの与え手－受け手関係へと円滑に更新され，葬儀業がもたらす行為の価値が生み出される。それは確かに，ケア文脈によって意味づけ・価値づけを与え，新たな付加価値を創造しようとする現代的なコミュニケーションの「技法」であるとは位置づけられよう。

　問題は，そのコミュニケーションの終着点が「ケアする側」からは設定できないという点にある。清水の図式になぞらえれば，ケアとして位置づけられた実践の中で，ケアの与え手は「満足を確認する」ことを目指して相手とのやりとりを重ねていく。そしてもちろん，我々はその過程の中で，「確認できない＝自らの行いがケアであるのかどうか分からない」という事態が起き得ることも想定しなければならない。だとすれば，それこそがまさしくサファリングなのだといえないだろうか。死と葬儀という出来事に直面し，時にはまったく「安らか」ではない遺体も扱い，そして老いた者の最期を受け止めるという圧力に晒される中で，葬儀業の従事者たちは常に自らの仕事とサービスに意味を付与しなくてはならない。だが，これまでの議論で述べてきたとおり，我々が観察してきた諸事例は，サービスから商行為の文脈が希薄化され，専門家であるはずの自分がその職業的立場を剝ぎ取られていく光景でもあった。そして，そこでは大きな矛盾が生じている。自らのふるまいをケアへと引き寄せていく過程の中で，元来は供給者－消費者であったはずの関係が「人間どうしのやりとり」という全人的・形而上学的な次元に回収され，遂にはそれが「サービスなのかケアなのか」・「そこまでやる必要があるのか」・「本当にこの行為が相手に求められているのか」といった複雑かつ多様な逡巡を，つまり「この実践はケアなのか」という苦悩を生じさせる。いわば，清水が名づけた「ケアの言語ゲーム」の図式が，破綻をきたすのである。したがって，この破綻が行き着くところまで行けば，もう自らの行為

がケアであるか否かということ自体を確認できなくなる地点に，つまり「ケアの消失点」とでもいうべき地点に身を置くことになるであろう。そうなると，今度は必死で自分の行為に意味を求めるか，淡々とサービスを提供する供給者の地点に立ち戻るか，あるいは円滑に自らの職業的行為とケア文脈の中に折り合いをつけるか，といった選択肢しか残されていないことになる。これを葬儀業に携わる者の不可避的な宿命とみなすかどうかは，おそらくは雑駁な精神論・印象論の枠を抜け出し得ないため，本章の考察対象ではない。しかし少なくとも，そのような「ケアの消失点」に出会う可能性を常にもっているということ自体が彼らにとってのサファリングになっているという点は，本章の限られた事例からも指摘することが可能である。

5. 結論

　以上の考察を踏まえれば，本章から導出できる結論は至極簡潔なものとなる。それは，上述した「ケアの消失点」においてサファリングが生じるという主張である。

　一方，本章ではサファリングの様態そのものを類別し，図式化することはしなかった。現時点における筆者の調査が及ぶ範疇では，葬儀業においてもさながら，すべての「ケアの仕事」においても敷衍可能であるようなサファリングのあり方を，ほぼ無限に分散・分岐する個人的経験の中から抽象化していくことが不可能であるように思われたからである。したがって冒頭に述べたように，本章はあくまで葬儀業を題材とした事例研究の次元に留まるものであり，かつサファリングの様態ではなく「ケア－サファリングの相関」を描き出すことに焦点を当てた。

　ここで，そのような焦点を設定した背景として，筆者が本章冒頭で次の二点を目論んでいたことを思い出してもらいたい。それは第一に，より良く「生きる」ための営みという印象のもとに従来捉えられてきたケアを相対化してみることであり，そして第二には，何がしかの活動・実践を「ケアにしようとする」力学的動態を観察することによって「ケアである／ない」という境界の問題を探究することであった。上記の主張がこれらの事柄に対する十分かつ有意な応答になり得ているか否かについては今後の批判的吟味を仰がなければならないが，死の現場と対峙する葬儀業の仕事がそれらの事柄を

精緻に観察するための好適な題材であることは，少なくとも本章の事例全体から確認できる。

　最後に，本章の議論がさらなる取り組みに敷衍されていく可能性を示し，その展望を述べることで論を締めくくりたい。筆者は本章において，人間という存在にとって不可避であり，かつ多くの者にとっては最大のサファリングでもある死の事象そのものを重点的に考察することを意図的に避けた。それは単純に本章の問題設定から逸れるためであるが，実際には現代社会において死をめぐる問題――あるいは「死をケアする」という問題――は新たな局面に入っているのではないだろうか。そのことは，例えば柳田邦男による以下の示唆からもうかがうことができる

　　　（前略）強く感じるようになったのは，日本人の死のかたち，死に対する意識，死が遺された者にもたらす影響が，この四半世紀ぐらいの間に大きく変わってきたということだ。
　　　その背景には，疾病構造の変化（とくにガン死一位時代の到来），高齢化の進行，少子時代，事故死・災害死の増加，核家族化，医療技術（とくに延命治療）の進歩，病院死の傾向など様々な要素がある。一人一人が「生活や人生の質」を求めるようになったことも，死生観に大きな影響を与えている。このような状況の変化のなかで，気がつけば，延命治療の取り組み方が技術優先となって，「生活や人生の質」を求める生き方を阻害する場面すら見られるようになった。それはまた，死ぬに死ねない時代の到来ということもできる。それゆえに私は，現代を「尊厳ある死を自分で創らないと人生を完成することのできない時代」，より簡潔に表現するなら，「自分の死を創る時代」と呼んでいる。（柳田 1996：356-357）

　もちろん，死という出来事にも個人的選択の発揮や，あるいはクオリティの顕現を要請されるということは，一方では「そうしなければならない」という圧迫感ないしは強迫観念としても作用するといえる。上記の引用における柳田の表現にも，このような逆説的な含意が込められていることが如実に察せられよう。そしてこの逆説的な含意は，現代葬儀においては「葬儀を私的な経験の範疇で"創り"たい」という欲動と，「とはいえ一定の定型化を施された葬儀業のサービス供給がなければ，どのように葬儀をしてよいか分

からない」という現実の間のせめぎ合いとしても換言可能である。いずれにしても，柳田が「自分の死を創る時代」と呼んだとおり，死という出来事を質的次元に引き寄せることによって「自分自身の，望ましい死」を創りだそうとする営みは，ホスピスや緩和医療といった医療分野の世界のみならず，宗教・法制・教育など諸々の審級において行われ，かつ新たな実践の様態が日々生み出されている。本章が題材とした葬儀業も，いうなれば産業という審級の中で死を扱い，「死をケアする産業＝望ましい死を創りだす産業」になりつつある。それでは，過去のように死という出来事が「待ち受ける」ものではなく，能動的に「創りだす」対象になったとき，その質的な意味と価値を供給し，開発してくれるのはいったい誰なのだろうか。現代の葬儀業は，本章の議論からすれば，その担い手の一つとして位置づけられる。同時に他の担い手も，それぞれのケア実践を追求するがゆえに「ケアの消失点」を招き，それによってサファリングと対峙し，そのことがまた新たなケアの創造性を生み出すという循環現象の渦中にあるとすれば，その諸機制を社会−文化的な視座のもとに丹念に捕捉していくことこそ，今後の人類学が射程に収めてしかるべき作業と考えられよう。そして本章が試みたのは，まさにその作業に向けた橋頭堡としての事例研究だったのである。

参照文献
［日本語論文］
市野川容孝 2008「介助するとはどういうことか：脱・家族化と有償化の中で」『ケアという思想（ケア その思想と実践1）』上野千鶴子・大熊由紀子・大沢真理・神野直彦・副田義也（編），pp.135-150，岩波書店．
清水哲郎 2005「ケアとしての医療とその倫理」『ケアの社会倫理学：医療・看護・介護・教育をつなぐ』川本隆史（編），pp.105-130，有斐閣．
新村拓 1999「死を看取る」『死後の環境：他界への準備と墓（講座 人間と環境 第9巻）』新谷尚紀（編），pp.29-52，昭和堂．
田中大介 2008「葬儀と葬儀社：死ぬこと，はたらくこと」『人類学で世界をみる：医療・生活・政治・経済』春日直樹（編），pp.95-110，ミネルヴァ書房．
――2013『葬儀業のエスノグラフィ：現代日本の葬儀業と葬儀サービスに関する人類学的探究』東京大学大学院総合文化研究科博士学位論文．

［日本語単行本］
碑文谷創（編）2012『葬儀概論（増補三訂版・第2刷）』表現文化社．
広井良典 2000『ケア学：越境するケアへ』医学書院．
ホックシールド，アーリー 2000(1983)『管理される心：感情が商品になるとき』石川准・室伏亜希（訳），世界思想社．

澤井敦 2005『死と死別の社会学：社会理論からの接近』青弓社．
立岩真也 2004『不動の身体と息する機械』医学書院．
上野千鶴子 2011『ケアの社会学：当事者主権の福祉社会へ』岩波書店．
浮ヶ谷幸代 2009『ケアと共同性の人類学：北海道浦河赤十字病院精神科から地域へ』生活書院．
ボイス情報株式会社 2006『葬祭ビジネス市場動向 2006』ボイス情報株式会社．
柳田邦男 1996『「死の医学」への日記』新潮社．

［外国語論文］

Lindemann, Erich. 1944 Symptomatology and Management of Acute Grie, *The American Journal of Psychiatry*, 101：141-148.

Turner, Ronny E. and Charles Edgley, C 1976 Death as Theater: A Dramaturgical Analysis of the American Funeral, *Sociology and Social Research*, 60(4)：377-392.

Unruh, David R. 1979 Doing Funeral Directing: Managing Sources of Risk in Funeralization, *Urban Life*, 8(2)：247-263.

［外国語単行本］

Goffman, Erving 1959 *The Presentation of Self in Everyday Life*, New York: Doubleday Anchor.

――1967 *Interaction Ritual: Essays in Face-to-Face Behavior*, Chicago: Aldine.

Howarth, Glennys 1996 *Last Rites: The Work of the Modern Funeral Director*, New York: Baywood.

Howarth, Glennys and Oliver, Leaman (eds.) 2001 *The Encyclopedia of Death and Dying*, London: Routledge.

Millerson, Geoffrey 1964 *The Qualifying Associations: A Study in Professionalization*, London: Routledge and Kegan Paul.

Pine, Vanderlyn R. 1975 *Caretaker of the Dead: The American Funeral Director*, New York: Irvington Publishers.

Smith, Ronald G.E. 1996 *The Death Care Industries in the United States*, North Carolina: Mcfarland.

Walter, Tony 1994 *The Revival of Death*, London: Routledge.

［その他］

経済産業省 2012「特定サービス産業実態調査」http://www.meti.go.jp/statistics/tyo/tokusabizi/index.html を 2012 年 9 月 24 日付にてインターネット上で参照．

恒藤暁 2007『遺族支援サービスのニーズと効果に関する実証的研究』科学研究費補助金基盤研究(C)平成 16～18 年度研究報告書(研究代表者：恒藤暁)．

第8章
現代の対人援助専門職のサファリング
多職種連携のインターフェースに着目して

松繁卓哉

1. はじめに

　本章は，近年の地域包括ケア推進の文脈で語られる制度的ケアサービス（いわゆるフォーマルサービス）とインフォーマルケアとの連携に目を向け，そこで対人援助に従事する人々のサファリングについて考察する。その中で特に注視するのは，対人援助職の専門分化が進展する近年の状況であり，そのような状況と対人援助の専門職従事者のサファリングとの相互関係について述べていく。この検討作業では，実際の対人援助の専門家の語りを参照し，専門家がどのようにサファリングに直面し，いかにしてこれに対峙していったのかを考察していく。最終的には，来るべきケアの統合の時代へ向けて，専門家実践の再構築のための一試論を提示する。

　なぜ今，専門職従事者のサファリングを考えなければならないのか。この問いに対する答えは，本書各章の執筆者がそれぞれに設定しており，そこには共通する部分もあれば，独自の視点も存在する。本章において筆者が着眼しているのは，日本をはじめ多くの国々で進展しているケアの統合へ向けての動向である。「施設から地域へ」という潮流の中で，医療・福祉のサービス提供の場は，病院や介護施設から利用者の自宅もしくはそれに近い環境へとシフトしつつある。しかしながら，医療と福祉のフォーマルサービスがあれば，人びとの地域生活が完結するわけではない。地域生活を全人的に支えていくためのさまざまなインフォーマルな資源（情緒，信仰，尊厳，自己実現，地域交流，余暇，健康維持，その他の面において生活を支えるケアの資源）との有機的な結びつきが不可欠との認識は，すでに多くの国々において広がっているところである。「統合」に向けられた近年の政策立案者らの意図は，日本であれ海外であれ，行政の縦割り区分によって分断された既存の

ケアシステムを改善し，切れ目のない地域生活の支援体制の構築を目指すところにある。つまり，単にサービス提供の場が，大型施設から利用者の生活の場に移行するだけでなく，サービス提供者の実践そのものが隣接する他の専門職実践と連結し，一体的なものへと変化していくことが期待されているわけである。こうして「地域移行」と「統合」という二つの異なる水準の変容がほぼ同時に進展するサービス提供体制のシフトが，専門職従事者に及ぼすインパクトはどのようなものなのか。この新たな動向が専門職従事者にもたらすサファリングはあるのか。本章は，こうした問いに対する論考となっている。

上述の問題設定に基づいて本論を進める前に，補助線的に整理を行う必要があるのが，社会学における専門職論である。とりわけ，過去30年の間に大きな変容の時代を迎えた医療専門職に対する社会学における議論の流れを押さえておきたい。この作業を通して，後半の議論で扱う専門職のサファリングの考察において有用と考えられる論点のいくつかを示していく。

本章が目指すところは，これまではもっぱら病者に主眼が向けられてきたサファリングという概念設定を，変わりゆくケア・サービス提供体制下にある専門職従事者へと照射し，いくつかの重要と思われる論点を提示することである。専門家の語りを手がかりとしているが，実証研究のためのデータとしてこれを用いることはしていない。比較的特殊なこの二名の語りをもって対人援助の専門職従事者へ向けた一般化を行うことはできない。むしろ，次に整理する社会学における変わりゆく専門職の議論を受けて，語りの中からこれに呼応するものを導き出して，今後の「専門家のサファリング」の研究フレームの形成に資するための一試論を提示することが本章のねらいとしているところである。

2. 変わりゆく保健医療専門職の議論

1980年代以降，医療における専門分化は急速に進展した。これに伴って，社会学研究者の間でも，変わりゆく医療専門職について，さまざまな水準において議論されてきた。かつてFreidson (1970) によって論じられた医療者による専門職支配の構図は，その後，専門分化の進展・新たな専門職の出現によって異なる様相を呈してきた。こうした変容は，主として「専門分化」

「連携の要請」「経営管理体制の強化」「専門知識・技術のコード化」などの要素から説明されてきた。

　第一に，専門分化の進展の流れの中では，一人の患者に対する医師を含む複数の専門職の連携によるサービス提供が社会的に要請されてきた。「分化」の進展は，一専門職の所掌領域の限定化・焦点化に帰結する。専門家として支援対象者に向き合うにあたり，自らの専門領域の及ぶ範囲が，相対的に狭いものとなるわけである。結果として，一人の患者には複数の専門家が関与することとなるため，これら専門職間の連絡が不可欠となってくるわけである。分野によって程度は異なるものの，多職種連携がとりわけ高度に要求される領域では，一極的な「支配」の体制は現実的ではなくなり，80年代以降，専門職支配論は相対視されるところとなった。もっとも，ここでの論旨としては，医療専門職の支配が必ずしも消失したというわけではなく，「連携」という名目のために連携パートナー同士は関係性の変更を迫られてきたと理解すべきであるだろう。こうした状況下では，専門職支配論で強調されてきたような他者からの干渉を免れる医師の専門的権威・自律性は，多職種の異なる専門的見地との間でネゴシエーションされるところとなってきたと指摘されてきた（Nettleton 2006：214-216）。

　第二に，多くの国々において，医療費増大の状況から医療に対する経営管理の強化が進んできたのが80年代以降に顕著な出来事であった。こうした状況から，保健医療の専門職従事者は，その業務実践のあり方に関して，大きな変更を迫られることとなった。社会学とその隣接領域の研究者らは，さまざまな観点からこの変容を説明してきた。Haug（1988）は脱専門職化（de-professionalization）という概念を示して，医療専門職と患者の関係変容を論じた。ここでは消費文化の興隆に伴って，患者が専門職従事者を「吟味」する存在となったことと，経営管理体制下で医療実践を細かく規定されるようになった医療者の状況に焦点が当てられている。つまり，経営管理上の諸規定の拘束を受け，種々の約束事に従って「専門実践」を行うことを余儀なくされた医療従事者は，伝統的な「専門家」のスタイルから外れた，とする論考である。これと近接する議論として，McKinlayとStoeckle（1988）は「企業化（corporatization）」，Oppenheimer（1973）は「プロレタリアート化（proletarianization）」という医療専門職変容の説明様式をつくりあげてきた。いずれも，ますます資本主義システムに組み込まれていき，診療・

治療における意思決定・判断において集団的・組織的規定を遵守することで日常業務を遂行するようになった医療専門職の今日的状況を論じている。ここで重要な点は，単に「雇用／被雇用」の関係から従属的になってきた現代の医療専門職の特性をいっているわけではなく，専門職としての身分的保証を付与する国家・専門職集団・医療機関・経営管理主体等の権力が，伝統的に外部からの干渉を退けてきた専門家としての権威を弱体化してきたことに論点が置かれているわけである（Nettleton 2006: 214-216）。

近年における「医療経済」「病院管理」の概念，および，状況把握・コントロールのための各種ツールの興隆は，上述の現象を物語るのみならず，これをいっそう推し進める原動力ともなっているだろう。後述するように，自律性を有しながらも大きな不確実性と対峙してきた医療専門職の苦悩とは別種の，現代社会の強化された経営管理体制下の医療専門職の苦悩というものが，おそらくあるはずで，そこにはこれまで積極的な着眼がなされてはこなかった。今日の専門家の苦悩を理解するうえでも，「自律性」は依然として重要な概念の一つであると思われるが，ここに「管理」というトピックが関わってくるところに，現代の専門家を読み解く鍵がある。

第三に，保健医療の専門職実践の基盤となっている知識・技術における「コード化」の進展も，医療専門職のあり方・実践に大きな変容をもたらしてきた。ここでいうコード化とは，単に「プロトコール」のように手続きの様式が整えられていることを指しているのではない。むしろ，専門家として具有する「専門性」そのものが，大きな質的変容を経てきたことに関係している。かつて Jamous と Peloille（1972）は 'I/T ratio' の概念を提示し，社会における専門性の成り立ちの一端を説明した。'I' は 'indeterminacy' すなわち不確定性，'T' は 'technicality' すなわち専門的事項の（文字化された）細則を示している。これら二つの変数の比率が，その領域を扱う専門家に対する社会の評価を左右すると考えられている。例えば，後者（technicality）が小さく，前者（indeterminacy）が相対的に大きなとき，そのような領域の専門家は，「素人」には口出しすることのできない大きな専門的権威を認められ，したがって大きな自律性のもとに自由な専門実践を展開する。反対に，不確定性を締め出していって，細則によって専門職の実践が規定されているような状況（おそらく今日の保健医療の置かれている状況）においては，専門家が直覚的・暗黙知的な判断を行うことはきわめて稀であり，ガイドラ

イン・教本の類に明示された知識に則して実践を行うという。つまり，専門的権威は相対的に低くなっている。

　恣意的に，あるいは，直覚的に判断を下すことが望ましいことではないという専門職実践の文化は今日の保健・医療・福祉の隅々に行き渡っている，という指摘に対しては，おそらく大きな異論は出てこないだろう。現実に，臨床での判断が困難な事象に対して，学会等によるガイドラインの策定が広範に整備されてきており，また，妥当性・有効性が高い治療法に関する学術報告を「エビデンス」と称し，これを採用することが今日の医療専門職の規範となっている[1]。

　I/T ratio における 'I' すなわち「不確定性（indeterminacy）」に対して，確たるエビデンスを示すことのできぬまま，言語化し得ない自らの身体に埋め込まれた「知」（松繁 2010, 2012 において論じられる「非一般化の知」）を頼りに意思決定を行っていくことは，これまで見てきたような今日の専門職の規範から外れる行為となっている。もし，日本を含む多くの国々の保健・医療・福祉において，低い I/T ratio の状況（すなわち専門的事項の細かい細則が縦横に張り巡らされ，一方で，不確定性のある問題を取り扱うべき対象から外していくような状況）があるのであれば，社会が専門家に付与する権威性や価値判断の自律性は，相対的に見て低いということになる。

　さて，社会学における医療専門職の変容に関する議論の一端を，以上のとおり見てきたわけであるが，本章が保健・医療・福祉の領域に限らず，これらとつながることを要請されているさまざまな対人援助の専門家のサファリングを考えていくうえで，二つの有益な視点がそこから導き出される。第一に，「専門分化」と「連携」が引き起こすことになる労苦である。かつて一人の専門家が担っていた業務を新たに三つの領域へと分化させた場合，それまでは一人の人間の中で全体性を保っていた対象者像が，三人がそれぞれに受け持つ領域へと分断されていくことになる。近年のケアシステムの包括化の議論における「連携」とは，分断されてしまった断片と断片をもう一度つ

---

[1] EBM（evidence-based medicine）の理解・解釈のあり方に幅があることが，これまでに指摘されてきている。「誤解」「曲解」が生じてきたことを憂慮した EBM 提唱者の Sackett らは，EBM の原初的な主意は臨床家が個々に獲得してきた臨床能力（clinical expertise）と信頼性の高い外的なエビデンス（best available external evidence）との統合にあったにもかかわらず，やがて 'cookbook approaches'（レシピ本のような扱い方）とも呼ぶべき，後者にのみ過剰なウエイトを置く EBM 解釈が生じたことに警鐘を鳴らしている（Sackett et al. 1996）。

なぎ合わせることが要請されている，と理解することができるのではないか。このように仮説を設け，これについて本研究は「分断のサファリング」と呼び，第一の研究上の視点とする。

さらに，先述の医療専門職変容論において見てきた「脱専門職化」「プロレタリアート化」に関連して，経営管理上のルールや学会等のガイドラインなどに大きく行動を規定されてきた専門職実践の側面に考察上の重要な視点を位置づける。「プロレタリアート化」を拡大して解釈するならば，そこには単に資本に支配される労働者という図式だけではなく，自らの臨床知を動員するのではなく，既存の「コード」に基づいて業務上の意思決定を行っていくようになった現代の対人援助の専門職像を想定できるのではないだろうか。このような側面を本章においては「規範のサファリング」と呼び，研究上の第二の視点とする。

次に，これらの枠組みをもとに，考察の対象となっている，現代の専門職従事者のサファリングに関する語りを見ていく。

3. 専門家の語り

(1) 生と死との間の申し送り

国立民族学共同研究「サファリングとケアの人類学的研究」の一環として実施されたシリーズ「専門家との対話」において繰り広げられた討論は，ケアに携わるさまざまな専門家が，支援対象者のサファリングに向き合いながら，専門家自身もサファリングに直面する事態について，豊富な事例とともに示唆をもたらすものであった（浮ヶ谷編 2011）。本章では，この「専門家との対話」シリーズの中で，特に第2回「看取りと死をめぐるサファリングとケア」の二名の招聘講師である飯島惠道氏・名波まり子氏の事例に焦点を当て，「専門家のサファリング」について考察していくこととする。

かつて看護師として臨床実践を重ねてきて，その後，僧侶として供養の現場に専念することとなったユニークな経歴を持つ飯島氏と，看護師として「死後ケア」の実践に取り組んできた名波氏には，そのケアとサファリングのありように共通する要素がある。専門職として実践場面において抱いてきた「限界感」である。この限界感が，やがて専門家としてのサファリングをもたらしてきた状況が，語りの中から浮かび上がってきた。以下，詳細を見

ていくこととする。

　かつて飯島氏は，病院の緩和ケア病棟に勤務する看護師であった。そこでは，全人的医療の実践が目標として掲げられており，患者や家族の意思に寄り添うケアの提供が取り組まれていた。ここで，終末期・看取りを迎える患者・家族をケアしてきた経験が，氏の全人的ケアへの思い・スタンスの基礎を形成し，後の宗教職実践に影響を及ぼしていったことだろう。

　看護師と僧侶を両方経験した飯島氏は，故人の生前の意志や生い立ちを踏まえ，生と死によって分断されてしまうことのない「継続ケア」を可能にしようと，生の現場から死の現場（死後のケアを引き受ける現場）への申し送りを行おうとする思いを強めていく。その一方で，死の現場においては伝統的な「儀式はかくあるべき」という宗教実践における定型性があり，その狭間にあってジレンマを抱いた。故人から生前より，生の声でさまざまな思いを聞かされてきた飯島氏は，その人が亡くなられた後に必ずしもその思いが周囲の人びとに共有され理解され叶えられてきていない状況を目にしてきた。

　飯島氏は指摘する。「看取りに焦点を合わせて眺めるならば，医療の現場と供養の現場は　時間的・空間的にも隣り合わせている。しかし，両者（それぞれを担うスタッフ同志）の接点が無い。転院等の折には，病院から病院へ，施設から病院への申し送りがなされるが，看取り以降のケア（グリーフケア　遺族ケアなど）を担うものに対しての申し送りは無い」（討論会レジュメより）。

　こうして飯島氏は，故人の生前の意志を最優先に考えた「継続ケア」ということを考えるならば「生の現場から死の現場（死後のケアを引き受ける現場）への申し送りのようなことがあっても良いのではないだろうか」という考えに至る。その人の最期の時間（医療的にいえば「終末期」）には，医療の専門サービスが，程度の差こそあれ，濃密に介在する。しかし，死の瞬間を境に，そこから後は「医療の外」の領域としての死後のケアが行われる。時間的・空間的には途切れることなく連続している生から死への展開において，社会的・制度的には「医療」と「宗教」とで区切りがつけられる。このことが，専門家にとってのサファリングに関係しているのではないだろうか。

　飯島氏のレジュメには以下のとおり述べられている。「葬儀式当日の僧侶

の控えの間では，その葬儀を営む数人の僧侶の間で，故人についての情報が共有されることもなく，式の本番を迎える。式自体はマニュアル化されたような形であるため，個別の展開は必要ではないことのほうが多い。ゆえに，個人情報はさほど重要視されていないと思われる。（僧侶の）控え室での話しといえば，世間話のほうが多い。故人の生き方などは，お戒名を考える菩提寺の住職にとっては必要な情報かもしれないが，共に葬儀を執行する数人の僧侶にとっては重要な情報ではないことは確かである。が，遺族の介護疲れの程度や，悲しみの深さや，繋がりの強さなどを知ることは，葬儀中の遺族に対する僧侶の態度決定においては必要な情報と言えるのではないかと考えている」。

当然，場面によって個別の対応・展開が僧侶と遺族との間で繰り広げられていることと思われるが，上述のとおり「マニュアル化」された部分は少なからず専門実践を支えていると思われる。飯島氏は，生前より故人とのコミュニケーションを図る立場にあっただけに，このような形式化された実践の性質に違和感をおぼえたことだろう。

看護師として勤務していたときの「宗教に対して口出しすることは，看護師の職域を越えている」との氏の認識は，裏返せば，専門職従事者としての規範意識あるいは節度を物語るものである。一方で，「口出し」できないことによって，生の現場から死の現場への申し送りが容易ならざるものとなっていることが予想される。やがて飯島氏は，全人的・継続的ケアへの思いを強くもつ者として，生と死との間の分断を越境しようとする強い思いと，専門職としての規範意識の間の葛藤を抱くこととなった。おそらく，僧侶と看護師という二つの専門性を具有する氏にとっては，こうした葛藤はとりわけ大きなものとして日々の諸実践の中で抱かれてきたのではないか。

さて，討論シリーズ「専門家との対話」に協力いただいたもうお一方の名波氏は，看護師として亡くなった方々の「死後処置」に従事してきた方である。従来の看護実践の中で定型化されてきた「死後処置」をこなしていく中で，やがて「汚れたスポンジとおざなりの化粧品で死化粧をするのに申し訳ない気持ち」を抱いたという。名波氏によれば，看護の一部の教本に死後処置の定型化された手順が記載されているとのことで，その決まりきった形で従来の死後処置が取り組まれてきたという。そして，その「処置」的な性質について氏は違和感をおぼえるに至った。その後，「エンゼルメイク研究会」

という死後処置のイノベーションを志向する集団との出会いを通じて，従前の定型的処置には見出すことのできなかった，遺族の気持ちに寄り添うケアに大きく意識が引き寄せられるところとなった。

　討論の場で名波氏は，かつて定型的な死後処置に従事していたときのエピソードを語った。遺族に対して氏は，一般的な手続きの一つとして「鼻からまたは口から漏出液がでてくる場合がありますので綿を詰めさせていただきます」と遺族に説明したという。この名波氏の説明に対して遺族は次のように返した。「それではお父さん，息ができないではないですか。いいです，お父さんのものだから何が出てきても」。いうなれば，従前の定型化された死後処置に対して，遺族の固有の感覚からの異議申し立てがなされたわけである。このことは同時に，専門的定型性を越境し，遺族の感覚世界へと入り込むことが死後処置に従事する者に，不可避のこととして突きつけられてきた状況を如実に物語るものである。

　「専門家」とは，字義どおり「専ら」通じている，という限られた領域のエキスパートであるだろう。飯島氏・名波氏ともに，専門家としての節度と規範意識の中に生きているがゆえに，「専ら」の領域に留まる規範意識を保持しながらも，他方で，支援対象者に寄り添ったケアを志向する者として「専門」の境を越えようとする意識に揺さぶられてきたことがうかがえる。こう考えると，「ケア専門職」なるものには，本質的にコンフリクト要因が内在していることが分かる。洗練され，精緻化された専門技術を有することが，専門実践を担うことの保証となるとするならば，その非常に限られた守備範囲の中で「対象者に寄り添う」ケアを志向すること自体が，その専門家のサファリングを生じさせるのではないだろうか。

(2)「関心」を虚しくさせないための「越境」

　飯島氏・名波氏の二人の語りから見えてきたことは，制度化され，体系化されたトレーニング過程の中で獲得された「専門職能」を用いて，定められた守備領域の中で実務を行ってさえいれば，専門職としての日常の業務実践が完結するわけではない，ということである。このこと自体はすでに他所にて，しばしば指摘されてきたことである。例えばNettletonら（2008）は，「ガイドライン」や「エビデンス」を基盤として医療実践に対する規制強化・根拠の明確化などの潮流が，臨床実践を危うくする可能性を論じてい

る。つまり，エビデンスに基づく実践を担保するために，専門職実践における恣意性を排除しようとする取り組みが，むしろ，ケアを構成する諸要素のうち重要な文脈依存性（context dependency）の部分（その意義）を危うくさせる可能性が論じられているわけである。また，Tsoukas（1997）は，専門実践の「透明性」の強化が，専門家実践において言語化し得ない部分を駆逐する危険性を論じている。Tsoukas は，専門職実践には一定程度の暗黙知的な部分が付随していることを論じており，「説明責任」を厳密に整備し専門職実践の全容を外部から視認できるような仕組みを整えていくことが，研ぎ澄まされた現場の知を失わせかねない事態につながることに警鐘を鳴らしているのである。

　もっとも，飯島氏と名波氏の語りから見えてくる状況は，これらの研究の示唆とは，やや異なる事象であるように考えられる。二人の経験に共通することは，期待されているポジション／定められたプロトコルに自らを嵌め込むことから生じてきた，ある種のひずみのようなものではないか。より踏み込んで述べるとすれば，定式化された「専門職能」を用いるだけでは，ケアする者の「関心」が虚しく立ち枯れていく，ということになるのではないだろうか。

　ここで改めて考えてみると，「ケア」とは，「関心」によって立つものであるということが思い返される。他者への関心が，その人をして，居ても立ってもいられない状態にさせ，他者への何らかの働きかけ（すなわちケア）を行わせる。ドイツ語の 'sorge' は，日本語では「関心」と，英語では 'care' と訳されることが多い。飯島氏も名波氏も，できることなら相手の気持ちに寄り添いながら，自分にできることをしていきたいと思い続けてきたわけである。そこに制度的専門家システムの領域区分はない。ケアの営みを続けていくための根源的なモチベーションは「関心」であるのだろう。制度的に定められた専門職養成プログラムを修了したからといって，その後のその人の職務実践が順調に進んでいくとは限らない。むしろ，「関心」という根源こそが職務実践を下支えしているのではないか。

　上記はさして新しくもない指摘ではあるが，この点についての配慮がないままに，専門職従事者の置かれている状況を改善する施策を立て続けていくことは難しいのではないか。医療従事者の職務実践を「改善」することを目的とした昨今の改革の取り組みは，医療従事者の「技術者」としての側面に

目を向け，「技術が適切に発揮されているか否か」に主眼を置く。結果として，「効率的に」技術が発揮されるために，主として「機能分化」と「単一機能専従」へと意識が向いていくこととなる。しかしながら，長くつらいトレーニングを経て専門家らが獲得したその技術を実際に発揮していこうとする起点である「根源的なモチベーション」への目配りはない（もしくは比較的軽視されてきた）ために，専門家のサファリングは今後ますます募っていくのではないだろうか。

　「ケア」の語の社会における用いられ方，すなわち，きわめて多義的に，かつ，未整理のままにこの語が用いられていることも，職業的にこれに従事する人の日常にさまざまな苦悩をもたらす源泉となっていることを指摘できる。例えば専門職の従事者が対象者に向けて提案をしたり，指示を出したり，技術的処置を施したり，さらには，同情をしてみせたりと，さまざまな働きかけをし，それらの営みの総称が，しばしば「ケア」という語で表される。他方，きわめて限定的な意味合いにおいて「ケア」の語が用いられることもある（「リンパケア」「スキンケア」など）。さらに「ケア・サービス」「ケア専門職」という語も用いられる。こうした語としての包摂性の高さ（もしくは未整理の状態）はあまり顧みられることのないまま，きわめて限定的に用いられたり，反対に，対人援助の営みの総称として用いられたりするために，当の従事者は半ば引き裂かれるような感情を抱くのではないだろうか。飯島氏は，全人的ケアを志向した結果，生と死との「申し送り」を試みるが，専門職の職能範囲の規範が立ちはだかった。名波氏は，定型化された死化粧のままでは，遺族に寄り添うケアが全うできないことを現場の中で突きつけられた。

　二人の語りから浮かび上がってくることは，専門の境をめぐり「越えなければならない」「越えてはならない」という二つのテーゼのもたらすジレンマである。支援対象者へのケアをより良いものとするために，狭く限定された区域から越境し，相手とのかかわりの幅を広げていくことにサファリングの解決の道があるのではないか，と二人は考えたことだろう。一方で，虚しくされたままの「関心」を抱いたまま専門家として対象者に向き合い続ける道もある。効率性を追い求め，体系的で高度に機能分化した保健医療サービスが志向されてきた現代社会に自らが存在していることを自覚し，サファリングを免れるために，あくまで自身の立ち位置を狭く区切られた守備範囲の

中に限定し，対象者の全体性については「白紙委任」(Giddens 1990=1993: 127)
をする，というスタンスを保持していくことも可能であるかもしれない。飯
島氏の語りの中では，「(グリーフケアについては) 専門家にまかせておけば
よい」「自分たちは仏教の教義を説けばそれでよい」という他の僧侶の言葉
が紹介された。ここには，専門家としての「節度」を保ち，サファリングを
免れる一つの方向性が示されているのかもしれない。しかしながら，それで
本当にケアを行い続けていく人間が「関心」を保ち続けられるのだろうか。

(3) 「越境」と「機能分化」

　サファリングの考察を通じての実践面への示唆については次節にて述べる
こととし，この時点では，語りから見えてきた今日の専門職文化において
「越境」を困難にするいくつかの諸要因についてもう少し整理してみたい。
「困難」というよりも，むしろ，ケアに従事する人びとの対象者に対するま
なざしと今日の専門職文化の特性との不一致というべきであるだろう。先述
のとおり，近年の日本における医療供給体制の変遷には，「機能」が重要な
概念としてあり，さらには「機能分化」が顕著な事象であった。

　日本では，2001年の医療法の第4次改正において，いわゆる「病床区分」
が見直され，病院の病床は，以下の5つの種類となった。すなわち「一般病
床」「療養病床」「精神病床」「感染症病床」「結核病床」である。さらに今後
は「一般病床」に関して，よりいっそう機能区分を明確にしていくことが議
論されている。病床を，それぞれの機能に応じて区分することの背景には，
医療サービスの提供の「効率化」を図るねらいがあり，さらには，それぞれ
の区分について，サービス内容の基準を明確にしていくことで医療費の「適
正化」が目指されている。別の言い方をすれば，これまで，さまざまなサー
ビスが「一般病床」というカテゴリーの中に包摂されてきており，しばしば
「機能分担が不明確」であるとの指摘がなされてきたことについて，社会全
体で見直しが進められているわけである。

　一般病床が，受け入れている患者の状態（急性期，亜急性期，回復期な
ど）に応じて，特化したサービスを担っていくようになると，その医療機関
でサービス提供に従事する専門職の職能も特化される。患者は，状態の変化
に応じて機能的に特化された複数の医療機関を，急性期を過ぎて亜急性期・
回復期へというように移行していくことになる。ここに前節で見てきた「越

境」という概念との共存の難しさがある。筆者は，ここで「機能分化」を否定しているわけではなく，また，分化の環境下で越境が成立しない，と考えているわけでもない。問題は，越境を容易にさせない要素が存在していることなのである。

　このことについては理論的な考察作業よりも，むしろ今日の実際の対人援助の現場での取り組みを見るほうが，いかにして人びとがこの問題を乗り越えていこうとしているのかがよく分かる。前節では，飯島氏と名波氏の比較的特殊な事例を見てきた。特殊ではあるものの，本節が強調している「機能分化」と「越境」に密接に関わる問題が，二名の現場実践のエピソードに見え隠れしていたように思える。これらの問題は，「医療」に特化されたものにとどまらず，インフォーマルケアにつながる場面においても重要性を帯びて私たちに突きつけられているのではないだろうか。例えば「生前」と「死後」とで区分されてきたことでさまざまな分断が飯島氏の苦悩につながっており，氏は「越境」へと向かうことで，これを乗り越えてきた。

　冒頭に述べた「地域包括ケア」の動向において顕著なことは，「連携」と「統合」を目指す取り組みであり，これが先述の「機能分化」と並行して進められているところに現在のケアシステム整備の特徴がある。筆者らが2012年に報告した日本の一地区における地域包括ケアの取り組みに関する研究（Matsushige et al. 2012）では，利用者がサービス体系の狭間に陥ることを防ぐために，サービス提供者が一時的に職業的サービス提供者である立場から外れ（つまり報酬体系とは関係のないボランタリーなかかわりとして）対象者をケアする状況を報告した。筆者らが観察したフィールドの医療者らは，報酬としては反映されない営みとして，在宅医療の患者宅を一日のうちに頻回に訪問し，患者や家族との意思疎通を図ったり，協働する他職種のスタッフへの申し送りをしたりなど，独特のスタイルで「越境」を行っていた。この場合，医療者らは，もちろん医療の専門家として患者・家族とコミュニケーションを行っているわけであるが，専門職としてその対価を受けてはいないため，一面において専門職としてのかかわりであるが，他方で，一隣人としての地域互助的なかかわり（Matsushige et al. 2012）としても捉えられるものである。

　ここで重要な点は，なぜサービス提供者がこのような形で（つまり非専門家として）対象者の支援をせざるを得ないのか，というところにある。この

ことは，本章の初めの部分で述べた「経営管理体制の強化」にも関係してくるところである。すなわち，個々の医療者は，もはや恣意的に思い思いの行動を専門職従事者として行い得ない状況に置かれている。日本の場合，診療報酬という，医療者の行動を大きく規定する存在があり，ここに規定されている行為以外の「処置」を行っても，報酬には結びつかないのみならず，経営の観点からすると時として「望ましくない」行動として位置づけられる。なぜなら，経営管理の視点からすると，その「規定外」の行為は，医療機関の限られた人的資源を「浪費」するものとして位置づけられる可能性があるからである。このように，専門職従事者にとって自らの職務領域を越えて支援対象者にとって必要と思われる行動をとることは困難になっている。そこでは「他の専門領域に踏み込まない」という先述の「専門家としての規範意識・節度」ばかりが本来の職務領域内に専門家を踏みとどまらせているわけではなく，上記の例が示すように報酬体系を含むサービス提供システム自体にもその影響力が備わっているといえよう[2]。

さて，以上で専門家のサファリングをめぐる状況を見てきたが，次節では，こうした状況をいくつかの観点から整理を試みる。サファリングのあり方も多様であるために，単純な図式としてサファリングを整理していくことは不可能であるが，これまで「サファリング」の概念自体が主として病者と結びつけられてきており，「専門家のサファリング」という問題設定が（少なくとも社会科学の領域においては）希薄であったことを踏まえて，今後の議論の起点をなすよう，論点の整理を図りたい。

4．考察

（1）専門家のサファリングの位相

本章前半において見てきたように，現代の対人援助サービスに従事する専門家のサファリングは，報酬体系や機能分化などのサービス提供システムの影響を受けるものであるだけでなく，社会における規範意識（e.g. 専門職と

---

[2] 平成24年の診療報酬・介護報酬の改定では，医療・福祉のサービス提供者間の連携を強化することが主たるねらいの一つとなっており，いわゆる「連携加算」（協働する他の専門職との間で，申し送り・情報伝達をした際に加算される仕組み）が強化されるところとなった。

しての規範，ケア・サービスの提供者としての規範）によっても大きく左右されるところのものとなっている。さらには，これまで不明瞭であった専門実践を極力可視化／標準化／定型化していこうとする近年の風潮もサファリングに影響する。

　筆者は，システムや規範意識に起因するものとして「分断のサファリング」，標準化／定型化に起因するものとして「コード化のサファリング」という区分を用いた。以下それぞれについて見ていく。

　第一に，分断のサファリングにおいて，その背景的特徴としてあげられるのが「専門分化」である。前節の飯島氏の語りにおいて顕著であったのは，「看護師としてケアに関われる限界」と「僧侶としてケアに関われる限界」であった。いずれの場合でも，飯島氏は自身の専門家としての職域にとどまることを余儀なくされた。なぜ，そのような状況に至ったかといえば，一つは，システム自体が分業を前提としていること，具体的には，個々の専門職が恣意的な行動をとることのないよう，専門領域の標準化されたサービスが提供されたときに報酬が支払われる仕組みが，これまで専門家の守備範囲を規定してきた側面がある。もう一つ，この「余儀なくされた」状況を形成しているのは，専門家が個々に，また，集団として抱いている規範意識であるだろう。飯島氏のエピソードに登場した「（グリーフケアについては）専門家にまかせておけばよい」「自分たちは仏教の教義を説けばそれでよい」という他の僧侶の言葉は，専門家としての一つのスタンスを物語るものである。飯島氏自身も看護師として勤務していたときに「宗教に対して口出しすることは，看護師の職域を越えている」との認識をもっていた。こうして，支援対象者の全体像に肉薄することができないまま，個々の専門家は「分断」の状況に入っていくのではないだろうか。

　もっとも，機能分化・専門分化がこのような「分断」の事態を引き起こしかねないという危惧は，かねてより社会の一部で抱かれてきたところで，例えば日本では専門分化と対照をなす「ゼネラリスト」の強化が一部で主張され続けてきた。英国における General Practitioner（GP）が担っているような役割，すなわち，総合診療，ゲートキーピング／「振り分け機能」，家庭医療等を担当できるような専門職が，「総合医」「かかりつけ医」「家庭医」などのさまざまな名称によって言い表されており，その養成が取り組まれてきた。

表1 分断のサファリングとコード化のサファリング

	現象の特性（対比軸）		サファリングを形成する要素
	（負の要素）	（負の要素）	
分断の サファリング	専門分化（⟷ ゼネラリスト養成）		・分業を前提として組み上げられたシステム ・専門家としての「節度」の規範意識
	（分断）	（高い専門性の欠如）	
コード化の サファリング	コード化（⟷ 身体知）		・標準化・客観化をはかる取り組み ・説明責任・透明性を厳密化する現代の文化
	（硬直化）	（不可視性）	

　表1では，この「分断のサファリング」という現象において特徴的な「専門分化 ⟷ ゼネラリスト養成」という対比軸の存在を示した。しかしながら，ここでは「専門分化」「機能分化」を否定しているわけではなく，また，「ゼネラリスト養成」を一方的に肯定しているわけではない。対比的にこの2極を示しはしたが，この双方が緊密に結びつくことが肝要であると筆者は考えている。また，単純に専門家が「分化」から免れて，総合的な視点から対象者にあたる「ゼネラリスト」になれば，サファリングの問題が解消されるというような問題であると考えているわけではない。そのような二者択一的に結論を下すやり方から離れて，筆者がここでキーワードとして考えているのは「対象理解」である。

　昨今の専門分化の動向の中で，高い専門性を有するプロフェッショナルは，支援対象者に関してのある一側面について，非常に高い分析を行い得る存在であり，その一側面における問題点に対し，高度な技術に基づく処置を実施することができる。しかし問題は，その局面的な仕事の結果が，対象者の生の全体から眺めたときに，どのような帰結に至っているかというところを理解できている専門家とそうでない専門家とに分かれているところにある。ここに「分断のサファリング」の本質がある。

　別の言い方をすると，「分化」そのものが「分断」を生み出しているのではなく，分化された機構の中で局面的な仕事を担い，その後，全体の視点にズームアウトし対象理解を図る作業が省かれたまま，そのまま局地に孤立している状態こそが「分断のサファリング」の本質であるわけである。この意

味において，全体像を理解する手順を欠いたままの専門分化／機能分化のあり方こそが，「分断」という負の要素となる。専門家の実践環境・実践体制の整備に関与する者は，「ズームアウト」による「対象理解」の要素を念頭に置くことが，専門家のサファリングに対する第一歩となることだろう。

　さらに，もう一つ，依然として日本において根強く存在する別の「負の要素」もある。いわゆる「専門医」のように，専門職従事者の中でも特に一つの限定的な領域に関して，豊富な経験・知識，高い技術を有する者は，専門職従事者全体のヒエラルキーの上位に置かれる土壌が日本にはあるのではないだろうか。例えば，先にあげた「家庭医」「総合医」が，一般に社会に流布している感覚において，「専門家」としての権威性に関して「専門医」を引き離して上位に置かれることはあまりない。ここには「ゼネラリスト」に専門性を見出す視座が日本において比較的希薄であることを，その背景の一つとして指摘できるだろう。

　次に，もう一つの専門家のサファリングの位相として「コード化のサファリング」について考えてみたい。ここで，その背景的特徴として見られるのが，専門職実践がますます定型化／標準化／可視化され，その説明責任が強化されてきた動向である。

　先述の名波氏の語りにおいて，氏が従来の看護実践の中で定型化されてきた「死後処置」をこなしていく中で，やがて「汚れたスポンジとおざなりの化粧品で死化粧をするのに申し訳ない気持ち」を抱いた状況を見てきた。基本的に保健・医療・福祉のサービスにおける定型化の進展の背景には，極端にクオリティの低いサービス提供を防止するための「質の担保」の要素と，誰が交代しても極端に差が生じないようにするための「マニュアル化」という要素が関係している。

　もちろん臨床現場のミクロレベルでは，一定程度の臨機応変性，すなわち，相手の反応を見たうえでの柔軟な対応の余地が残されているのかもしれない。しかしながら，制度的に規定された手順の一つひとつは，それぞれに明記された要件が含まれており，通常，専門職従事者の日々の実践は，各要件に準拠しながら実践を進めていくこととなる。ここでいう「要件」とは，実際の現場ではなく，通常は制度設計の場において想定された（もしくは収集された）複数の事態や状況変化に対処するために，予防策／対応策／改善策を項目別（カテゴリー別）にまとめ，整備されたものである。したがって，

本質的に現場の多様な状況への即応性を具有するものではない。この意味において，定型化／標準化とは，領域ごとに象徴的な事象を「符号／コード」として体系化し，実践に役立つことを期待して生成されたものであるといえる。例えば，死後処置にあたって，遺族に対してあらかじめ各手順の説明を行っておくことは，作業開始後，遺族からの予期せぬ反応を引き起こさないための「対応策」として存在する。コードとは元来，利便性の追求から生じる。死後処置に従事するサービス提供者の実践を，客観的に評価できるものとして，また，従事する当人が大失態を引き起こさないための準拠点として，定型化された手法が伝えられてきたのである。

　すでに見てきたように，名波氏はそこで壁に行き当たることとなる。定型的手続きの一つとして「鼻からまたは口から漏出液がでてくる場合がありますので綿を詰めさせていただきます」という遺族への説明に対し，「それではお父さん，息ができないではないですか。いいです，お父さんのものだから何が出てきても」という遺族の反応があったのである。

　表1では，コード化のサファリングという事象において，その背景的特徴となる「コード化 ⟷ 身体知」という対比軸を示している。先述のとおり「定式化」の過剰な進展によって臨床実践が硬直化することへの危惧は，かねてより示されてきたところであった。Nettleton ら (2008) は，医療実践に対する経営管理体制・規制強化が進み，一つひとつの臨床実践について根拠を言語として明示していくことを強力に要請するようになった結果，臨床家が個々に蓄積してきた「身体知 (embodied knowledge)」が消滅していく可能性を指摘している。Tsoukas (1997) も同様に，専門サービスの「透明性」の強化が，専門職実践に一定程度の割合で付随してきた暗黙知を駆逐し，貴重な現場の知がますます排除されていくことに警鐘を鳴らした。

　筆者はここで「標準化」「定型化」を否定しているわけではない。また，明示することのできない「身体知」「暗黙知」こそ優位に置かれるべきであるとの主張をしているわけでもない。臨床現場で試行錯誤の連続のうちに実践を続けている多くの専門家がすでに実感しているように，「コード」も「身体知」も実践には欠かせないものである。

　問題は，体系化された一連のコード（実践を評価するための各種要件）によって専門職実践の全体が構成されているかのような認識をしてしまうところにある。別の言い方をすると，「～がきちんとできているか」「～は適切に

なされたか」といった，外部からの客観的評価のために生成された一連の項目をすべて束ねていけば，その専門職の実践の全体像が浮き上がってくるかのように捉えられてしまうことが少なくないが，決してそうではない。

教本に記載されている死後処置の標準的手続きを粛々と進めていこうとしたときに，遺族から予期せぬ（対応に詰まるような）反応が出てきたことからも，このことが分かるだろう。上記のような専門サービス観の誤りが今日の社会を覆いつつあるのではないか。「専門」とは，他者に対して明確に実践内容を説明できる透明性を有しているものと今日広く受け止められている。また，高い「専門性」は，人によって解釈が分かれてしまうような曖昧性とは，およそ対極にあるものとしてイメージされることが少なくない。しかし，本章前半の社会科学における専門職の変容論で見てきた「身体知」の概念が示すように，また，本章の専門家の語りが示唆していたように，現実の専門家実践においては，既存の評価項目では捉えきれない事象が存在している。より正確にいえば，そのような事象こそが，可視化し得るそれら項目の部分を下支えしている。例えば，名波氏が「エンゼルメイク研究会」という死後処置の新しい形を追求する集団に行き着いたのは，明らかに既存の説明様式の外にある行動である。単なる「項目チェック」の見方で専門家の業務の表層のみを見ていると，はたしてなぜ名波氏が，あのような行動をとるに至ったのかを理解することはできない。むしろ，項目チェックの視点をもっている限り，いつまで経っても理解できないといえる。なぜなら，あの場合，名波氏は既存の死後処置のフレームを続けている限り決して対象者に寄り添ったケアができないことを悟ったからである。悟ったからこそ，既存のフレームの外部に出る決断を下したわけである。

少し論点を整理してみたい。専門職実践を可能な限り可視化する手段として，標準化の作業が進められ，専門家が果たすべき複数の「要件」が体系的・網羅的に積み上げられてきた。しかし，その一つひとつの「要件」は，上述のとおり，臨床現場の個別の状況に応じる即応性を有する性質のものではない。これら「要件」は，本来，基準とすべき「教本」として存在するものであった。しかし，現場の重責を担う専門家らは，特に臨床経験の浅い人びとにとっては，「コード」は重宝な準拠点であり，やがて現実の業務実践の中身に大きな規定力をもつ存在となっていったと考えられる。

基準とすべき「教本」としての標準化された職務要件の恩恵を受けながら，

臨床経験が積み重ねてきた身体知が合わさって専門家実践が豊かなものになる，というのが理想的な形態であることは，ほぼ異論のないところである。しかしながら，教本にすぎないものであるにもかかわらず，その記載内容があたかも到達点であるかのように位置づけられてしまったら，そのようなサービスは対象者の状態に十分な目配りをもたないものとなってしまうのではないだろうか。

(2)「ケア」の虚構化と情報記録

　サファリングの位相については，ひとまずここで置いておき，次に「ケア」という語／概念そのものが置かれている今日的状況が，専門家のサファリングにつながる機制について整理する。すでに見てきたように，対人援助の各種の専門家は，支援対象の相手に「関心」を抱き，これをモチベーションとして専門家の実践の継続に向かっていく。関心が保たれるがゆえに，行動も継続されるわけである。

　しかしながら，実際には，このモチベーションは必ずしも継続しない。なぜなら，いまや各領域の専門家はケア・サービスの提供を任されたプロであり，専門性を有するサービスを提供することでもって対価が支払われる。医療・介護の場合，「対価」とは既定の報酬体系に基づくものである。そこでは「何を行ったか」が明白に確認されるよう意匠される。もちろん多くの臨床家の行動が示すように，報酬体系外の献身的な行為が総体としてのケアを支えていることは言うまでもない。しかしながら，前節で見たような実態以上に不相応に大きな価値が付与された「標準化」そして「ガイドライン」は，「ケア」の概念をきわめて明確化・限定化された行為として書きかえつつある。このことが専門家の苦悩の一つの源泉となっていることは，これまでほとんど考察されていない。

　何を行ったかが外部から確認されると，そこで専門職の「ケア」は形式的にはエンドポイントを迎えることとなる。本来，他者への「関心」は，容易に途切れたりするものではなく，いろいろな結節点を経ながらも連綿と続いていくものであるだろう。しかし，公費が投入される公的なサービスである以上，終結条件が定められないまま，いたずらにその行為が継続していては，システムとしては回っていかないことになる。こうして「ケア」は，きわめて便宜的に，はっきりとした輪郭をもつものとして定式化され，本来の姿を

置き去りにしたまま虚構が立ち現れたのである。

　現実的に考えれば，ケアする側の「関心」を大切にすくいとり，思うままに行為を続けていくことを保障することは「公的なサービス」としてはできないわけである。したがって，制度運営上の観点からすると，上記のようにケアに便宜上の「輪郭」を与えないわけにはいかない。しかし，今ここで専門家のサファリングへの事態解決の視点を打ち立てんとするならば，実態と虚構とのギャップを埋める道筋に目を向けないわけにはいかないのではないだろうか。そこで考えたいのがサービス提供の情報記録のあり方である。

　本章においてすでに見てきたように，専門分化された保健・医療・福祉の今日的状況の中にある専門家らは，対象者に対しての狭く限定された守備範囲での役割を終えると，別の対象へと向かっていく。自身の定められた役割が果たされたかどうかは，自分で確認できるわけであるが，その支援対象者がその後，チームケアの枠組みの中でどのように支援を受け，どのような経過をたどっていったのかについては，意識的な取り組みなくしては把握することができない。もちろん，カンファレンスの開催など，チームケアに携わるすべての者が支援対象者の経過を追えるような努力が現在続けられている。しかし，カンファレンスの場合，そのために時間が確保され，その場に赴くことができてはじめて対象への接近が成立する。この点において，ケアの専門家と対象者とのインターフェースの手段として限界があるわけである。そこで対象理解のツールとして現実的に最も汎用性の高いものとされるのが，サービス提供の記録（例えば，医療でいえば「カルテ」等）となっている。

　情報記録としてのカルテのあり方については，すでに多くの議論が重ねられているが，「電子化」が象徴するように，もっぱら効率性・操作性・共有性の観点からそのあり方が論じられる。その一方で，本章が主題としているように，対象とのかかわり方が狭く限定された専門家が，いったん視点をズームアウトして，相手の「今」を追うことを可能にし，「関心」を支えるようにしていこうとする発想は比較的軽視されてきた。その意味では，長谷川（2011）による「一患者一生涯一カルテシステム」の方向性は大きな意味をもつ。即時的に，かつ，縦断的に，支援対象者の状況へのアクセスを整えていくことで，これまでに見てきた「虚しくされた関心」へと光を当てる取り組みとなるだろう。

5. サファリングへの支援の視点へ向けて

　さて，これまでの議論を踏まえて，今まで社会科学の領域で議論が未成熟であった専門家のサファリングについて，支援の視点を今後打ち立てていくための布石を打ってみる。ここで筆者は，前節において考察した二つのサファリング「分断のサファリング」「コード化のサファリング」のそれぞれについて，支援の視点を見出していきたいと考えている。視点設定においては，今まで以上に強化されるべき目標（強化の目標）と，反対に昨今の潮流を振り返って抑制すべき点（抑制の目標）とを考えていきたい。

　分断のサファリングにおいては，分断された状態への何らかの改善の手立てが支援の中心となるだろう。飯島氏の語りでは，生と死の領域が分断され，生の側から死の側への申し送りが成立しなかった。氏は看護師として，その後は僧侶として実践に携わったわけであるが，それぞれ隣接した領域でありながら境界を越えて支援対象者の生と死を接合することができなかった。専門家が各々の領域を守備しながらも，それぞれが持つ対象者に関する情報の断片と断片がつなぎ合わされなければならない。

　連携という点では，カンファレンスという慣行が日常化している。しかしながら，ケアチームの中のキープレイヤーが出席できていない，患者が不在である，頻回には行えない，など，半ば形骸化している「カンファレンス」は少なくない。形骸化する理由は，もちろんさまざまであるが，端的にいえば，それぞれの職務実践の中でカンファレンスの参加が必須事項となっていなかった状況がある。長らく自らの本来職務への専一的従事によって専門家としての機能が「全うされる」と考えられてきたし，今日でもそこに劇的な変容が見られるわけではない。さらに問題は，専門分化が進展すると，例えばそれまでは2名でケアにあたっていたチームが3名，4名と増加していくこととなる。このことは，カンファレンスをはじめとする隣接領域との接合がますます複雑化することを意味している。

　少なくとも，人間の生を支える対人援助の専門家としての機能は，「専ら」の領域の中に終始とどまることでは全うされないということに，もはや異論はないことだろう。断面的に見て援助が全うされたかのように見えても，対人援助に従事する人間が感情をもつ存在である以上，そのモチベーションが維持されてはじめてケアシステムが継続的に機能する。援助サービスのクオ

リティについても，その総体が関与者全員からモニタリングされることで向上へとつながるのではないだろうか。その意味で，自らの専門実践がどのような形で隣接領域へとつながっていくのか，そして，より良い接合のあり方のためには他にどのような取り組みが必要なのか，ということを検討し実行に移す場の設置が必要であると考えられる。以下の表2において「機能結合の視点」と記したのは，この理由による。

　また，一つの専門分野が必要に応じて分化するとき，通常，新しい専門職の実践のために新しい施設を設置し，新しい制度設計を行い，新しいディシプリンを確立させ，新しい人材育成の仕組みをつくるわけであるが，他方で，二つの方向へと分化していったそれぞれの領域を再び結合させる場を設け，対象者への支援の全体性を高めていくような取り組みは，長らく軽視されたままとなっている。分断のサファリングの視点について考えるとき，今後ますます進展し複雑化していく専門機能の分化には，このように逆方向の回路をしっかりと確保して，一方向的な流れに陥らない配慮が必要であるだろう。

　近年の保健医療の専門分化・機能分化においては，異なる専門技術・専門機能を，資源最適活用を実現するよう配置するところに主眼があるといえる。これは，機能分化の主眼が，多くの国々において見られるように，増加の一途をたどる医療費の問題に置かれているからである。病院において一人の患者の在院日数の長さが懸念材料とされてきており，その患者が一定の状態を経過したら，経過後の状態に最も適切に対応できる別の医療機関へと移す，ということが行われている。しかるべき機関にしかるべき人材を投入し，資源のロスのない状況をつくりだせば，国庫だけでなく利用者にとっても望ましい結果になるはずであるというのが，立案者らの発想である。

　本章に登場した分断のサファリングの主人公の二人は，こうした分化の時代の中に生きる専門家である。もし，各種技術の効率的配置が重視されるあまりに再結合の効果が軽視され，結合のポイントが十分に設けられていなかったのであれば，そこから支援のための足がかりを再構築しなければならない。

　医療・介護の報酬における「連携加算」が象徴するように，報酬面から各機能の結合を図る動きがあるわけであるが，ここにも課題を見出すことはできないだろうか。本章ではすでに専門家の「関心」について論じてきた。そ

して，その関心が虚しくされる機制があることについて述べてきた。対人援助の職務に向き合う自らのモチベーションを保持していくために，専門家として生きる／生き続けるために，その道筋を切り拓いていくことは，専門家自身の主要課題といえるのではないか。報酬面でのインセンティブがあるから隣接領域とつながる，というのは，一時的・便宜的な方策であるのならともかくとして，決して中長期的視野に立った改善に向けての取り組みとは見ることができない。対象者の生への支援にゴールを設定し，再結合のインセンティブを考えるのであれば，対象者に対する支援者としての自らのかかわりがケア全体から見るとどのような貢献をしているのか／どのような位置にあるのか，を理解できることの充足感を見つめ直すなど，より多元的な発想がなされてもよいのではないだろうか。

次に，コード化のサファリングに向けての支援の視点について述べたい。すでに論じてきたように，コードが本来の役割を越えて，それ自体が目的化しつつあるところに問題がある。そのことで，専門家は支援対象者の意を適切に汲むことができずに，さまざまに苦悩し試行錯誤する。改めて述べておくと，個々の臨床家が臨床知を働かせ，個々の支援者の多様性に応じている事実を理解していないわけではない。現場に立つ多くの専門家は，そうした営みによって日々の実践を形成している。しかし問題は，その部分が外部評価の項目にはあがらないことにある。

例えば，クリティカル・パスは，上述の「資源最適活用」と「患者にとっての最適なケア」を意図しての手順の標準化を図るものとして理解されている。「標準化」である以上，すべてのケースがこのパスに乗るわけではなく，むしろ乗らないケースに対してさまざまに臨床知を動員して道筋を勘案していくところに専門家の専門家たる所以がある。ところが，先ほど筆者が言及した「それ自体が目的化」する状況が散見される。例えば，パスの出来不出来を精査する取り組みにおいて，既存のパスの問題点として「合併症など有する（標準例からかけ離れた）ケースの場合，パスに乗りにくい」という見解が示されることがある。パスの本来的性質を考えると「乗らないケース」があることが，むしろ自然なあり方であると考えられるのであるが，「乗りにくい」ことが問題視されることがある。これは，「パスに乗せること」自体が目的化していることの顕れではないか。

専門家は，このようなグレーケースに直面するにあたり，経験が培ってき

表2　サファリングの支援の視点

	支援の主たる視点		奨励される取り組み
	強化の目標	抑制の目標	
分断の サファリング	（隣接領域との）断片の接合過程の整備		・技術－効率的配置型から結合点－結合効果重視型へ ・連携インセンティブの多元化
	機能結合の視点	一方向の細分化	
コード化の サファリング	文脈依存領域の理解		・実践評価における multi-discipline 化 ・フローチャート化の陥穽への自覚
	不適合ケースの視点	コード体系の『便益／リスク』視点の軽視	

　た臨床能力を全開に発揮する存在である。筆者が表2において「文脈依存領域の理解」と記したのは，まさにこのような臨床知を動員する以外ほかにない領域の存在を公的に認識し，そこでの臨床家の営みを評価するアプローチを意味してのことである。したがって，具体的に今後強化していくべきポイントは，パス自体の目的化の陥穽を回避し，そこに不適合のケースへと向き合う臨床実践を重く見るところにある。

　もう一つ，抑制の目標として「コード体系の『便益／リスク』視点の軽視」について述べておきたい。先ほど「クリティカル・パス」について言及した。これは，本章で「コード」と呼んでいる事象の一例としてあげた。これが適切に進められれば，資源配分が改善され，それは患者にとっても最適なサービスを受ける環境づくりにもつながり，有益のものとなるだろう。しかしながら，パス本来の機能から離れ，本章が警鐘を鳴らしている「それ自体の目的化」に陥るリスクもある。準拠点としての「コード化」は，それが何も存在しない状態に比べて，多くの臨床家の実践の一助となる可能性を有している。しかし，その便益と，これまで提供者側の間ではほとんど議論されてこなかった「リスク」とのバランスを意識すべきであるだろう。

　具体的な取り組みとしては以下の内容を考えている。第一に，臨床実践における客観指標の過剰依存・偏重から脱却する道筋を検討するよう，取り組みのウエイトをシフトしていくことが重要であるだろう。そのためには，実践評価の項目策定は，今まで以上に multi-disciplinary（多元的／多声的／多分野的）に実施していくことが肝要であると考える。患者やその家族が項

目策定に関与することもその一つである。この場合，患者・家族の代表が，全体に通用する一般的項目をつくるというのでは不十分である。そのケースごとにその当事者が項目をつくるというように，伝統的に評価項目を性格づけしてきた「標準性」「汎用性」「統一性」など，今まで「利便性」につながると考えられてきた諸要素のメリット／デメリットのバランスを検討することも必要であろう。

　こうして，今まで一見すると臨床家の実践の負担を軽減すると考えられてきた数々の取り組み（機能分化，パスの整備，役割分化）は，一面において苦悩を引き起こす存在でもあったことが理解される。本章では，今後の議論の発展のための布石として，専門家のサファリングの特性と支援の視点を提示した。支援の視点は，ともすると現行の制度改革の方向性に逆行するものと映るかもしれない。しかし，それは誤りである。資源の適切な配置，機能の整理は続けられなければならない。留意すべきは，そうした手法の本質を誤ることなく見極め，安易な道具として曲解してしまう陥穽を専門家自身，ひいては社会全体が認識するところにある。

参照文献

Freidson, E. 1970 *Professional Dominance: The Social Structure of Medical Care*, New York, Atherton Press.
Giddens, A. 1990 *The Consequences of Modernity*, Polity Press.（＝1993 松尾精文・小幡正敏（訳）『近代とかいかなる時代か？』而立書房）
長谷川敏彦 2011「医療マネジメント 21 世紀への挑戦 構造転換する連携 施設間の連携からケアの連携へ」『病院』70(7)：542-6.
Haug, M. 1988 A Re-examination of the Hypothesis of Physician De-professionalization, *The Milbank Quarterly*, 66, Supplement 2: 48-56.
Jamous, H. and Peloille, B. 1970 Professions or Self-Perpetuating System; Changes in the French University-Hospital System, In *Professions and Professionalisation*, Jackson, J. (ed.), Cambridge University Press, Cambridge, pp.109-152.
松繁卓哉 2010『「患者中心の医療」という言説―患者の「知」の社会学』立教大学出版会／有斐閣
――2012「健康と病の『知』の社会学」『インターナショナルナーシングレビュー日本版』Vol.156：102-8.
Matsushige, T. et al., 2012 'Mutual aid' beyond Formal Institutions: Integrated Home Care in Japan, *Current Sociology*, 60(4)：538-50.
McKinlay, J. and Stoeckle, J. 1988 Corporatization and the Social Transformation of Doctoring(Revised and Expanded), *International Journal of Health Service*, 18(2)：191-

205.

Nettleton, S. 2006 *The Sociology of Health and Illness 2nd Edition*, Cambridge, Polity Press.

Nettleton, S., Burrows, R. and Watt, I. 2008 Regulating Medical Bodies? The Consequences of the 'Modernisation' of the NHS and the Disembodiment of Clinical Knowledge, *Sociology of Health and Illness*, 30(3): 333-48.

Oppenheimer, M. 1973 The Proletarianization of the Professional, In *Professionalization and Social Change*, Halmos, P.(ed.), Staffordshire, J.H. Books.

Sackett, D.L., Rosenberg, W.M., Gray, J.A., Haynes, R.B. and Richardson, W.S. 1996 Evidence Based Medicine: What It Is and What It Isn't, *British Medical Journal*, 312 (7023): 71-72.

Tsoukas, H. 1997 The Tyranny of Light: The Temptations and the Paradoxes of the Information Society, *Futures*, 29(9): 827-43.

浮ヶ谷幸代(編) 2011『生老病死をめぐる現場に向き合う専門化との対話』国立民族学博物館共同研究「サファリングとケアの人類学的研究」中間報告書.

第9章
「適度な距離」の模索
医療専門家のサファリングの創造性

浮ヶ谷幸代

1. はじめに

　1970年代，近代以降の医療の制度的専門家（以下，医療専門家もしくは専門家）に対して，医療不信や医療過誤の問題，医者患者間の不均衡な関係に対する不満が生まれたことから，医療専門家はどうあるべきか，という問いが浮上した。こうした状況において，一方では科学技術をめぐる合理性神話や医療制度の官僚化，医療の高度なテクノロジー化などが問題視された。他方，医療人類学では病者のサファリング（＝苦悩）[1]が主題化され，病者の苦悩を生み出す医療専門家の権威や権力，パターナリズムなどが批判の対象とされてきた。

　ところが，こうした批判を契機として医療制度や専門教育の改革が進められたり，先端医療のテクノロジーの進展とともに医療倫理が緻密化してきている。医療概念や死生観そのものの変容を伴いながら，今日の臨床現場では病者のみならずケアを提供する医療専門家自身がサファリングを抱えるようになっている。他方で，専門家システムの分業化が進められる中で，職業倫理における「公私の分離」というテーマは，専門家と患者との距離の取り方という問題として顕在化し，専門家のサファリングを生み出す原因となっている。

　本章では，専門家と「患者（利用者，依頼人を含む）との間は一線を画すべきである」という専門職倫理が制度的に掲げられている現在，患者の生活領域に巻き込まれる専門家自身の苦悩を明らかにし，専門職領域と患者の生活領域との界面を意識しながら，患者との距離をいかにとるべきかを問う専

---

[1]　「サファリング」という用語については，序章を参照。

門家を紹介する。具体的には，千葉県の都市近郊のクリニックの看護師，北海道浦河赤十字病院の精神保健福祉士，長野県松本市のNPO法人ライフデザインセンターの成年後見人の三人の専門家の事例を取り上げる[2]。

これらの事例を通して，① 医療専門家は患者との距離の取り方をめぐっていかに苦悩するのか，苦悩するとはどういうことなのかを検討し，苦悩することの意味を探る。そして，② ローカルな規範や限られた物理的・人的資源という環境条件のもとで苦悩する専門家たちはいったいどのような対処の方法を見出しているのか，その術（すべ）を明らかにする。さらに，③ サファリング自体が苦悩に対処するための術を生み出す契機となっていることを検討する。その意味で，サファリングには本来的に創造性が備わっていることを示し，今日の医療にかすかではあるが確たる希望を見出すための新たな視座を提示したい。

2. 専門家－患者関係における「距離」という問題

専門家と患者との関係において，これまで臨床場面における「適度な距離」というテーマは，その表現は異なるものの，医療・福祉の領域と人文社会科学の領域で，古くて新しいテーマとして取り組まれてきた。ここでは，事例で紹介する専門家が口にする「距離」という表現に焦点を当て，彼らが求める「適度な距離」について考えていく。その前に，専門家と患者との距離に関する先行研究を概観しておきたい。ここでいう「距離」とは，一般的には空間的距離（物理的距離），時間的距離，心理的距離を意味しているが，主に心理的距離について扱うつもりである。ただし，心理的距離は，空間的，時間的な距離と無関係にあるわけではなく，三つの距離はそれぞれ結びついている。

専門家と患者との距離を考える際に，近接する議論として医者－患者関係というテーマがある。この議論は，1970年代にそれまでの治療者側の一方

---

[2] 精神保健福祉士の高田大志さんと看護師の飯田直子さん，そして成年後見人の久島和子さんの三人は，国立民族学博物館共同研究「サファリングとケアの人類学的研究」にて，それぞれ招聘講師を務めた人物であり，筆者の調査先の専門家でもある。本章で引用している各氏のエピソードや発言は，主に報告内容と総合ディスカッションからのものであるが（浮ヶ谷編 2011），筆者の調査から得られたデータも一部使用している。

的な優位な態度が問われ，診断・治療における患者側の意思決定が重視されるようになったことと無関係ではない。これは治療に関わる患者の自己決定こそが権利として保障されるべきであるという医療倫理の問題として扱われてきた。いいかえれば，治療の意思決定に関して医者－患者関係における不均衡の是正を求める議論でもあった。この文脈では「医療の提供者（専門家）」vs「治療を受ける人（患者）」という社会的な役割関係を基盤とした対立図式が前提にあるため，臨床現場における両者の心理的距離のあり方が問われることはなかった。

今回，専門家と患者の「適度な距離」を考えるにあたり，近接領域の先行研究を取り上げて本章での問題提起をしておきたい。まず，医者－患者関係において，臨床での「距離」をテーマとして検討していると思われる研究に着目する。なかでも精神医療の領域では，「転移」，「逆転移」という問題[3]として取り上げられているが，この観点は精神科医や臨床心理士に共通する問題意識でもある。精神分析的な解釈が中心であり，患者のカウンセリング場面で専門家のとるべき，もしくは気をつけなければならない問題として指摘されている。確かに，精神科領域では，一般的な身体疾患に関わるよりも，患者との心理的な距離は重要なテーマであろう。

距離の問題で興味深いのは，医者－患者関係の現れのひとつである患者からの贈り物をめぐる議論である。かつて，日本の医療の世界では手術前に患者が袖の下として現金を贈るという「悪しき」慣行（社会的には贈賄）がまかり通っていた。現金・物品の贈与は手術の成功などの見返りを求める患者側の暗黙の了解事項であった。その後，適正な医療と公平な医療を提供することを理念として掲げる医療界では贈賄が禁止事項となり，「贈り物を受け取らない」ことが医師の守るべき職業倫理となっている。

患者からの「贈り物を受け取らない」という常識があたりまえとなっている今日，精神科医の成田義弘は自分の臨床経験の事例を紹介しながら，この常識を問い直す議論を展開している。患者からの贈り物は臨床的治療として

---

3) 「転移」とは，クライアントが自らの痛みや対人関係上の困難，個人的・超個人的経験などの心理的経験をセラピストの中に見る（投影する）現象をいう。それに対するセラピスト側の反応を「逆転移」という。日本臨床心理士会の倫理規定において，クライアントの転移に反応しないこと，そして個人的関係をもつことは禁忌とされている。しかし，近年，その逆転移に目を向けて，そこに転移の意味を読み解く鍵が隠されていることも指摘されている（大場2002: 147-167）。

意味がある，したがって贈り物の意味を問い，相手との関係の文脈によって贈り物を受け取ったり，送り返したり，やんわりと断ったりすることが重要であるというのである（成田 2003）。

社会福祉の領域でも「利用者から贈り物を受け取らない」ことが常識となっている。そうした常識を再考する必要があると指摘する，本書執筆者の福冨律は，利用者からの贈り物は支援の本質を問う契機となり，「ソーシャルワークと倫理」について考える重要な題材であるという（福冨 2012: 42）。2004 年に採択された日本精神保健福祉士協会倫理綱領の中で「金品の要求・授受」の禁止が謳われていることから，それを遵守することは利用者に対する専門職者の責務となっている。しかし，日常の実践の場では，贈り物は利用者の感謝の念やお礼の気持ちの現れだとしたら，倫理綱領を頑なに遵守するのではなく，利用者の行為や気持ちを尊重する支援のあり方を模索すべきであると述べている（福冨 2012: 42-43）。

では，看護師－患者関係では「距離」の問題はどのように扱われているのだろうか。看護職領域でも「公私の混同はしない」という前提は，医師，社会福祉士とほぼ共通している。しかし，実際の現場ではいささか異なっているようである。もちろん，「患者の私的領域に巻き込まれない」という専門職役割関係を前提とする倫理は共通している。そして，役割関係の中で看護の専門性とは何かを問う研究が豊富に蓄積されている。ところが，看護の役割を専門職役割に限定するこの立場は，患者との距離感をどうするかという問題を専門職役割関係の中に囲い込んでいるように思われる。臨床現場では役割関係には還元できない患者へのかかわりが，看護師の意図する，意図しないにかかわらず生まれているからである。本章の事例を通して，「巻き込まれる」ことから生まれる専門家の苦悩と「巻き込まれる」関係の意味を問うつもりである。

「巻き込まれる」ことから生じる心理的距離の問題を，「感情労働」（ホックシールド 2006=1983）という観点から読み解いた看護研究がある。看護師は，一般的に患者に「共感」することが求められているが，共感しすぎて患者の生活領域に踏み込みすぎると燃え尽き状態になりやすい。そこで，共感に伴う感情を「感情労働」として捉え，感情をコントロールすることで自らの看護実践を再考するという立場である（スミス 2000=1992; 武井 2004）。一方，看護という営みを「感情労働」として捉えることに違和感がある，もしくは「感

情労働」として捉えたとしても説明しきれないものがあるという看護師もいる。そこで，本章では感情労働とは異なる視点から，患者との「距離をどうとるか」と問題提起している専門家の事例を紹介し，専門家－患者関係における「適度な距離」について検討してみたい。

筆者は，これまで北海道浦河赤十字病院の精神科病棟で看護実践についての調査を行ってきた。その成果として，看護師－患者関係には「専門職役割関係」と「ごく普通の人と人との関係」があることを示し，特に精神看護においては「人として」関わることの重要性を指摘した（浮ヶ谷 2009：97-102）。よりスティグマを抱えやすい精神科の患者にとって，ケアを提供する看護師のまなざしのあり方は信頼関係を構築する重要な要素となっている。信頼関係を構築するためには，看護師が「専門家として」接するのではなく，「普通の人として」接するかどうかが鍵となる。浦河日赤の看護師，塚田千鶴子さんは，精神科の患者の立場を想定し，そこから看護を組み立てることができる看護師である。患者を「人としては同じだと思う」と言うように，自分と患者を同じ地平に置くまなざしを通して「人として」患者と地続きとなる態度を貫いている（浮ヶ谷 2009：99）。

「人として」関わる看護実践の重要性を指摘した看護研究がある（Morse 1991）。看護研究者であり人類学研究者でもあるジャニス・モースは看護師－患者関係を，A 臨床的関係，B 治療的関係，C 結合的関係，D 過剰なかかわり関係の4つに分類した。この4つのタイプを，看護師が患者をどう捉えるかという観点から分類すると，A は患者を患者役割としてのみ，B では一次的に患者役割，二次的に「人として」，C はその逆で，一次的に「人として」，二次的に患者役割として，そして D は「人として」のみ捉える，となる。この研究で注目すべきは，看護実践には役割関係以外の「人として」の看護があるという観点が盛り込まれていることである[4]。しかも，モースは看護師－患者関係において患者から見れば，「巻き込まれない」看護は，患者の人としての尊厳を無視し，患者を対象物に還元してしまうことを指摘している。賢い看護師とは患者にとって良いこと，専門家にとって良いこと，

---

[4] 欧米では，専門職領域と患者の私的領域との分離は問うまでもなく，専門職の職務遂行上の当然の倫理となっている。しかし，モースが分類の対象の一つとしているということは，臨床の場では過剰なかかわりをする，せざるを得ない看護師もいるという事実を示している。欧米（公私の分離）vs 日本（公私の混同）という図式は必ずしも成り立たない。

そして自分にとって良いことの中で，バランスをとれる人であると締めくくっている（Morse 1991:467）。役割関係に限定しないかかわり方を視野に入れることは，患者との距離を考えるうえで重要な視点である。

　臨床での看護師の感情や行為に着目した臨床哲学者の村上靖彦は，現象学的に分析した看護師の語りから，「巻き込まれる」という問題が看護の本質を問う契機となることを明らかにしている。村上によれば，「巻き込まれる」看護には「行為の水準」と「感情の水準」があり，患者の苦悩に引き込まれすぎて患者にとって必要なケアがなされない状況を生み出すのが「感情の水準」による看護である。それに対して，患者の立場に立って計画し実践するケアを生み出すのが「行為の水準」であるという（村上2013）。これは，「良い」看護実践とは，感情に依拠して共感することではなく，むしろ患者の立場に立ち，患者とともにケアを組み立て，実践するという「行為」にこそあるのだという指摘である。この指摘は，先の浦河日赤の塚田の態度と重なっている。専門家でありながら「患者の立場に立つ」という態度は，「専門家であること」と「（患者と同じ）一人の人間であること」との界面に立つことを示している。そして，界面に立つという曖昧さこそがケアとは何かを問う契機になるというのである。

　そこで本章では，看護師，精神保健福祉士，成年後見人の三人の事例から，臨床場面では「専門家として」と「人として」という異なる領域をまたがざるを得ない状況から生まれる苦悩について描き出すことにする。なかでも，患者との「適度な距離」を模索する際に，「人として」という自らの立場を大事にする態度から，「ケアとは何か」に対する答えが見えてくることを示したい。

3. 「適度な距離」を模索する

(1) 患者との距離をどうとるか？——糖尿病者と向き合う看護師を例に

　糖尿病看護に13年以上携わる看護師の飯田直子さんは，「患者との距離をいかにとるか」という外来臨床から生まれた苦悩を抱えている（飯田2011）。飯田さんが勤務するクリニックは，1993年に千葉県の地方都市に開院し，全通院患者の半数を糖尿病患者が占めている。スタッフの構成は，2009年現在，医師が非常勤を含めて2人，看護師が非常勤を含めて4人，臨床検査

技師2人，管理栄養士1人，運動指導士3人，事務職員7人である。このクリニックでは，糖尿病者が主体的に病気と向き合い，患者会活動に積極的に参加することを支援している。

　飯田さんは，日頃から糖尿病患者と向き合う際に，自らの専門領域を越えて，患者の生活領域に引き込まれることは不可避であると考えている。飯田さんは，患者と距離をとることの困難について，以下のように述べている。

> 　患者との信頼関係を築きたい。でも背負いきれないこともある，その境界線はどこにあるのか。いつも考えながら患者と関わっているが，いまだに答えが出ない。(中略)時間はかかるかもしれないが，距離の遠い人を近づける方が簡単で，距離が近すぎる人を遠ざけるのは本当に難しいと感じる。(飯田 2011：22)

　患者との信頼関係の構築はどの看護領域でも必ず求められるものであり，現場に出た新米の看護師はそれが一番の課題であることを口にする。もちろん，飯田さんも「初対面の患者とは看護師が距離を近づけたいと思っても，患者がいつ近づいてきてくれるかはわからない。ある程度の距離に近づいて初めて患者の本当の姿が見えてくる」(飯田 2011：21)というように，治療を継続させるためには患者との信頼関係の構築が重要であると考えている。

　ところが，同じ患者を担当し続けることで信頼関係は濃厚となり，看護師の担える役割の範囲を越えているという感覚をもたらすことになる。

> 　特定の患者の場合，初診時に面談した看護師が続けてかかわった方がよいこともある。その場合もある程度の時期がきたら，なるべく別の看護師がかかわるようにしている。それは続けてかかわることで信頼関係はより強固なものになるが，その特別な関係は看護師としては重たく感じる。毎月受診の都度会うということは，ともすれば濃厚な人間関係になってくる。その人の人生も含めた糖尿病治療に看護師はかかわっているという認識はあるが，その人の人生を背負うことはできない。患者によってはその部分まで看護師にもたれかかろうとすることがある。その時に，上手にかわせないと，その看護師はつぶれそうになる。(飯田 2011：22)

「どこに境界線を引けばいいのか」と問いながら，飯田さんは，患者の苦悩の経験に耳を傾ければ，患者の生活領域に否応なしに引き込まれてしまう自分がいることも自覚している。60代で2型糖尿病[5]，インスリン治療中の女性患者の治療継続が困難な状況について，以下のように報告している。
（以下要約引用）

> その女性は受診間隔が長く，インスリンを規定通り打っていなかった。入院治療を勧められたが，夫の世話を理由に入院を断っていた。女性には子どもがなく，兄弟とも疎遠になっていた。夫が暴言を吐いたり暴力を振るったり，また近所の女性が無遠慮に家の中に入ってきたりして，心配の種が絶えなかった。自分が入院したら，夫も家もその女性に奪われてしまうと怖れ，どうしたらよいかわからないと訴えていた。血糖値が高い状態にあり，心理的にも危機的状況にあるため，一人で病気に向き合うのは困難であることが推測された。医師との面談で，入院まで一人で頑張ることになった。「話を聞いてくれてありがとう」と言われた飯田は，話を聞くことしかできなかった自分の力不足を感じ，市役所のサービス情報を伝え，一人で悩まず，またクリニックに来てほしいと告げて別れた。その後，女性は一ヶ月以上，受診しないままである。（飯田2011：24-25）

この女性とのやりとりに関して，飯田は「あの時できることは何だったのだろうか。相談相手を見つけることはできたのだろうか，私が率先して相談相手になるべきだったのだろうか，生きる意欲をなくしていないだろうか」と自問自答している（飯田2011：25）。この言葉から，看護師をはじめとして医療専門家が専門領域を越えて患者の生活領域へと引き込まれたとき，患者の苦悩の経験に向き合えば向き合うほど，二つの領域の境界線の曖昧さと自分の力不足に苦悩する姿が浮かび上がってくる。

筆者が浦河赤十字病院精神科の病棟看護師にインタビューした際に，新人

---

5) 糖尿病は病態によっておおよそ二つに分類される。一つは1型糖尿病と呼ばれるもので，血糖値を下げるインスリンホルモンの分泌が何らかの理由で欠如している状態をさす。インスリン注射は必須である。二つ目は，2型糖尿病と呼ばれるもので，インスリン分泌が少ない，もしくは身体がインスリンに抵抗性をもつという状態のことである。ただし，2型糖尿病でも血糖コントロールのためにインスリン注射をする場合がある。

看護師のほとんどが患者とのかかわりの難しさを口にしていた。それだけでなく，当時師長であった澤田まゆみさんは，「患者とのかかわり方がわからない」「看護とは何かがわからない」と開口一番に訴えていた（浮ヶ谷2009: 153-158）。看護歴20年以上の師長であっても，特に精神科では患者との信頼関係を構築するためには「距離の取り方」というのが難しい課題なのである。患者との距離の取り方を苦痛に感じるのは，決して新人だけではない。10年以上の臨床経験があるベテランの看護師であっても，答えの出ないテーマなのである。

(2) 距離をまたぐ／つなぐ——精神保健福祉士を例に
1) 公私を明確にしないスキル

浦河赤十字病院（以下，浦河日赤）の精神保健福祉士（以下，PSW）の高田大志さんによれば，浦河日赤の精神科医とソーシャルワーカー（以下，SW）の多くは，24時間365日，携帯電話をオープンにしている。ところが，SWは専門職役割に専念し，公私の領域を越えないことが常識とされており，専門家という公的領域（専門職領域）と私的領域（生活領域）を明確に分けることが求められている。そこで，浦河町在住歴8年の高田さんは以下のようにいう。

> 「プライベートを大切に」ということで，これは浦河という小さな町で生き抜く私のスキルなんですけれども，オン／オフを明確にすると，浦河ではなかなか生活できません。わが町ではスーパーが一つしかありません。ですから，仕事を終わってオフモードで買い物に行って，患者さんがかごを持ってスーパーでウロウロしています。私の姿を見ます。そして相談を始めます。オフにしてそれを聞くと，すごく腹立つんです。あとは小さな町ですからどこに行っても会います。ですからオフにしてしまうと休みの日でも仕事させられてしまっている感覚に陥ってしまうので，あえてこれは曖昧にしておくということを行っています。（中略）オン／オフを明確にしないという意味では，常に相談とかいうこともですね，「あなたのための相談」とか「問題解決のための相談」とかっていうと，常にオンモードにさせられているという感覚ですけども，その辺りを上手にきりかえられるようになると，それも可能になってくるんじゃないかなと思って

います。(高田 2011：102)

　先の飯田と違って,「オン／オフをあえて曖昧にしておく」とは, いったいどういうことなのだろうか。浦河には精神障害とともに地域に生きると謳った当事者コミュニティ, 社会福祉法人〈浦河べてるの家〉(以下,〈べてるの家〉)[6]がある。〈べてるの家〉の理念[7]の一つに「公私混同大歓迎」という言葉がある。専門家は公私を分けるべきであるという社会的通念の中で, その逆を説いた言葉となっている。実際, 高田の前任者であるSWの向谷地生良氏（現 北海道医療大学教授, 浦河日赤は非常勤勤務）は, 30年前に浦河日赤に赴任して以来, 公私を分けずに, 家族全員を〈べてるの家〉の活動に巻き込むと同時に, 家族全員が〈べてるの家〉のメンバーに日々巻き込まれるという, 精神障害の当事者と私生活をともにした活動を展開してきた（浦河べてるの家 2003：210-216）。

　向谷地氏の後任である高田さんは, 当初, 向谷地氏のスタイルに憧れて「公私混同」の世界を夢見ていた。しかし, 現在「僕がやっているのは, 向谷地さんのやり方とは違う」と述べている。つまり, それは向谷地氏のように, 私生活に至るまでメンバーと関わるということではなく, かといってプライベートを大切にするために, 公私を分けるということでもない。「小さな町で暮らしていくためには, 公私を分けること自体無理であり, 骨の折れることなのだ」と述べている。

　そうだとすれば, 浦河町に暮らす自分が腹を立てずに機嫌よく, 一番いい状態でいられるためにはどうすればいいのかを高田さんは考えたのである。そこで編み出された方法が「オン／オフを明確にしない」という「浦河という小さな町で生き抜くスキル」なのである。高田さんのいう, 地域に根差し

---

[6]　〈浦河べてるの家〉とは, 北海道浦河町で精神障害をもつ当事者たちが1980年代に活動を始め, 2002年に社会福祉法人化されたコミュニティのことである。「ニューべてる」と「浦河べてる」という二つの小規模授産施設を中心とした事業, そして地域生活援助事業を拠点として, 10代から70代まで約150人が参加している。活動内容がユニークであることから国内外でも評判となり, 2007年現在人口約1万5,000人の浦河町に毎年2,000人以上の見学者が訪れている（浮ヶ谷 2009：79-84）。

[7]　〈浦河べてるの家〉が掲げる理念は, 現代社会の一般常識を覆すものであり, そのユニークさゆえに国内外から注目されている。「幻聴から幻聴さんへ」「弱さの情報公開」などの病気観と人間観,「安心してサボれる職場づくり」などの「商売」に関する発想,「偏見差別大歓迎」などの地域社会との関係などがある（浮ヶ谷 2009：84-90）。

た適度な距離の取り方は，精神障害をもつ当事者の生活領域と専門家の生活領域とがほとんど重なっているという環境の中から生まれた知恵なのである。

2）分断から分担へ

距離の問題は，患者との距離の問題だけではない。他の職種との距離をどうつなぐか，という多職種連携という問題にもつながっている[8]。高田さんは，多職種連携において，分断になりがちな他の専門職種との連携を分担制にすることでつなぐ術を見出している。

近年，在宅医療において，生活領域での多職種（医師，看護師，社会福祉士，保健師，理学療法士，ケアマネジャー，ヘルパーなど）から構成されるチーム医療が目指されている。そこでは，専門分化を補完する手立てとして多職種連携が謳われている[9]。ところが，多職種連携の先進国といわれているイギリスでも，専門職間の情報交換やコミュニケーションの不足が原因となり，高齢者の退院の手続きがスムーズに進まず，中断されてしまうことが指摘されている（Glasby and Littlechild 2004）。本書執筆者の松繁卓哉が指摘するように，制度的医療の専門教育では知識と技術の記述はあっても，専門職の間をどうつなぐかという多職種間の「越境」に関わる教示はないことが連携を困難にしている一因であるといえる（第8章）。

浦河日赤は，2004年に公表された厚生労働省主導の「新障害者プラン」

---

[8] 多職種連携の前提となるのは専門家システムにおける高度な分業である。現代の専門家システムは，専門家のアイデンティティと自律性を維持するために，専門領域を高度な分業化によって境界づけている。例えば，医師は内科医，外科医，歯科医などに分けられたうえで，内科医はさらに呼吸器科，消化器科，循環器科などに，もしくは臓器別専門医として脳外科，心臓外科，泌尿器科，耳鼻咽喉科，皮膚科などに分けられている。同様に，医師以外の医療従事者は看護師，薬剤師，社会福祉士，医療技術者，医療事務員などに分けられ，さらに医療技術者は診療X線技師，臨床検査技師，理学療法士，作業療法士，歯科衛生士などに分けられている。分業の拡大に伴い，専門職領域の細分化がさらに進められている一方，職務上のオーバーラップが避けられないゆえに，あえて専門職間の境界を明確化する努力がなされている。

[9] このチーム医療のあり方は，今日「地域包括ケアシステム」と呼ばれ，在宅医療を実現するためのシステムとして厚生労働省から打ち出されたものである。そこでは医療・福祉の専門家，地域自治体の職員，法廷後見人，弁護士，司法書士，民生委員，ボランティアなどの多職種連携が不可欠となっている。
（厚生労働省地域包括ケア推進指導者養成研修 HP：HYPERLINK "http://www.mhlw.go.jp/stf/shingi/2r9852000000uivi-att/2r9852000000ujwt.pdf" http://www.mhlw.go.jp/stf/shingi/2r9852000000uivi-att/2r9852000000ujwt.pdf 2012年7月16日 access）

(7万2,000人の精神障害をもつ社会的入院患者の早期退院の実現を目標とする計画)に先駆けて，独自に早期退院を実現した病院である。浦河日赤のこの取り組みは，〈べてるの家〉の活動と連動している。〈べてるの家〉は「精神障がい者の当事者性に価値を見出し，それを尊重する」という観点から，精神障害の当事者を「医療や福祉の対象者」から「地域に生きる生活者」へと捉え直すという理念を実践していることで，国内外から注目されている。

浦河日赤では，〈べてるの家〉との協働により2002年に精神科病棟を130床（閉鎖病棟60床，開放病棟70床）から60床（閉鎖病棟）へと減床することに成功した[10]。減床を進める際に，精神科医や病棟看護師，訪問看護師，SW，PSW，保健師，〈べてるの家〉のスタッフとメンバー，ボランティアなど多種多様な人々が「病棟再編を進める委員会」（以下，委員会）を設立した。同委員会のメンバーは，〈べてるの家〉のピアサポーターの力を借りながら，地域に根差して普通の生活に移行するという計画を入院患者に一年間にわたって説明し，実際にそれを進めていった（向谷地2003）。この事例は，浦河日赤と〈べてるの家〉を中心として多職種連携が成功した例である。

この取り組みの一端を担ったのが，浦河日赤と〈べてるの家〉のSWやPSWである。浦河日赤のPSWである高田さんは，病院機関で一般的に採用されている担当制をとらない専門職分担について，以下のように述べている。

> 病棟病院とかっていうと，病棟担当制とか患者担当制というものがあるんですけれども，浦河（日赤）ではあんまり担当にしていません。担当になると責任を持って最後までやり通さなきゃならなくなると，やはり「優秀な患者さん」にしてしまいたくなる。問題が少なくてちゃんと薬も飲めて，入院も少ない患者さんを作っていこうという，そういう（専門家の）傲慢な部分が出てきてしまうんではないかなと思うんですけれども。そういった部分っていうのは浦河では似合わなくて，その人の持ち味をどうやって発揮できるかっていうことで，あまり責任を持たずに役割分担という

---

10) その後，浦河日赤の病院経営上の都合により，2014年に病棟の完全閉鎖の問題が浮上したが，2014年4月現在10床に減床している。今後精神科病棟自体がなくなる可能性もあるが，この問題に関しては別稿にて論じる予定である。

形をとっていくということをしています。(高田 2011：101-102)(括弧内は筆者の加筆)

　専門家が固定された一つの専門領域で担当すると，過度の自己責任感をもってしまうという弊害がある。「担当制ではなく分担制をとる」というのは，こうした弊害を低減するために，他の専門家と役割を共有したうえで分担するということなのである。こうした低減策を講じたのは，患者に対する専門家の過度の自己責任感が，患者を理想とする患者像に当てはめようとする専門家の「傲慢」に通じるからだというのだ。「何ができるか，できないか，してはいけないか」と自らに問い，患者を支援する専門職役割を限定するという考えは，浦河町の精神保健福祉の専門家の間ではほぼ共有されている。

　高田さんはさらに，担当制が抱える問題が多職種連携の分断につながることについて，以下のように述べている。

　　「担当」にするとバトンタッチになってしまうんですよ，たいてい連携でなく。特に，精神障がいをもっていると「(PSWのあなたは)病院の人だよね」っていって，(PSWとしての自分は)保護者的な役割を与えられてしまうから，地域でも担当制にしないで一緒に地域で悩む，病院の中でも担当制にしないでみんなで悩む。みんなで悩むと行き詰まらない。みんなで困れば行き詰まらないっていうかですね，その辺を大事にしようかと。よくですね。虐待問題とかですね，ちょっとそういう虐待を発見しました，はい児童相談所にバトンタッチっていうパターンになっていくと，うまく機能していかないんですね。それを院内でも，はい病棟から退院したから，はいバトンタッチではなくて，みんなでやっていくっていう考え方をします。(高田 2011：124)(括弧内は筆者の加筆)

　高田さんは，「担当制」という役割の専門分化が，得てして分断につながるという，いわば多職種連携の危うさを指摘している。高田さんらの取り組みは，それを回避するためには問題を共有し，役割を専門職間で分担することで多職種連携を行う必要があることを示している。浦河の取り組みはまた，専門家に一任せず，精神障害をもつ人も地域住民も一緒に悩む，つまり浦河町に暮らす人全員が当事者であることを視野に入れ，専門職役割の分化を越

えた連携のあり方を示唆している。

　地域や住民を含めて問題に対処するという方法は，専門家のみを前提とする多職種連携を越える新たな連携の形の提示であり，精神障害を抱える当事者が地域で暮らすために，専門家依存から脱して，広く地域一般の人たちを巻き込むことの意義を示している。

(3) 信頼の獲得と老いに寄り添うこと —— 成年後見人を例に

　NPO法人ライフデザインセンター（以下，LDC）の理事の久島和子さんは，長野県松本市で成年後見人（以下，後見人）として活動している。LDCの主な活動は，「自分らしく生きる人へのサポート」というLDCの設立趣旨のとおり，人が生きていくうえで高齢期に直面するさまざまな問題に対応することを目的としている。LDCの特徴の一つは，弁護士，司法書士，公認会計士，税理士，社会保険労務士，医師，僧侶，牧師，デイサービス経営者，ケアマネジャー，フィナンシャルプランナーなど，多彩な専門家が理事として関与しているところである。

　現在，LDCの事務所は長野市と松本市にあり，2010年現在，118名と3団体が会員登録をしている。両事務所のスタッフ構成は，常任理事2人，非常勤職員6人，生活支援サポーター4人である。成年後見制度は2001年に介護保険制度の導入と同時に制定され，法定後見制度[11]と任意後見人制度とがある。LDCでは，現在判断能力があるが，将来のために自分の後見人を自分の意思で決めておきたいという，任意後見制度を中心に活動を展開している。2010年現在，LDC全体で45人，松本市内で26人の後見人を受託している。

　久島さんによれば，後見人の役割を遂行するにあたって二つの困難があるという。一つは，財産管理，つまり通帳と印鑑の管理を任せられることに由来する。後見人の仕事のほとんどはこれまで家族や親族がやってきたものである。したがって，他人である後見人が，依頼人にとって命の次に大事なものを預けられるような信頼を得ることはたいへん難しいという。その難しさ

---

11) 法定後見制度とは，現在判断能力がないか判断能力が弱くなっている人たちが利用する制度のことであり，法定後見人は家庭裁判所と民法の法的執行により成立するため，裁判所によって選定される（久島2011：143）。したがって，法定後見は任意後見に比べると，後見人選定や業務内容について比較的自由度が低いということになる。

は，財産管理を引き継ぐタイミングの難しさにある。そのタイミングとは，年金の通帳は本人が持ち，それ以外の定期預金や契約書を貸金庫に預け，その預かり証を依頼人に持って行くことである。また，金融機関に行って後見人になることを話し，依頼人が預金を引き出すときの注意を銀行側に伝えることであり，最終的に本人に預けていた唯一の年金手帳を預かることになるタイミングのことである。こうした後見人受託の一連のプロセスを，久島さんは依頼人の生活と認知症の進行状況に合わせた「寄り添うプロセス」として捉えている。

ところが，こうした努力の末に信頼関係を勝ち得たとしても，後見人は，依頼人との関係において，どの程度の距離をとるべきかという新たな困難が立ちふさがるという。

> 第三者後見人としては，本人との信頼性を勝ち取らなければならない。だけど，あまり本人と距離を縮めてしまう，いわゆる家族みたいになってしまうと，これまたまずいということがありまして，本人との距離を持ちながら，けれども信頼性をどうやって勝ち取っていくのかという付き合い方の難しさっていうんでしょうか。特に，私は被後見人の方たちとの年齢が近いこともあって，話をしていると同世代の話になってしまって，ともすると友人関係，家族関係，兄弟みたいな近さになってしまう。だけどそうなってしまうと，やはりこちらの背負わなければならないものが大きくなりすぎてしまって，割り切れなくなってしまうところも出てくるんですね。だから，信頼感も得るということも一方で持ちながら，きちんとした後見人としての距離を保つ，そういう仕事のスタンスの取り方というのが，今非常に難しいなと思いつつ，この仕事をやっています。（久島 2011：148）

久島さんにとって距離の取り方の困難さは，程度の差はあるにせよ，飯田さんが問題提起した看護における患者との距離の取り方の問題と重なっている。ただ，飯田さんと異なるのは，久島さんの場合，依頼人との近しさ（年齢や世代の類似性，擬似家族的な関係）から生まれる適度な距離感をもつことが困難であるという点である。

後見人は家族のように振る舞い，配慮することが求められることから，後見人が次に抱える困難は，移行型任意後見契約[12]を結んだ高齢者本人が徐々

に認知症を発症していく過程に寄り添うということである。久島さんは，この第二の困難について以下のように述べている。

　　認知症になっていく過程の本人の辛さや切なさなんて，本当に傍にいてみていると，こっちが辛くなってきます。そういうものに付き合っていくというしんどさというものが，任意後見人にはあります。(久島 2011：147)

　認知症を患っていく依頼人との付き合い方について，久島さんは，85歳の女性やえさん（仮名）のエピソードを紹介している（以下要約引用）。

　　やえさんは未婚で兄弟がいない。教員を退職し，友人同士でグループハウスに暮らしていたが，やえさんのいとこから成年後見人の依頼があった。移行型任意後見契約を結び，2年後，任意後見契約を発効させる。その間，久島はやえさんの認知症が進むプロセスに付き合ってきた。やえさんの苦悩は，「自分がどこにいるのかわからない，何をしたらいいのかわからない，だれか聞く人もいない」という不安である。2か月にわたって，「なんか自分の頭の中がぐちゃぐちゃになってしまって，もう考えられない」と訴え，怯えと不安が強まっていった。朝起きて「何をしたらいいかわからない」と電話をかけてくるやえさんに対して，久島は「カーテン開けた？」「たんすの引き出しに洋服があるでしょ，それを着てみて」「ちょっと，ばば（やえさんの母親）のところ（仏壇）行って，お経あげてよ」等，対応してきた。その後，毎朝6時半にヘルパーを派遣し，目が覚めたとき，人がいる状況を作っていった。やがて，認知症がさらに進んだため，やえさんは特別養護老人ホームに入居した。(久島 2011：145)

　認知症ゆえの苦悩を抱える依頼人に寄り添う久島さんの言葉は，公私を明確に分けるという専門家の境界線の引き方だけでは対処できない苦悩があることを示している。この言葉が発せられた裏では，認知症者が抱える苦悩と

---

12) 移行型任意後見契約とは，依頼人が判断能力のある段階で任意契約をしておき，認知症などの病気が進むにつれて判断能力が薄れていくときに，役割の主体を依頼人から後見人へと移行していくことを前提とした契約のことである。

それに触発された寄り添う人の苦悩とが重なり合い，苦悩が増幅しているかのようである。この増幅した苦悩は，単なるコミュニケーション・スキルの洗練というような対処法では解消し得ないものである。久島さんがいう「しんどさ」とは，どれほど多種多様な専門家を揃え，効果的な連携を達成したとしても，容易に解消できるものではないことを示している。むしろ，老いと看取り，死に向き合う場で経験する，一人の人間としての根源的な苦悩を理解し，それに真摯に対応することが求められているといえる。

　以上のように，看護師，PSW，そして成年後見人の三人の事例を見てきた。三人は領域外の専門家との連携が分断されたり，また役割分担が過度に限定されていたりすることから，「やってあげたいこと」「やるべきこと」「やるべきではないこと」との間で迷いが生じ，苦闘していた。ここには専門家の苦悩が，患者や利用者，依頼人の生活領域に引き込まれ，自らの専門領域を越えて複数の領域をまたがざるを得ない状況に陥ることに由来している臨床の場での苦悩の様相が見て取れる。

　「領域をまたぐ／つなぐ」というのは，ここで紹介した三人の専門家に共通する課題であり，三人とも自身の領域に閉じこもるのではなく，制度上求められている専門家としての役割を越えざるを得ない，もしくはふと越えてしまい，その状況に立ち続けている。いいかえれば，専門家は実践とシステム（制度や構造，倫理）との矛盾に直面し，目の前の患者や利用者との関係が単なる専門家と患者という役割関係ではなく，それを越えて患者の生活領域に引き込まれるかもしれないという場面に遭遇し，その界面で逡巡することによって苦悩しているのである。

4. 創造性の根源──サファリングとケア

(1) サファリングとケア

　ケアという概念については，これまでケアの社会的配分という政治的経済的な文脈，医療における専門職ケアの文脈，日常生活における世話や気遣いという全体的生の営みという文脈などから議論されており，文脈に応じて意味内容は多義的であり多元的である[13]。

　本章では主に，専門職ケアの文脈から議論を進めるが，サファリングの概念と同様，ケアを人間の根源的な存在様式として捉えるものとする。本書執

筆者の加藤直克（加藤 2006：107）によれば，care は古英語の caru，cearu に由来し，その原義は「談話，呼び声，叫び」である。care は 18 世紀まで一貫して「悲しみ」，「苦悩」という基本的な意味を保持し，時代を経るごとに「注意」や「世話」，「保護」，「心配」，「気にかける」，「思いわずらう」などの意味が付加されてきたという。語義の変遷から，care が「悲しみ」や「苦悩」という人間の基本的な情動と結びついているだけでなく，対象への，あるいは対象からの「呼びかけ」や「語りかけ」を意味し，「誰か」を「気にかける」，「思いわずらう」というように，自己のみならず他者に巻き込まれる関係が前提とされていることが分かる（第 1 章）。

　ケアの語義に依拠して解釈すれば，「根源的ケア」には苦悩を抱える人の世話をするという意味だけではなく，世話をする人自身が他者を気にかけ，思いわずらうという，ケアの与え手自身もまた苦悩を抱えることが含意されている。ところが，今日，実証的なケアや普遍的な技術の提供が常に求められている医療専門家のケア――ここではそれを「定型的ケア」と呼ぶ――から，専門家自身が抱える苦悩は排除されている。このため，序章で示したように専門家は自らの苦悩が排除された形の「定型的ケア」と，自らの苦悩をも含意する「根源的ケア」との狭間で苦悩することになる。

　「定型的ケア」では満足せず，患者の苦悩に引き込まれてしまうような「根源的ケア」のあり方に悩む専門家は，それに対処する術を編み出すことになる。「患者との近すぎた距離をいかに遠ざけるか」と問う看護師の飯田さんは，担当の看護師を代える（いろいろなスタッフと関わる）というような術を編み出している。この術は，患者の情報を共有することを前提として，PSW の高田さんがとった分担制に近い方法といえる。飯田さんはまた，距離が遠いと感じた際に，無理に近づかないで，「距離を一定に保つのではなく変動させる」という術も編み出している。

　新たなケアの術を編み出す場として，患者の情報を共有する場が「公的な場」ではなく，いわば「私的な場」であることは重要である。飯田さんのクリニックには，採血や体重測定するための面談室があるが，そこは狭い空間

---

13) ケアについての議論は，本文で述べたように，ケアが扱われる文脈の違い，またケアについての存在論や行為論による議論など，広範囲にわたっている。したがって，本章ではケアとサファリングとの関係にのみ焦点を当てることにした。

であるため，患者とスタッフとのやりとりが期せずして他のスタッフの耳に入り，自ずと情報が共有されることになる。また，クリニックの隣には医師や看護師，管理栄養士，運動指導士，事務職員などで昼食をとるための部屋が用意されており，スタッフがテーブルに同席するとき，患者やスタッフの話題，糖尿病研修会の話題など，職域を越えて情報が交換されている。つまりここでは，意図したものではなく，自然に患者の情報が共有され，多職種連携が実践されているのである。

　一方，精神障害の当事者とともに「専門家も地域も一緒に悩む」ことを目指すというPSWの高田さんの主張は，専門家内の多職種連携に基づいた活動にとどまらず，地域住民をも視野に入れたコミュニティの領域へとケアの場を開いている点で注目される。

　飯田さんと高田さんの実践事例から，専門領域の越境はケアの場では必然的に起こることであり，それゆえに苦悩が生じているが，苦悩が生まれるところにこそ現場に即した対処の術が創意工夫される可能性があることが分かる。こうした臨床医療の現場で界面を意識しつつ，現場に即して対処する術を編み出していくことこそが，ケア実践の中核にあるといえるのではないだろうか。

　ここで，PSWの高田さんが〈べてるの家〉から学んだという「自分自身を支える力」について検討してみたい。高田さんは，解決困難な臨床現場の現実に対処する方法について，以下のように述べている。

> メンバーの活動から学んだこととしては，自分自身への支援，支える力ということで，当事者たちも自分自身の支える力だとか，自分自身をどうやってこう助けていくという視点を練習していると。私たちも相談に来る相手の方の「問題点」を見ていてはですね，解決できないことだとか，自分自身でなんともできないことっていうのはたくさん出てきます。基本的に病院で働いている，特に医療相談室というところにいると，困った人しか来ません。(中略) 問題を繰り返す人だとか，口で言っても直らない人だとか，そういった人たちばかり来ます。そういった人たちと私がその人たちを目の前にしたときに，自分自身がどういう状態でいられるかという問いを常にやっていないと，だんだんと苛立たしくなってくるということでは，自分自身を支える力というのは…(大事にする必要があるという気

が）します。(高田 2011：101)（括弧内は筆者の加筆）

　高田さんは，困っている人を目の前にして何にもできない自分がおり，そうした状況に置かれたとき，自分をいかに客観視するかということに常に自覚的である。それは，「できない自分，苛立つ自分」という自分の中に潜む「扱いにくい自分」と「いかに距離をとるか」という問題でもある。こうした現実に対処するものとして，専門職役割としての「オン／オフを明確にしない」という，精神障害の当事者との付き合い方から生まれた自らをケアする知恵が編み出されてくるのである。

　高田さんはさらに，「私がいないと話が展開しないというのは，支援者とかしっかりした人がいないと（展開しない）っていうのは，これはいい豊かな世界に行かないんですよね」とも述べている（高田 2011：123）。この言葉は，担当制からくる連携の不都合さや専門家依存への危うさに警鐘を鳴らすと同時に，当事者本人が地域の人とともに生活を展開することから生まれる豊かな世界があることを示唆している。ここには，非専門家の力を信頼し，自らの専門家の役割を限定するというアプローチ，つまり専門家依存や専門家を批判するような立場とは異なるアプローチが見えてくる。

　一方，LDC の久島さんは，後見人の資格化について，「後見人っていうのは親族でもできますから，あんまり試験制度みたいなね，資格制度みたいにやっちゃうと，ちょっとそこには問題が生じるかなと思います」と述べている（久島 2011：151）。LDC では，後見人の役割を分担する多種多様の専門家を抱えている。そうした状況下で，久島さんは，それぞれの専門家がもつ法的，福祉的な役割を「全部ひっくるめて一人の人間を支えるということなので，本当にそういう専門分野をまたいだところでの後見人がもっと必要になる」と続ける。ここでも，専門家が自らの専門性にこだわらず，専門家，非専門家を問わず，役割や分野などの「領域をまたぐ」必要性が述べられている。

　すでに述べたように，近代以降，医療・福祉の分野においてケアの専門家としての資格化が一貫して進められ，今日，専門はさらに細分化してきている。それと相まって，専門分野の明確化が進み，それぞれの専門家は自らのアイデンティティを確立するとともに自律性を獲得しつつある。これに対して，久島さんが考える後見人の役割はあくまでも依頼人という「ケアの受け手」の立場に力点を置くところにある。

久島さんは,「ケアの受け手としての依頼人は丸ごとの生きた人間である」ということを出発点として,ケアの受け手の立場に立って,依頼人にとって大事なことや必要なことにこだわるのである。この点にこそ,「依頼人に成り代わる」という意味での成年後見人としての役割の本来的な意義があると考えているのである。後見人が「丸ごとの人間」（依頼人）の代理であるなら,後見人にはその人間の苦悩も丸ごと見えてくる。依頼人の「丸ごとの苦悩」に応答することが後見人の役割であると,久島さんはいうのだ。だからこそ,久島さんは「そういうものに付き合っていくというしんどさ」,すなわち,それ自体をケアといいかえることができるが,そうした「しんどさ」（苦悩）を引き受けるのが後見人の役割であると強調する。久島さんの主張する,依頼人を「丸ごとの人間」として捉えるという考え方は,臨床家医のキャッセルのいう「人の全体的生」（Cassel 2004）の視点と軌を一にするものであり,高田さんが指摘した「専門家も地域も一緒に悩む」という視点とも連動している。

　こうした視点から臨床現場を見てみると,専門の細分化や明確化が進みすぎた医療制度の枠組みでは,人の全体的生の一部しか目に入らないだけでなく,丸ごとの人間の苦悩は見えてこない。人の丸ごとの苦悩を捨象し,全体的生を分断するような今日の専門分化は,時に問題を解決するどころか,新たな苦悩を生み出すことにもなりかねない。これに対し,根源的な苦悩に向き合う専門家は,まさに苦悩が生まれる臨床現場のさまざまな領域・分野の界面を意識しつつ,苦悩に対処する術を編み出しているのである。

(2) サファリングの創造性

　これまで,筆者は,医療専門家が自らのサファリング（苦悩）に対処する術が,臨床現場でのさまざまな界面を意識し続けることにより編み出されることを明らかにしてきた。では,対処する術を編み出すという専門家の創造的な側面と専門家が抱える苦悩とは,いかなる関係にあるのだろうか。

　精神科医のアンリ・エランベルジェによれば,病いをめぐるサファリングの経験は「人間の思索と行動の最も重要な題材となり刺激剤」となり得るという（エランベルジェ1984: 224）。シャーマンのイニシエーションの病いや精神医学史の中のフロイトやユングなどの独自の理論の発見は,彼らが長期にわたって経験したサファリングの果てに治療の力や新たな理論の創造につなが

ったと指摘している（浮ヶ谷 2015）。

　エランベルジェは「創造の病い」が現れる対象を一般の人ではなく，並外れた才能をもつ欧米の著名人に求めている。しかし，筆者は「創造の病い」は必ずしも特殊で特別な人物だけに発現するわけではなく，ごく普通の人にも普通に現れるものだと考える。

　「創造の病い」の発現は，例えば，本章で取り上げた医療専門家の事例の中にも見出せる。彼らは歴史上の特別な人ではないが，現代の臨床現場でさまざまな問題に遭遇し，そこで抱える苦悩に真摯に向き合っている人たちである。専門家が抱える苦悩とは，例えば患者との距離を近づけることで得られる信頼関係を，再び距離を引き離すことで失わないかという看護師の不安と恐れであった。苦悩の背景には，患者の人生を想像し助けてあげたいという思いに突き動かされた看護師の情動がある一方で，距離を近づけすぎてその人の人生を背負うことになる責任の重大さにたじろぎ，揺らぐ思いがあった。また，公私を分ける専門家役割が通用しない地域で暮らすにあたり，公私を越えて助けを求めてくる利用者に対して，腹立たしさや怒りをどう収めようかと自問自答し，苦悩するPSWの姿があった。さらに，依頼人の生きて老いゆく不安やせつなさ，つらさという人としての全体的生の苦悩に丸ごと付き合う後見人の苦悩（「しんどさ」）があった。

　これらの問題は，すでに述べたように，専門家が自らの職域を越え，患者や利用者の生活領域に越境することから生まれている。このような問題は，多くの医療専門家が口にしていることから，その意味では専門家システムそれ自体に内在するといえる。しかし，それとは別に，ケアの受け手のみならず専門家自身もまた，人が生きるうえで引き受けねばならない根源的な苦悩に結びついているといえる。そうだとすれば，引き受けざるを得ない根源的な苦悩に対して，専門家はいかにして対処しているのであろうか。

　一つには，患者との適度な距離をとるために，専門家自身が新たな技法を編み出し，新たな場を形成していることがあげられる。患者との距離を固定せずに変動させる技法として，担当者を代えて複数の専門家で分担する方法を編み出したり，また専門職間で情報を共有するインフォーマルな場を期せずして形成したりしていた。その場とは，専門家と患者とが何気なく語り合う外来の場や，専門家スタッフが井戸端会議のようにおしゃべりしながら昼食をともにする場であった。さらには，そうした場を地域全体にまで広げ，

そこに暮らす人たちと「一緒に悩む」という問題共有の場を想定していた。

　二つ目として，福祉の専門家が編み出した「公私をあえて曖昧なままにしておく」という技法をあげることができる。この技法は，専門家が，専門家としてかつ一人の生活者として生きるために，自らの心身の状態を安定させる方策として編み出されたものである。さらにこの技法は，認知症をわずらう依頼人の不安や恐れという苦悩を引き受け，公私を越えて人の全体的生の苦悩に向き合おうとする後見人の取り組みにも見出せる。後見人に対するインタビューによれば，依頼人の今の姿（認知症を抱えていても）は将来の自分の姿と重なる，だから勉強になると述べている。苦悩のありどころ／存在を認識し，苦悩に真摯に向き合うことにこそ，苦悩への対処の術を生み出す契機があるという点は確かなことである。

　「創造性の根源としてのサファリング」という観点に立つならば，苦悩の位置づけとその対処は，これまでと大きく異なることになる。これまで，専門家は患者にケアを提供する際に，自らの苦悩の存在自体を主張したり，専門家自身が抱える苦悩を自覚し，公言することが憚られた。ゆえに，苦悩への対処法を公に議論することもほとんどなかった。いいかえれば，自らの苦悩を拠り所にしない「定型的ケア」は提供してきたが，苦悩を根源とする「創造的ケア」を提供することは困難であったといえる。したがって，サファリング（苦悩）という人間にとっての根源的な存在条件に着目し，「創造の病い」という考え方を援用することは，サファリングを創造的かつ肯定的に位置づけ直すことになるのではないだろうか。

5. おわりに

　今日，医療・福祉の専門職ケアは，各専門の分化と職域の明確化が極度に進んだ結果，医療・福祉の現場のニーズに対応しているとは言い難い。したがって，専門職間の境界の意味を問い直し，再編する必要に迫られている。また，臨床現場ではケアの受け手（患者）とケアの与え手（医療専門家）との間にある「適度な距離」という問題が提起されている。

　「適度な距離」という主題は，人間関係における基本的な問題に接続している。人と人との関係を良好な状態で維持するためには，一般的には近すぎず遠すぎずの適度な距離を維持することである。文化人類学では，これまで

親子関係をめぐる距離感や世代間距離に関する文化的仕掛けについて，数多くの研究が蓄積されてきた[14]。

　本章の事例から見出された知恵や技法は，専門家が異なる職域をまたぐことにより各領域間を分断せずに，患者の「全体的生」に目配りしながら役割分担につなげる視点を確保することであった。また，専門家自らの腹立ちを抑えるために，患者の生活領域との境界を「あえて曖昧」にしたり，「距離を一定に保つのではなく変動させる」ことで患者との適度な距離を保っていた。また，井戸端会議のようなインフォーマルな場で専門家が抱える苦悩を吐露することもあった。このことは，多職種連携を前提にした地域包括ケアが謳われている今日，専門家にとってはそれほど新しみを感じないかもしれない。しかし，本章では「問題を共有する」というとき，患者の苦悩のみならず専門家自らの苦悩を俎上に載せ，専門家の苦悩をも発露する場を創出するという新たな視点を提示した。この視点は，これまでの専門性研究には見出されていない点である。

　事例が示した適度な距離を模索する方策は，従来の二者関係のあり方を心理的に解釈したり，普遍的なガイドラインを踏襲する方向と異なっている。そこから見えてくることは，各地域や各機関における人的資源という限定された環境の中で編み出される知恵や技法を，ガイドラインの有無にかかわらず，意義のあるものとして信頼することに他ならない。それは，専門家，非専門家を問わず，またフォーマル，インフォーマルな場にかかわらず，ローカルな現場から立ち上がってくる苦悩を吐露する場を創出することではないだろうか。苦悩に対処する術を現代社会に敷衍すれば，その術は縺れてほどけない親子関係や家族関係の問題に常套的に処方される心理療法とは異なるオルタナティブな方策として提示できるだろう。また，親戚関係や近隣関係

---

14) 本稿の主題である「適度な距離」という問題は，それを専門職領域に限定しなければ，社会全般における人と人との関係にも敷衍できるテーマである。親族関係における冗談関係と忌避関係や年齢階梯制度における役割とルールなど，文化人類学では世界各地の人と人との距離の取り方について研究を蓄積してきた。人と人，人と出来事，人とモノとの関係における「適正な距離 good distance」とは人類学者のレヴィ=ストロースが神話の分析で主唱した概念である。出口顯の読み解きによれば，人と人との良好な関係は媒介と反復によって保たれるということである。媒介となり得るのは，親しい友人や身近な存在である祖父や実父，曾祖父や教師などが想定されている。また，反復されることで関係性が常に微調整されるということである（出口 2011 : 185-219）。媒介と反復という文化的仕掛けは，閉じた関係を切り拓き，他者に関係を開いていくという，関係性に関する新たな展開をもたらすのではないだろうか。患者との適度な距離をめぐる媒介と反復についての考察は今後の課題である。

の希薄化を背景に，問題を抱えた個人の孤立を回避する術として一石を投じることができるのではないだろうか。

さて，最後に確認しておきたいことがある。苦悩を生み出す臨床実践がある一方で，苦悩を生み出さない臨床実践もある，いいかえれば，苦悩を抱えない専門家も存在するという事実である。たとえ，苦悩を抱えたとしても，それへの対処の術を見出し，結果的に「定型的ケア」が中心となっていく臨床実践もあるのである。したがって，本章では苦悩を生み出す臨床実践こそが「正しい」とか，また「定型的ケア」よりも「根源的ケア」のほうが「良いケアである」と主張したいわけではない。臨床の場では「定型的ケア」が与えられることで，受け手の存在のありようによってはそこには収まらないケアが発動してしまう，つまり「根源的ケア」が顕在化してくるという現実を示したのである。患者からすれば，専門家だからこそ「定型的ケア」を期待する場合もあるだろうし，専門家との関係が「人として同じ」関係だけであれば，専門家の専門性に頼る必要もない。したがって，本章では専門職領域とそこからはずれる領域との間に立つことで苦悩を抱える専門家を扱ったのである。

苦悩を抱える専門家にとって自身の苦悩に向き合うことは，病いに伴う苦悩の意味を患者とともに探求することになり，それは「根源的ケア」に立ち戻り「何ができるか，できないか，してはいけないか」と問い続けることにもなる。適度な距離を模索する専門家にとって，「専門家であること」と「人であること」との界面に立ち続ける場から，患者との対話の地平が開かれていくのではないだろうか。

本稿は，文化人類学の専門誌『文化人類学』の77巻3号に掲載された「《特集》界面に立つ専門家：医療専門家のサファリングの人類学」の一論文「医療専門家のサファリングとその創造性：患者，利用者，依頼人との距離感という困難を越えて」と題した論文に加筆修正したものである。また，北海道浦河町と長野県松本市の事例に関する調査は，科学研究費補助金（基盤(C)）「日本の高齢社会における老いと看取りをめぐる苦悩とケアの医療人類学的研究」（課題番号 40550835）によるものである。

参照文献

Cassel, Eric J. 2004 *The Nature of Suffering: and the Goals of Medicine (second edition)*, Oxford University Press.

出口顯 2011『神話論理の思想：レヴィ=ストロースとその双子たち』みすず書房.
エランベルジェ，アンリ，F. 1984「『創造の病い』という概念」中井久夫・西田牧衛(訳)『岩波講座 精神の科学 別巻 諸外国の研究状況と展望』飯田真・笠原嘉・河合隼雄・佐治守夫・中井久夫(編)，pp.224-246，岩波書店.
福冨律 2012『精神保健服相談援助の基盤(基礎)』福祉臨床シリーズ編集委員会(編)・柳澤孝(主責任編集)，弘文堂.
Glasby, Jon and Littlechild, Rosemary 2004 *The Health and Social Care Divide: The experience of older people*, The Policy Press.
久島和子 2011「後見人として，認知症の人に寄り添うということ」『生老病死をめぐる現場に向き合う専門家との対話』浮ヶ谷幸代(編)，pp.141-148，国立民族学博物館共同研究「サファリングとケアの人類学的研究」中間報告書.
ホックシールド，アーリー，R. 2006『管理される心：感情が商品になるとき』石川准・室伏亜希(訳)，世界思想社.
飯田直子 2011「糖尿病者から学ぶこと：患者の持つ力と人との距離感」『生老病死をめぐる現場に向き合う専門家との対話』浮ヶ谷幸代(編)，pp.16-26，国立民族学博物館共同研究「サファリングとケアの人類学的研究」中間報告書.
加藤直克 2006「ケアとは何か：クーラ寓話を手がかりとして」『ケアの生命倫理』平山正実・朝倉輝一(編)，pp.105-126，日本評論社.
Kleinman, Arthur and Kleinman, Joan 1995 Suffering and Its Professional Transformation: Toward an Ethnography of Interpersonal Experience, In *Writing at the Margin: Discourse Between Anthropology and Medicine*, Arthur Kleinman, pp.95-119, Berkley: University of California Press.
松繁卓哉 2009『「患者中心の医療」という言説：患者の「知」の社会学』立教大学出版会.
Morse, M. Janice 1991 Negotiating Commitment and Involvement in the Nurse-patient Relationship, *Journal of Advanced Nursing*, 16: 455-468.
向谷地生良 2003「浦河赤十字病院における精神科病床の削減と"べてるの家"とを中心とした地域生活支援体制の構築」『精神医療』31: 65-74.
成田善弘 2003『贈り物の心理学』名古屋大学出版会.
大場登 2002『臨床心理面接特論．心理療法世界』放送大学大学院文化科学研究科.
スミス，パム 2000『感情労働としての看護』武井麻子・前田泰樹(監訳)，ゆみる出版.
高田大志 2011「退院促進への取り組み，多職種間連携の取り組みとその苦労」『生老病死をめぐる現場に向き合う専門家との対話』浮ヶ谷幸代(編)，pp.97-102，国立民族学博物館共同研究「サファリングとケアの人類学的研究」中間報告書.
武井麻子 2004『感情と看護：人とのかかわりを職業とすることの意味』医学書院.
浮ヶ谷幸代 2009『ケアと共同性の人類学：北海道浦河赤十字病院精神科から地域へ』生活書院.
──2015「序章 サファリングは創造性の源泉になりうるか？」『苦悩とケアの人類学』浮ヶ谷幸代(編)，世界思想社．(刊行予定)
浮ヶ谷幸代(編)2011『生老病死をめぐる現場に向き合う専門家との対話』国立民族学博物館共同研究「サファリングとケアの人類学的研究」中間報告書.

浦河べてるの家 2003『べてるの家の「非」援助論：そのままでいいと思えるための 25 章』医学書院.

あとがき

　本書は，筆者が代表を務めた国立民族学博物館共同研究「サファリングとケアの人類学」(2009年度〜2012年度) の研究成果として編んだ論文集です。したがって，第3章の山上氏以外は共同研究員として参加している人たちです。

　他にも，本書に寄稿こそしていませんが，数多くの医療・福祉関連の専門家の方々に講演をしていただきました。その方たちは「専門家のサファリング (苦悩)」というテーマに苦悩しながらも，自らの領域の臨床の現場に起こっているできごとを通して苦悩とケアについて発表してくれました。

　ここで，その方たちの職種と名前，所属 (発表当時のまま) について簡単に紹介させていただきます。2009年度の発表者は，内科医の伊藤　新氏 (慶應義塾大学)，看護師の飯田直子氏 (三咲内科クリニック)，看護師の名波まり子氏 (榛原総合病院)，僧職者の飯島恵道氏 (松本市曹洞宗東昌寺) です。2010年度は，精神科医の川村敏明氏 (浦河赤十字病院)，看護師の中村　創氏 (資生会千歳病院)，精神保健福祉士の高田大志氏 (浦河赤十字病院)，精神保健福祉士であり当事者でもある伊藤知之氏 (社会福祉法人浦河べてるの家)，成年後見人の久島和子氏 (NPO法人ライフデザインセンター)，エンバーマーの宇屋　貴氏 (公益社) です。2011年度は，理学療法士の岩田　篤氏 (医療法人高志会柴田病院) と内科医の篠原明徳氏 (明徳漢方内科)，2012年度は作業療法士の宮口英樹氏 (県立広島大学) と内科医の山上実紀氏 (一橋大学) です。慢性病医療から精神医療，リハビリテーション医療から漢方医療，そして老いや死をめぐる医療や福祉，葬儀業界から，総勢13人専門家たちの参加がありました。

　まさに，生老病死の現場で日々苦悩を抱える患者と向き合っている人たちであり，私たちとの対話に積極的に臨んでくれた人たちです。臨床現場から投げかけられた一筋縄ではいかない数々の問題は，私たち研究者にとって驚きと感嘆をもって出会う圧倒的な現実として立ち現れてきました。言い方をかえれば，医療・福祉の現場

に調査者として入り，それなりにフィールドワークをしたと思ったとしても，非当事者としての研究者は専門家という当事者の体験に接近するのはそう簡単ではないということを痛感させられました。しかし，そのことは私たちが専門家の体験に耳を傾け，専門家の思考や行動について考察するために，専門家と対話することこそが重要なのだという気づきになったのです。

　本書は初稿の段階で2人以上の執筆者によってピアレビューを行い，人類学や社会学の研究者以外が読んでも分かりやすくする，ということを試みたつもりです。ただ，論文の長さは，医療系の論文に比べるとかなり長いものになっています。そういった意味では，読み通すのに時間がかかるかもしれませんが，中身の濃いものになっていることは確かです。私たちと専門家との対話から生まれた本書が，今後，医療・福祉のあり方を模索していく際の一片の道しるべとなれば，執筆者一同，この上ない喜びです。

　最後に，本書の姉妹編として紹介しておきたい本があります。共同研究のもう一つの成果論文集，浮ヶ谷幸代編著『苦悩とケアの人類学』（世界思想社）です。エスノグラフィ（民族誌）に興味のある方は，是非，手に取ってみてください。

　　　11月初旬　秋晴れの日に　　　　　　　　　　　　　　　　浮ヶ谷幸代

苦悩することの希望　専門家のサファリングの人類学
2014年12月8日　初版第1刷発行
定価はカバーに表示

編著者	浮ヶ谷幸代ⓒ
著　者	阿部年晴・沖田一彦・加藤直克・田中大介
	福冨　律・星野　晋・松繁卓哉・山上実紀ⓒ
発行者	木下　攝
印刷・製本	横山印刷株式会社
Ｄ Ｔ Ｐ	Kyodo-isho DTP Station
発行所	株式会社協同医書出版社
	〒113-0033　東京都文京区本郷3-21-10
	電話 03-3818-2361　ファックス 03-3818-2368
	郵便振替 00160-1-148631
	http://www.kyodo-isho.co.jp/　E-mail：kyodo-ed@fd5.so-net.ne.jp
	ISBN 978-4-7639-6023-8

JCOPY〈(社)出版者著作権管理機構　委託出版物〉

本書の無断複写は著作権法上での例外を除き禁じられています．複写される場合は，そのつど事前に，(社)出版者著作権管理機構（電話 03-3513-6969，FAX 03-3513-6979，e-mail：info@jcopy.or.jp）の許諾を得てください．

本書を無断で複製する行為（コピー，スキャン，デジタルデータ化など）は，「私的使用のための複製」など著作権法上の限られた例外を除き禁じられています．大学，病院，企業などにおいて，業務上使用する目的（診療，研究活動を含む）で上記の行為を行うことは，その使用範囲が内部的であっても，私的使用には該当せず，違法です．また私的使用に該当する場合であっても，代行業者等の第三者に依頼して上記の行為を行うことは違法となります．